中国临床案例
ZHONGGUO LINCHUANG ANLI

核医学诊疗病例精解（第一卷）

主 编　付　巍　范　岩　王欣璐　马　健

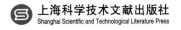

上海科学技术文献出版社
Shanghai Scientific and Technological Literature Press

图书在版编目（CIP）数据

核医学诊疗病例精解 . 第一卷 / 付巍等主编 . -- 上
海：上海科学技术文献出版社，2023
　（中国临床案例）
　ISBN 978-7-5439-8915-3

Ⅰ . ①核… Ⅱ . ①付… Ⅲ . ①核医学—病案—分析
Ⅳ . ① R81

中国国家版本馆 CIP 数据核字（2023）第 158400 号

策划编辑：张　树
责任编辑：应丽春
封面设计：李　楠

核医学诊疗病例精解（第一卷）

HE YIXUE ZHENLIAO BINGLI JINGJIE (DIYIJUAN)

主　　编：付　巍　范　岩　王欣璐　马　健
出版发行：上海科学技术文献出版社
地　　址：上海市长乐路 746 号
邮政编码：200040
经　　销：全国新华书店
印　　刷：廊坊市海涛印刷有限公司
开　　本：787mm×1092mm　1/16
印　　张：18.25
版　　次：2023 年 9 月第 1 版　2023 年 9 月第 1 次印刷
书　　号：ISBN 978-7-5439-8915-3
定　　价：238.00 元

http ://www. sstlp. com

《核医学诊疗病例精解（第一卷）》
编委会

名誉主编

李亚明　中国医科大学附属第一医院

主　审

王雪梅　内蒙古医科大学附属医院

主　编

付　巍　桂林医学院附属医院

范　岩　北京大学第一医院

王欣璐　广州医科大学附属第一医院

马　健　NMI 东软分子影像学院

副主编

林承赫　吉林大学第一医院

杨小丰　新疆维吾尔自治区人民医院

李剑明　泰达国际心血管病医院

罗章伟　广西中医药大学第一附属医院

王可铮　哈尔滨医科大学附属肿瘤医院

张建华　北京大学第一医院

李俊红　广西医科大学第一附属医院

李友财　广州医科大学附属第一医院

毛景松　桂林医学院附属医院

卢彦祺　桂林医学院附属医院

编　委

邸丽娟　北京大学第一医院

张旭初　北京大学第一医院

孙宏伟　北京大学第一医院

佟正灏　北京大学第一医院

陈雪祺　北京大学第一医院

廖栩鹤　北京大学第一医院

侯　鹏　广州医科大学附属第一医院

方　琪　广州医科大学附属第一医院

吕　杰　广州医科大学附属第一医院

何　曦　广州医科大学附属第一医院

张　岩　广州医科大学附属第一医院

张梓奇　广州医科大学附属第一医院

柯　渺　广州医科大学附属第一医院

柏雪晶　广州医科大学附属第一医院

钟凯翔　广州医科大学附属第一医院

徐思然　广州医科大学附属第一医院

梁思浩　广州医科大学附属第一医院

冀　豪　广州医科大学附属第一医院

林秋玉　吉林大学第一医院

赵红光　吉林大学第一医院

焦本蒸　吉林大学第一医院

王珍珍　桂林医学院附属医院

伍　杨　桂林医学院附属医院

牟兴宇　桂林医学院附属医院

黎祖国　桂林医学院附属医院

张　蕾　桂林医学院附属医院

李　猛　桂林医学院附属医院

姜智允　哈尔滨医科大学附属肿瘤医院

赵银龙　吉林大学白求恩第二医院

郝婷婷　吉林大学白求恩第二医院

刘　珊　吉林大学白求恩第二医院

刘　昱　吉林大学白求恩第二医院

熊晓亮　吉林大学白求恩第二医院

王　涛　内蒙古医科大学附属医院

庞泽堃　泰达国际心血管病医院

汪　娇　泰达国际心血管病医院

陈　越　泰达国际心血管病医院

林端瑜　福建省肿瘤医院

张杰平　福建省肿瘤医院

黄盛才　广西医科大学第一附属医院

彭盛梅　广西医科大学第一附属医院

张筱楠　广西医科大学第一附属医院

姚晓龙　新疆维吾尔自治区人民医院

娜仁花　新疆维吾尔自治区人民医院

陈玥颖　广西中医药大学第一附属医院

高建英　济宁医学院附属医院

董有文　济宁医学院附属医院

韩玉萍　兰州大学第二医院

柳江燕　兰州大学第二医院

田小雪　兰州大学第二医院

赵立明　临沂市人民医院

周云燕　临沂市人民医院

王亮亮　临沂市人民医院

李　俊　临沂市人民医院

邱　真　临沂市人民医院

薛　莹　临沂市人民医院

叶　慧　湖南省肿瘤医院

蒋承志　湖南省肿瘤医院

廖　宁　广西科技大学第二附属医院

张玲丽　广西科技大学第二附属医院

刘观鑫　广西科技大学第二附属医院

邓燕云　柳州市工人医院

陆邓露　柳州市工人医院

刘　坚　山东省立第三医院

肖　欢　海南医学院第一附属医院

严娟娟　海南医学院第一附属医院

龚　伟　海南省肿瘤医院

李　萍　哈尔滨医科大学附属第二医院

张极峰　哈尔滨医科大学附属第二医院

孙夕林　哈尔滨医科大学附属第四医院

孙莹莹　哈尔滨医科大学附属第四医院

李素平　川北医学院附属医院

陈　飞　川北医学院附属医院

黄伟鹏　广东省揭阳市人民医院

杨贵生　广东省揭阳市人民医院

张雪辉　北海市人民医院

郑红宾　右江民族医学院附属医院

凌彩霞　广西医科大学附属武鸣医院

黄庆强　贵港市人民医院

王　旭　滨州医学院附属医院

段晓蓓　江门市中心医院

黄斌豪　江门市中心医院

张实来　广西医科大学附属肿瘤医院

韦琳琳　广西医科大学附属肿瘤医院

孙　龙　厦门大学附属第一医院

潘　伟　柳州市柳铁中心医院

曾鸿毅　南宁市第一人民医院

杨文定　柳州市人民医院

刘　韬　桂林市中西医结合医院

黄文坛　广西壮族自治区人民医院

刘　凯　广西壮族自治区民族医院

陈学展　防城港市第一人民医院

陈济来　贺州市人民医院

黄剑娴　钦州市第一人民医院

学术秘书

马瑾瑾　NMI 东软分子影像学院

孙荟槟　NMI 东软分子影像学院

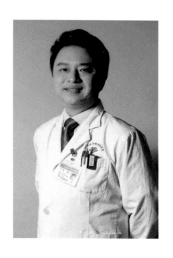

付巍，主任医师，教授，博士研究生导师，现任桂林医学院附属医院核医学科主任、核医学住院医师规范化培训基地主任、桂林医学院临床医学院核医学教研室主任。兼任中国医药质量管理协会医学影像质量研究委员会常务委员兼核医学专业委员会副主任委员，中国医学影像技术研究会理事兼核医学分会委员，广西抗癌协会肿瘤核医学专业委员会副主任委员，广西医学会核医学分会常务委员，广西医师协会核医学医师分会常务委员等；核医学与核医学技术国家高等教育规划教材《核医学》《分子影像学》《核医学影像技术学》副主编及编委，中国医学教育题库（住院医师规范化培训题库）核医学科评审委员会副主任委员，《整合肿瘤学》诊断分册编委，《国际放射医学核医学杂志》《标记免疫分析与临床》《肿瘤防治研究》《中国医疗设备》等期刊杂志编委。主持和参与省市级以上科研课题 20 余项，发表论著 60 余篇。

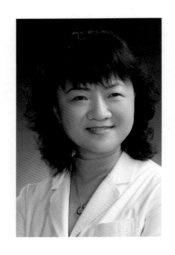

范岩，主任医师，北京大学第一医院核医学科主任、核医学专业住院医师规范化培训基地主任、北京大学医学部核医学系副主任。毕业于北京大学医学部，2009年获医学博士学位；美国约翰·霍普金斯大学医学院访问学者。主要社会任职：中华医学会核医学分会全国委员，中国临床肿瘤学会核医学分会常务委员，中国医学影像技术研究会核医学分会常务委员，中国医师协会核医学医师分会委员，吴阶平基金会核医学分会副主任委员，北京医学会核医学分会副主任委员，北京中西医结合学会核医学分会副主任委员，北京内分泌代谢学会甲状腺专业委员会常务委员，《中国医学影像技术》《中国医学影像学》杂志编委，北京市和北京大学医学部住院医师规范化培训专家组成员。主持和参与国家级、省部级课题10余项，发表论著50余篇；担任国家高等院校规划教材副主编；参编专著5部；参加国内多项临床诊疗专家共识的编写。专业方向：甲状腺疾病碘–131核素治疗；肿瘤骨转移瘤核素治疗；甲状腺相关眼病的综合评估及诊治；肿瘤分子探针临床转化；癫痫灶PET/CT影像学评估。

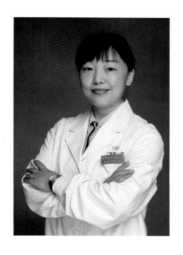

　　王欣璐，主任医师，博士研究生导师，广州医科大学附属第一医院核医学科主任。兼任中国医师协会核医学医师分会第四届委员会委员，广东省医师协会核医学医师分会副主任委员，广东省辐射防护协会医学辐射防护专业委员会第三届副主任委员，广州市医师协会核医学与分子影像分会主任委员，广州地区核医学医疗质量控制中心主任，广州市医学会核医学分会副主任委员，吴阶平医学基金会核医学专业委员会第二届委员会常务委员，国家重点研发计划"人工智能医学信息系统软件测试审评方法研究"咨询专家委员会委员，《实用放射学杂志》《中华肿瘤防治杂志》《分子影像学杂志》特邀编委。主持和参与国家级、省部级课题9项，以第一作者或通讯作者发表SCI论文及中文核心30余篇，获得国家发明专利4项，担任主编专著1部、副主编专著2部、参编著作11部。

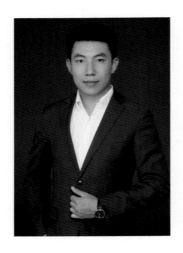

　　马健，核医学与分子影像应用专家，NMI 东软分子影像学院院长、东软医疗分子影像产品事业部总经理、智核医疗副总经理兼营销中心总监。兼任中国产学研促进会常务理事，中国核学会核医学学会理事，中国医学装备协会核医学装备与技术专业委员会委员，中国核医疗产业联盟理事，辽宁省核学会理事，北京市核学会核医学分会委员。深耕核医学与分子影像行业 10 余年，中国第一台临床级 PET/CT/MR 三模态一体化设备缔造者之一。构建 NMI 东软分子影像学院及 NMI 专家委员会。申报并获批核医学影像设备及技术相关专利 10 余项。

世界核医学已经走过 122 年历程，中国核医学也有 67 年的发展历史，随着核技术的发展与应用，核医学已成为临床医学中不可或缺的一个重要组成部分。核医学科的功能显像已经成为临床疾病诊断中的得力助手，核医学的核素靶向治疗也成为了临床诊疗一体化的排头兵。

随着临床医生与广大患者对核医学诊疗的需求越来越多，期望值也越来越大，对核医学从业者自身业务水平与能力的考验就越来越大。打铁还要自身硬，如何进一步推动提升医学影像与核医学本科生、规培生、进修生、研究生等以及相关从事医学影像与核医学医生的诊疗水平，《中国临床案例·核医学诊疗病例精解（第一卷）》的出版将成为一个有力的抓手。感谢桂林医学院附属医院核医学科付巍教授召集与协同全国 40 余家医院核医学科（PET 中心）专家们，齐心协力，攻克难关，完成了这本以典型病例为主，拓展病例为辅，精彩点评为魂的核医学诊疗病例精解著作，可以拓展核医学诊断思路，促进核医学临床思维的培养，提升核医学医生诊疗水平。

桂林医学院附属医院核医学科成立于 2013 年 9 月，是桂林市、广西壮族自治区、国家三级重点建设临床专科，医院重点发展学科。广西青年文明号窗口单位。桂林医学院核医学硕士、博士培养单位、国家级核医学住院医师规范化培训基地，具备核医学药物与设备 GCP 资质，顺利通过国家药监局现场核查。桂医附院核医学科是集单光子（ECT）、正电子显像（PET/CT）、核素靶向与介入治疗、体外分析、核素药物研发与制备、临床药物与设备临床试验、动物核医学分子影像基础实验等为一体的显像、治疗、科研、药物研发与转化兼备的现代化科室，有效满足广西北部地区临床医疗、科研教学的需求，是全国地市级医院中核医学科的标杆。

本书的主审王雪梅教授，第一主编付巍教授及其他三位主编、十位副主编及近百位编委都是国内核医学界的知名专家与佼佼者，他们用辛勤的汗水、严谨的治学，无私地奉献出他们的临床积累与智慧，我代表中国核医学人向他们致敬！

对于本书的出版，我表示祝贺，相信它必将对我国核医学事业发扬光大和人才培养做出应有的贡献。

序言专家简介

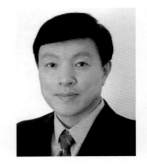

　　李亚明，二级教授，博士研究生导师，中国医科大学影像医学与核医学学科带头人，国务院政府特殊津贴专家。中华医学会核医学分会前任主任委员，中国核学会核医学分会理事长，中华核医学与分子影像杂志总编辑，辽宁省普通高等学校医学技术类专业教学指导委员会主任委员，辽宁省核医学临床研究中心负责人，东亚核医学联合会主席，2022亚洲和大洋洲核医学与生物联盟大会主席。

在当代医学领域中，核医学作为一门重要的诊断和治疗学科，为临床医生更准确地诊疗相关疾病，提供了独特的视角和丰富的信息。随着核医学设备与技术的不断进步，在临床实践中的应用亦不断增多，作用也越来越显著，为患者带来了更多获益的同时也对包括核医学医生在内的临床医生带来了更大的挑战与机遇。

本书旨在为核医学专业人员、医学影像与核医学本科生、规培生、进修生、研究生等以及相关从事医学影像人员提供一些帮助。病例以点带面，以典型带拓展，以核医学诊断为主，疾病认识由浅入深，到详细分析与全面了解；以主干病例到分支延伸，综合而系统地深入理解核医学的基本原理、临床应用和诊疗病例的精要。无论是对于核医学初学者还是有一定经验的核医学从业者，我们相信本书都能为您提供有价值的认识与实用的指导。

本书精选核医学诊疗病例为基础，涵盖了多种常见和罕见疾病的诊疗过程。每个病例都被详细描述，包括患者的临床症状、相关的实验室检查和影像学检查结果等，我们通过丰富的内容，展示了核医学在疾病诊断和治疗中的独特优势。

本书的编写依托于最新的临床研究成果和国内几十家医院核医学科的实践经验，同时结合了国内外核医学领域的权威指南和专家观点。我们的目标是将复杂的核医学知识转化为易于理解和应用的场景，帮助读者加深对相关疾病再认识，在实际工作中更加自信和高效地应用核医学诊疗技术为患者服务。本书突出了"病例精解"的特点，旨在激发阅读者主动思考和学习的动力，结合书中的知识拓展和详细专家点评，加深对核医学病例理解和分析能力。

我们希望本书能成为您的良师益友，为您在核医学领域的学习和实践提供有力的帮助。无论您是核医学专业人员，还是对核医学感兴趣的学生，我们相信您都能从本书中获得丰富的知识、实用的经验和对书中所选病例透彻的理解与领悟。

通过全国40余家医院核医学科（PET中心）112位专家学者们精挑细选，认真负责地工作，为广大读者呈现了这本有价值的参考书。感谢NMI东软分子影像学院和广东省多模态探针医学研究院的密切协作与大力支持，使这本书可以顺利出版呈现在您的面前。

　　最后，感谢您选择阅读《中国临床案例·核医学诊疗病例精解（第一卷）》，我们希望本书能满足您的期望，对您在核医学诊疗领域学习和工作中产生积极的影响。

　　祝您阅读愉快，取得收获！

编　者

2023 年 6 月

目 录

睾丸混合生殖细胞肿瘤

一、病历资料

患者男性，34 岁，右侧阴囊进行性肿大 10 年，1 个月前发现较前增大，约鸡蛋大小。查体：右侧阴囊增大，内可触及增大的右侧睾丸，大小约 5cm×6cm，质硬，触痛阴性，透光试验阴性；阴囊左侧空虚；右侧腹股沟区未触及肿大淋巴结，左侧腹股沟区可触及鸽蛋大小结节，触痛阴性。血清肿瘤标志物：甲胎蛋白（AFP）4.33ng/ml（参考值：< 10.9ng/ml），人绒毛膜促性腺激素（HCG）0.90mIU/ml（参考值：< 2.0mIU/ml）。乳酸脱氢酶（LDH）555U/L（参考值：100 ~ 240U/L）。

二、检查过程

^{18}F-FDG PET/CT检查：

检查方法：空腹状态下，静脉注射 ^{18}F-FDG 7.5mCi，平静休息 65 分钟后行躯干部和脑部 PET 及 CT 断层显像。图像重建成横断层、矢状断层、冠状断层及 3D 图像，并将 PET 和 CT 图像融合显示。

检查图片（病例 1 图 1、病例 1 图 2）：

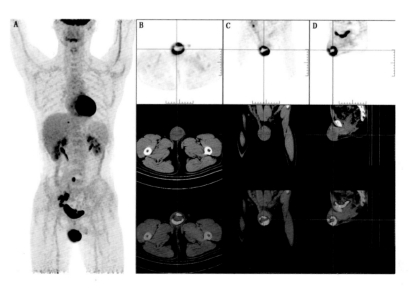

病例1图1　^{18}F-FDG PET/CT显像

A：最大密度投影（MIP）图；B：横断层；C：冠状断层；D：矢状断层。图示右睾丸肿大伴坏死，葡萄糖代谢环状增高（十字标）。

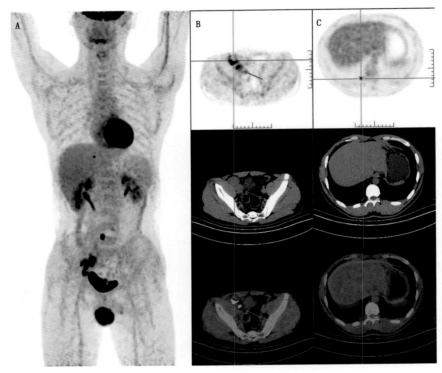

病例1图2　^{18}F-FDG PET/CT显像

A：最大密度投影（MIP）图；B：右侧髂外血管旁淋巴结横断层；C：脊柱右旁淋巴结横断层。图示右侧髂外血管旁、脊柱右旁多发肿大淋巴结，葡萄糖代谢明显增高。

　　检查所见：①右侧睾丸体积明显肿大伴肿物形成，密度欠均匀，其内可见坏死，大小约 4.5cm×5.3cm×5.0cm（AP×RL×SI），FDG 摄取不均匀增高，SUVmax 22.5，坏死区放射性摄取减低。右侧髂总、髂外动脉旁、脊柱右旁多发 FDG 摄取异常增高淋巴结，SUVmax 20.9；②左侧阴囊空虚，左侧腹股沟区可见睾丸组织，FDG 摄取轻度增高，SUVmax 2.4。

　　检查意见：①右侧睾丸肿物，葡萄糖代谢增高；右侧髂血管旁、脊柱右旁多发淋巴结，葡萄糖代谢异常增高；以上均为恶性，首先考虑右睾丸原发肿瘤伴淋巴结转移可能性大，建议进一步组织学病理检查；②左侧阴囊空虚、左侧腹股沟区实性占位，葡萄糖代谢轻度增高，考虑左侧隐睾。

　　病理结果：（右）睾丸根治标本：睾丸混合性生殖细胞肿瘤：精原细胞瘤（伴间变）、部分卵黄囊瘤、部分胚胎性癌，伴坏死及小脉管浸润；大小约 5.5cm×5.0cm×4.0cm，局限于睾丸内，PT2；免疫组化：PLAP（++），CD117（部分+），AE1/AE3（局灶+），AFP（部分弱+），HCG（-），LCA（间质+），CD30（少许+），Oct3/4（++）。

三、相关知识

睾丸原发恶性肿瘤占男性所有实体恶性肿瘤的 1%，是 15 ～ 34 岁男性最常见的恶性实体肿瘤，发病率为 5/10 万。睾丸原发恶性肿瘤主要有生殖细胞瘤（germ cell tumor，GCT）和性索间质肿瘤（sex cord-stromal tumor，SCST），其中 GCT 约占 95%。2022 年版 WHO 睾丸肿瘤分类将 GCT 分为"起源于原位生殖细胞瘤变的 GCT"和"与原位生殖细胞瘤变无关的 GCT"两大类（病例 1 表 1）。原位生殖细胞瘤变（germ cell neoplasia in situ，GCNIS）指发生于生精生态龛（spermatogonial niche）中的恶性生殖细胞。"起源于 GCNIS 的 GCT"具有相似的流行病学特点，通常发生于睾丸发育异常的个体中，并出现 12 号染色体单臂遗传物质的扩增。"与 GCNIS 无关的 GCT"缺乏与 GCNIS 的联系，这类肿瘤间的分子生物学特征差异大，无统一的前驱病变和发病机制。本例患者睾丸肿物包含精原细胞瘤、卵黄囊瘤和胚胎性癌的成分，基于病理分析，属于"起源于 GCNIS 的 GCT"的睾丸混合性生殖细胞肿瘤。

病例1表1　2022年WHO睾丸生殖细胞肿瘤分类

1. 起源于原位生殖细胞瘤变的生殖细胞肿瘤（Germ cell tumours derived from germ cell neoplasia in situ）

非侵袭性生殖细胞瘤（Noninvasive germ cell neoplasia）

　　9064/2 原位生殖细胞瘤变（Germ cell neoplasia in situ）

　　　　特定形态的生精小管内生殖细胞瘤变（Specific forms of intratubular germ cell neoplasia）

　　9061/2 生精小管内精原细胞瘤（Intratubular seminoma）

　　9070/2 生精小管内胚胎癌（Intratubular embryonal carcinoma）

　　9061/2 生精小管内滋养细胞肿瘤（Intratubular trophoblast）

　　9071/2 生精小管内卵黄囊瘤（Intratubular yolk sac tumour）

　　9080/2 生精小管内畸胎瘤（Intratubular teratoma）

　　9073/1 性腺母细胞瘤（Gonadoblastoma）

生殖细胞肿瘤家族（Germinoma family of tumours）

　　9061/3 精原细胞瘤（Seminoma）

　　9061/3 伴有合体滋养细胞的精原细胞瘤（Seminoma with syncytiotrophoblast cell）

非精原细胞瘤性生殖细胞肿瘤（Nonseminomatous germ cell tumours）

　　9070/3 胚胎癌（Embryonal carcinoma）

　　9071/3 卵黄囊瘤，青春期后型（Yolk sac tumor，postpubertal-type）

　　9100/3 绒毛膜癌（Choriocarcinoma）

　　9104/3 睾丸胎盘部位滋养细胞肿瘤（Placental site trophoblastic tumour of the testis）

　　9105/3 上皮样滋养细胞肿瘤（Epithelioid trophoblastic tumour）

　　　　囊性滋养细胞肿瘤（Cystic trophoblastic tumour）

续表

9080/3 畸胎瘤，青春期后型（Teratoma，postpubertal type）
9084/3 畸胎瘤伴体细胞型恶性肿瘤（Teratoma with somatic-type malignancy）
睾丸混合生殖细胞肿瘤（Mixed germ cell tumours of the testis）
9085/3 混合生殖细胞肿瘤（Mixed germ cell tumours）
9085/3 多胚瘤（Polyembryoma）
9085/3 弥漫性胚胎瘤（Diffuse embryoma）
不明类型生殖细胞肿瘤（Germ cell tumours of unknown type）
9080/1 退化性生殖细胞肿瘤（Regressed germ cell tumours）
2．与原位生殖细胞肿瘤无关的生殖细胞肿瘤（Germ cell tumours unrelated to germ cell neoplasia in situ）
9063/3 精母细胞瘤（Spermatocytic tumour）
9063/3 伴肉瘤样分化的精母细胞瘤（Spermatocytic tumour with sarcomatous differentiation）
9084/0 畸胎瘤，青春期前型（Teratoma，prepubertal-type）
9084/0 皮样囊肿（Dermoid cyst）
9084/0 表皮样囊肿（Epidermoid cyst）
9071/3 卵黄囊瘤，青春期前型（Teratoma，prepubertal-type）
8240/3 分化好的神经内分泌肿瘤（单胚层畸胎瘤）[Well-differentiated neuroendocrine tumour（monodermal teratoma）]
9085/3 混合型畸胎瘤和卵黄囊瘤，青春期前型（Mixed teratoma and yolk sac tumour，prepubertal type）

　　GCT 可由一种主要的组织学类型构成，也可含多种组织学类型，为便于治疗通常将 GCT 分成两大类：不含非精原细胞瘤成分的纯精原细胞瘤（seminoma）和其他睾丸肿瘤，后者又称为非精原生殖细胞瘤（nonseminomatous germ cell tumor，NSGCT），两者大约各占 50%。NSGCT 包含成分中除了精原细胞瘤，还可有畸胎瘤、绒毛膜上皮癌、胚胎性癌、内胚窦瘤，其中内胚窦瘤（endodermal sinus tumor）又称卵黄囊瘤（yolk sac tumor）。本例属于 NSGCT。NSGCT 的发病年龄约为 30 岁，约 20% 的混合性 NSGCT 中含有精原细胞瘤成分，但是精原细胞瘤成分在青春期前男性的 GCT 中并不常见。睾丸卵黄囊瘤分为青春期前型和青春期后型，分属于 "与 GCNIS 无关的 GCT" 和 "起源于 GCNIS 的 GCT"。青春期前型卵黄囊瘤好发于 3 岁以下幼儿，约占该年龄段 GCT 的30%，青春期后型卵黄囊瘤好发于成年人，单一成分的卵黄囊瘤罕见，约 40% 的成人混合性 GCT 含有卵黄囊瘤成分。单纯胚胎性癌约占所有睾丸 GCT 的 2%，大约 85% 的混合性 GCT 含有胚胎性癌的组织学成分，平均发病年龄约为 30 岁。

　　睾丸肿瘤通常表现为一侧睾丸出现结节或无痛性肿胀。30% ～ 40% 的患者主诉下腹部、肛周区或阴囊有钝痛或沉重感，而约 10% 的患者主诉急性疼痛。大约 10% 的患者以睾丸癌的转移性疾病作为首发表现。

与 GCT 明确相关的血清肿瘤标志物有 3 种：①人绒毛膜促性腺激素 β 亚基（beta subunit of human chorionic gonadotropin，β-HCG）：是睾丸 GCT 最常升高的肿瘤标志物，精原细胞瘤伴有合体滋养细胞的患者可见血清 β-HCG 轻度升高，一般不超过 50mIU/ml；②甲胎蛋白（alpha fetoprotein，AFP）：正常情况下 AFP 主要由胎儿卵黄囊和肝细胞产生，在正常成年男性血清中基本检测不到。卵黄囊瘤和胚胎性癌均可产生 AFP，几乎所有卵黄囊瘤都伴有血清 AFP 增高，且通常大于 100ng/ml。精原细胞瘤一般不会引起血清 AFP 升高，若出现较高水平的血清 AFP，则表明肿瘤中具有非精原细胞瘤成分或是发生了肝转移；③乳酸脱氢酶（lactate dehydrogenase，LDH）：40% ~ 60% 的睾丸 GCT 患者血清 LDH 水平升高，而且可能是某些精原细胞瘤患者唯一升高的标志物。

睾丸 GCT 区域性转移多首先出现于腹膜后淋巴结，美国国立综合癌症网络（national comprehensive cancer network，NCCN）指南推荐 CT 扫描是评估腹膜后转移情况的首选影像学方法，怀疑脑转移时可行脑部 MRI。虽然，NCCN 指南不推荐 ^{18}F-FDG PET/CT 在卵黄囊瘤以及其他 GCT 中的常规应用。而且，研究显示对于临床 I 期男性 GCT，相比常规 CT，^{18}F-FDG PET/CT 并不能提高诊断率。然而 ^{18}F-FDG PET/CT 在睾丸 GCT 分期、疗效评估和复发判断等方面仍具有一定的临床价值，特别建议下列情况中选择 ^{18}F-FDG PET/CT：①评估常规 CT 分期 I 期的肿瘤活性；②评估 > 1cm 的、二次切除可能不完全的肿瘤活性；③对 GCT 肿瘤标志物复发且常规 CT 阴性的患者分期；④化疗期间的早期应答评估。

四、病例点评

本病例是原发于睾丸的混合性 GCT，是临床常见的睾丸 GCT 类型，需要与睾丸性索间质肿瘤、睾丸淋巴瘤、睾丸结核等疾病鉴别诊断。结合病例患者血清 LDH 增高，β-HCG 和 AFP 正常，多发淋巴结肿大伴葡萄糖代谢增高，且睾丸性索间质肿瘤占睾丸原发肿瘤的不到 5%，因此，首先不能完全排除淋巴瘤的诊断；随后，结合患者年龄（34 岁）、睾丸进行性肿大的病史，不伴发热、PET/CT 上睾丸肿瘤伴明显坏死、PET/CT 上睾丸肿瘤及肿大淋巴结不伴钙化、PET/CT 上未见脾脏肿大或高代谢，应首先考虑生殖细胞来源的睾丸肿瘤。

除了睾丸部位的 GCT，原发性性腺外 GCT 占 GCT 的 1% ~ 5%，典型者位于躯体中线区，一般认为是胚胎迁移时的生殖细胞前体陷落和异位存活所致，以纵隔和腹膜后多见，纵隔区者以前纵隔多见。

　　另外，男性乳腺发育和副肿瘤性甲状腺功能亢进是睾丸 GCT 患者可伴有的全身内分泌表现，两者均与肿瘤合体滋养细胞分泌 HCG 相关，约 5% 的睾丸 GCT 患者会男性乳腺发育，副肿瘤性甲状腺功能亢进的出现是因为促甲状腺激素（thyroid stimulating hormone，TSH）与 HCG 有相同的 α 亚基和同源性相当高的 β 亚基，因此，HCG 具有轻微的促甲状腺活性。

　　睾丸 GCT 的治疗方案随分期不同而异，主要的治疗手段包括手术、放疗和化疗。精原细胞瘤一般呈局限性缓慢生长，除腹膜后淋巴结转移外，很少血行转移至其他区域，对放疗相对敏感，预后较好，美国癌症协会的数据显示精原细胞瘤 I ~ III 期患者 5 年生存率分别为 99%、96% 和 73%。卵黄囊瘤极具侵袭性，早期即可发生血行转移，预后较差；手术和化疗是主要治疗手段；青春期前型相对青春期后型化疗效果好。胚胎性癌高度恶性，生长快、易广泛淋巴和血行转移，对放疗不敏感；首选手术，辅以化疗；预后差。混合型生殖细胞肿瘤治疗方法和预后取决于肿瘤成分，研究显示治疗方案取决于是否存在以下与复发风险增加相关的因素：①淋巴血管侵犯；②以胚胎性癌成分为主；③原发肿瘤 T_3 ~ T_4 期。没有上述因素则为低危患者，建议主动监测（至少 5 ~ 10 个月的影像学检查和血清 GCT 标志物检查）；如果存在上述一至多条因素，则为高危患者，则建议主动监测、化疗或腹膜后淋巴结清扫。

（病例提供者：廖栩鹤　陈雪祺　孙宏伟　张建华　范　岩　北京大学第一医院）

五、延伸阅读

　　患者男性，30 岁，主因"左侧睾丸肿物 1 年余"入院。腹盆 CT：左侧睾丸占位，腹主动脉旁多发小淋巴结。不能除外是否转移，为明确全身情况，行 ^{18}F-FDG（fluorodeoxyglucose，FDG）PET/CT 显像示：左侧睾丸肿大，其内密度不均，平面大小约 41.2mm×30.1mm，FDG 代谢不均匀增高，其内部分显像剂缺损，SUVmax 8.1；双侧腹股沟、腹主动脉旁（L_2 ~ L_4）及胰周多发小淋巴结，FDG 代谢未见明显异常（病例 1 图 3）。

　　随后患者行左侧睾丸切除术，病理结果：左睾丸肿物恶性肿瘤，考虑为精原细胞瘤，经典型，免疫组化：PLAP(+)，Vim(-)，CKAE1/3(-)，OCT3/4(+)，SALL4(+)，CD117(+)，CD30(-)，LCA（淋巴细胞+），Ki-67（60% ~ 70% +）。

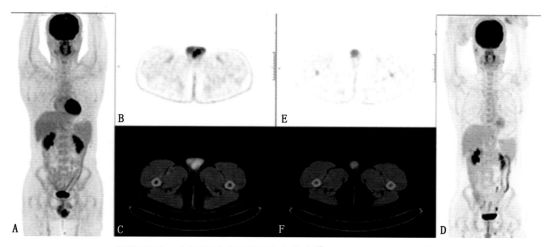

病例1图3　左侧睾丸精原细胞瘤患者^{18}F-FDG PET/CT显像

　　A：最大密度投影（MIP）图示：左侧睾丸肿大，其内密度不均，FDG 摄取增高；B、C：PET 及 PET/CT 融合图示：左侧睾丸肿大，其内密度不均，FDG 代谢增高，SUVmax 8.1；D：术后1年复查最大密度投影（MIP）图示：左侧睾丸缺如，FDG 未见明显异常代谢增高；E、F：PET 及 PET/CT 融合图示：左侧睾丸缺如，FDG 未见明显异常代谢增高。

（病例提供者：王　涛　王雪梅　内蒙古医科大学附属医院）

参考文献

[1]Siegel RL，Miller KD，Jemal A.Cancer statistics，2020[J].CA Cancer J Clin，2020，70（1）：7-30.

[2]Lamichhane A，Mukkamalla S.Seminoma[M].In：StatPearls [Internet].Treasure Island（FL）：StatPearls Publishing，2023.

[3]Moch H，Amin MB，Berney DM，et al.The 2022 World Health Organization Classification of Tumours of the Urinary System and Male Genital Organs-Part A：Renal，Penile，and Testicular Tumours[J].Eur Urol，2022，82（5）：458-468.

[4]Kattuoa ML，Kumar A.Yolk Sac Tumors[M].In：StatPearls [Internet].Treasure Island（FL）：StatPearls Publishing，2023.

[5]Goldberg H，Klaassen Z，Chandrasekar T，et al.Germ Cell Testicular Tumors-Contemporary Diagnosis，Staging and Management of Localized and Advanced disease[J].Urology，2019，125：8-19.

[6]Sadiq Q，Khan FA.Germ Cell Seminoma[J].In：StatPearls [Internet].Treasure Island（FL）：StatPearls Publishing，2023.

[7]Javadpour N.Significance of elevated serum alphafetoprotein（AFP）in seminoma[J].Cancer，1980，45（8）：2166-2168.

[8]Schriefer P，Hartmann M，Oechsle K，et al.[Positron emission tomography in germ cell tumors in men：Possibilities and limitations][J].Urologe A，2019，58（4）：418-423.

[9]Petrova D，Kraleva S，Muratovska L，et al.Primary Seminoma Localized in Mediastinum：Case Report[J].Open Access Maced J Med Sci，2019，7（3）：384-387.

机化性肺炎

一、病历资料

患者男性，61岁，主因"发现双肺占位1周"来诊。患者1周前在当地医院体检，行胸部CT发现双下肺占位性病变，无咳嗽、咳痰、咯血、发热、胸背部疼痛、胸闷气短等明显不适。患者近3个月体重下降约5kg。

完善实验室检查，血常规示血红蛋白浓度126g/L（参考值：130～175g/L），余（－）；肿瘤标志物示神经元特异性烯醇化酶17.63ng/ml（参考值：＜16.3ng/ml），余（癌胚抗原、糖类抗原199、鳞状细胞癌相关抗原、细胞角蛋白19片段、胃泌素释放肽前体）均为阴性。为明确双肺病变性质及全身评估行 ^{18}F-FDG PET/CT检查。

二、检查过程

^{18}F-FDG PET/CT检查：

检查方法：空腹状态下，静脉注射显像剂5.5mCi，平静休息65分钟后使用设备行躯干部和脑部PET及CT断层显像。图像重建成横断层、矢状断层、冠状断层及3D图像，并将PET和CT图像融合显示。

检查图片（病例2图1至病例2图3）：

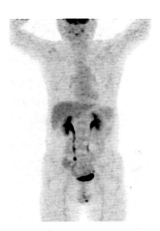

病例2图1　^{18}F-FDG PET/CT MIP图

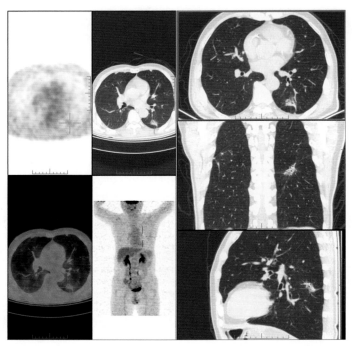

病例2图2　左肺下叶病变[18]**F-FDG PET/CT（左）及HRCT图（右）**

左肺下叶不规则实变，葡萄糖代谢轻度增高。

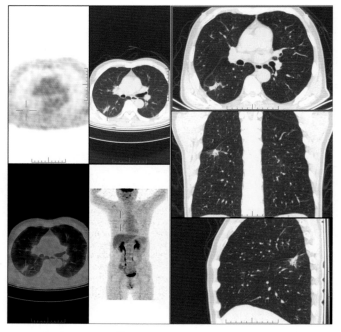

病例2图3　右肺下叶病变[18]**F-FDG PET/CT（左）及HRCT图（右）**

右肺下叶不规则实变，葡萄糖代谢轻度增高。

检查所见：^{18}F-FDG PET/CT 显像结果示：左肺下叶后基底段及右肺下叶背段各可见一不规则实变灶，边界欠清，周围可见少量磨玻璃密度灶，病灶内可见支气管充气征，局部牵拉邻近胸膜。病灶 FDG 摄取轻度增高，左肺下叶病灶 SUVmax 1.7，右肺下叶病灶 SUVmax 1.4。余扫描范围内未见明确恶性征象。

检查意见：双肺下叶实变灶，葡萄糖代谢轻度增高，考虑良性或低度恶性病变可能，建议必要时行组织学检查。

病理结果：患者于我院行左肺肿物活检及双肺肿物微波消融术，术程顺利。术后病理：（肺穿刺活检）机化性肺炎；背景肺组织肺泡间隔增宽，其内中度淋巴细胞、浆细胞浸润伴纤维母细胞增生，间隔内血管壁增厚、玻璃样变。免疫组化染色：间质浸润炎细胞 CD3（++），CD20（+），CD138（++）；肺泡上皮细胞 CK7（+++）；肺泡腔内巨噬细胞 KP1(+++)。特殊染色：机化结节 Masson(+)、血管壁 Masson(+)、弹力(+)、刚果红(−)。

三、相关知识

机化性肺炎（organizing pneumonia，OP）是损伤后肺组织修复的一种形式，以肺泡壁损伤为主，其病理学特征为细支气管远端、呼吸性细支气管、肺泡管及肺泡腔内以成纤维细胞和肌成纤维细胞聚集增殖形成的肉芽组织栓（Masson 小体/Masson 息肉），伴有轻度炎症细胞的肺间质及肺泡浸润。OP 一般不会严重破坏肺结构，预后较好，多数患者的临床症状及影像表现可经糖皮质激素治疗后改善，但容易复发；少数患者的临床症状及病灶可不经治疗、自行缓解或消退。

根据发病原因的不同，可将 OP 分为隐源性机化性肺炎（cryptogenic OP，COP）及继发性机化性肺炎（secondary OP，SOP）两种。COP 相对少见，原因不明，是一种排他性的疾病诊断，既往被称作闭塞性细支气管炎伴机化性肺炎（idiopathic bronchiolitis obliterans organizing pneumonia，BOOP），目前将其归为一种特发性间质性肺炎。SOP 临床更为多见，可继发于包括感染、结缔组织病、药物、射线、肿瘤或其他间质性肺炎在内的多种疾病及药物等。需要说明的是，从临床症状、影像或病理表现上难以鉴别 COP 及 SOP，COP 的诊断需全面回顾患者临床资料，排除引起 SOP 的继发因素后方可诊断 COP。

OP 好发年龄为 50～60 岁，无明显性别差异，罕见于儿童。临床表现主要包括咳嗽（常为干咳）、呼吸困难、发热、胸闷、体重减轻、流感样症状等，部分患者可无明显症状而是在体检时偶然发现肺部病灶。OP 没有特异性的实验室检查，各种实验室检查指标的综合分析可提供鉴别诊断价值。肺功能测定中常表现为轻至中度的限制性通气障碍。

胸部 CT 是用于 OP 影像评估的最重要检查方法。胸部 CT 以斑片状实变灶或磨玻璃密度灶为常见的影像表现，病灶常呈多灶性，主要分布在肺外周部位的胸膜下或支气管血管束周围，且下肺分布为著，实变灶内常可观察到空气支气管征，部分病灶周围可见长短毛刺。多次 CT 影像评估中病灶呈"复发性"或"游走性"具有提示意义。OP 还可表现为单发或多发微小结节、肿块、网格影及条带状影等，以纯磨玻璃密度影为表现的 OP 临床较少见。"反晕征"（磨玻璃密度周围伴环状或新月状实性密度灶）对于 OP 的诊断具有一定的提示意义，但其也可见于肺结核、结节病、真菌感染等。

不同影像表现的 OP 在 ^{18}F-FDG PET/CT 中可显示不同程度的葡萄糖代谢增高，一般实变灶的代谢高于非实变灶，代谢程度也与病灶内炎性细胞浸润及纤维化的程度相关。^{18}F-FDG PET/CT 显像可用于指导临床活检部位，也可通过全身病灶的综合评估提供鉴别诊断价值。

以局灶性、孤立性结节或肿块为主要表现的 OP 病灶是 PET/CT 诊断医师在临床诊断工作中常需与周围型肺癌进行鉴别的肺良性病变之一，这一类 OP 也称为局灶性机化性肺炎（focal organizing pneumonia，FOP）。对于 3cm 以下 FOP 行 ^{18}F-FDG PET/CT 显像的研究显示，FOP 的 SUVmax 值随病灶增大而增加；与对照组周围型肺腺癌相比，SUVmax 小于等于 7.1、结节呈沿支气管血管束生长的梭形更提示 FOP 的诊断。病例报道中，^{68}Ga 标记的成纤维细胞激活蛋白抑制剂（fibroblast activation protein inhibitor，FAPI）PET/CT 显像中 OP 也呈明显的放射性分布增高。

四、病例点评

本病例为老年男性，体检发现双肺病变来诊，^{18}F-FDG PET/CT 呈双肺下叶斑片状实变灶伴支气管充气征，葡萄糖代谢轻度增高，为相对典型的 OP 表现，一般不难鉴别。我中心的其他两例误诊为肺癌的 OP 病例（病例 2 图 4 至病例 2 图 7），见例 1、例 2。

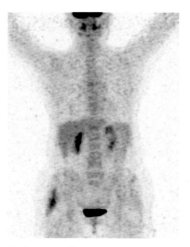

病例 2 图 4　^{18}F-FDG PET MIP 图

五、延伸阅读

例1：

患者女性，63岁，体检发现右肺下叶结节，无明显不适，肺肿瘤标志物未见明显异常。

右肺下叶外基底段不规则软组织结节，呈浅分叶状伴边缘毛刺，葡萄糖代谢轻度增高（SUVmax 2.1）。

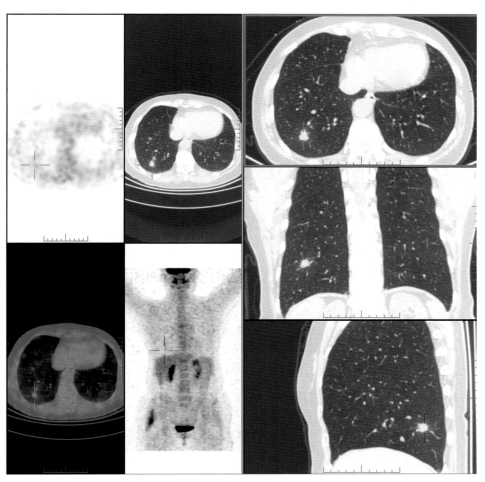

病例2图5　右肺下叶病变[18]F-FDG PET/CT（左）及HRCT图（右）

例2：

患者男性，54岁，主因"感冒"症状就诊于当地诊所，抗感染治疗1周后症状无缓解，外院CT发现右肺下叶占位。肿瘤标志物未查。

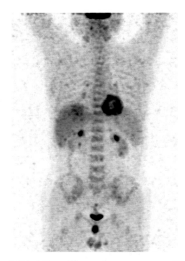

病例2图6　^{18}F-FDG PET MIP图

右肺下叶后基底段实性占位，局部支气管截断，与胸膜分界不清，葡萄糖代谢增高（SUVmax 6.3）。

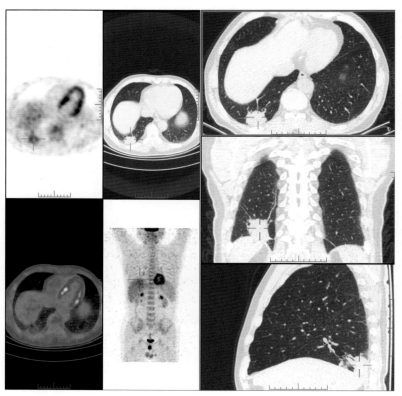

病例2图7　右肺下叶病变^{18}F-FDG PET/CT（左）及HRCT图（右）

（病例提供者：陈雪祺　张建华　范　岩　北京大学第一医院）

例 3：

患者男性，56 岁，主因"咳嗽 10 余年，声音嘶哑 15 余天"入院。患者无明显诱因出现咳嗽 10 余年，声音嘶哑 15 余天，咳白色泡沫痰，偶有血丝，无胸痛、胸闷。

实验室检查：血常规：血小板（PLT）307×10^9/L［参考值：（100 ～ 300）× 10^9/L］，血红蛋白（Hb）：128g/L（参考值：130 ～ 175g/L），肺支气管肿瘤标志物（神经特异性烯醇化酶、鳞状细胞癌相关抗原、胃泌素释放肽前体、细胞角蛋白 19 片段、癌胚抗原）、新型冠状病毒核酸检测、尿常规、大便常规、肝肾功能、电解质均未见异常。

胸部增强 CT 示：①右肺上叶尖段软组织密度影伴强化，性质待定，肿瘤性病变？慢性炎症？或其他；右肺门肿大淋巴结显示，请结合临床；②双肺多发小结节，部分伴钙化，考虑慢性炎性结节可能。

为明确右上肺病变性质行 ^{18}F-FDG（fluorodeoxyglucose，FDG）PET/CT 显像示：右肺上叶尖段见团块状软组织密度影，伴周围斑片影，团块大小约 5.0cm × 2.3cm，FDG 代谢增高，SUVmax 5.8，考虑不除外右上肺恶性肿瘤伴周围少许阻塞性炎症可能；左肺上叶前段、左肺斜裂、右肺斜裂、右肺下叶前基底段多发结节，FDG 代谢不高，考虑多系炎性结节；气管前腔静脉后、右侧肺门多发淋巴结显示，FDG 代谢不高，考虑多系淋巴结增生（病例 2 图 8 至病例 2 图 10）。

后患者行右上肺包块穿刺活检，病理示：①"右肺"穿刺组织两瓶，均示局灶肺泡上皮细胞稍增生，细胞形态未见明显异型，间质纤维组织增生，较多淋巴细胞浸润，灶性碳末沉着，请结合临床；②涂片未查见异型细胞。其后行"胸腔镜下胸腔粘连松解术＋胸腔镜下右肺上叶切除术、术中冰冻＋胸腔闭式引流术"。术中诊断：右肺上叶炎性假瘤。术后病理："右肺上叶"机化性肺炎，局灶见多核巨细胞反应。

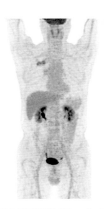

病例2图8　^{18}F-FDG PET/CT MIP图像示：右上肺见团块状FDG摄取增高灶

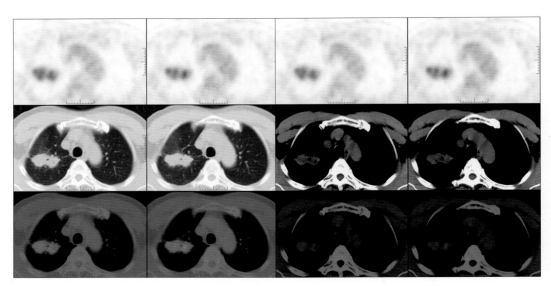

病例2图9　肺窗、纵隔窗

右肺上叶尖段团块状软组织密度影，临近胸膜牵拉，凹陷，FDG 代谢增高，SUVmax 5.8。

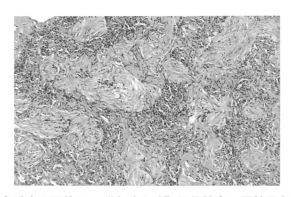

病例2图10　术后病理图片示："右肺上叶"机化性炎，局灶见多核巨细胞反应

例4：

患者女性，主因"气短10余天"入院。患者10余天前无明显诱因开始出现气短，程度较轻，多于戴口罩时出现，偶有咳嗽，偶咳白色泡沫痰，夜间可平卧位休息。

实验室检查：血常规：白细胞 $3.49 \times 10^9/L$［参考值：（3.50 ~ 9.50）$\times 10^9/L$］，红细胞 $3.27 \times 10^{12}/L$［参考值：（3.80 ~ 5.10）$\times 10^{12}/L$］，血红蛋白83g/L（参考值：130 ~ 175g/L）。肿瘤标志物：NSE 18.64μg/L（参考值：0 ~ 18.300μg/L），鳞状细胞癌相关抗原、癌胚抗原均正常范围。新型冠状病毒核酸检测、肝肾功能、大小便常规、电解质均未见异常。

完善胸部（肺纵隔）CT 平扫：①左肺下叶后基底段结节灶，不排除周围型肺癌可能；②左肺上叶尖后段及右肺内散在多个微小结节，考虑炎性结节；③右肺中叶内侧段、左肺上叶舌段散在纤维化灶。

　　为明确左下肺病变性质行 ^{18}F-FDG（fluorodeoxyglucose，FDG）PET/CT 显像示（病例 2 图 11 至病例 2 图 14）：左肺下叶后基底段结节，FDG 代谢稍增高，SUVmax 3.4，考虑肿瘤性病变可能，建议 CT 导向下穿刺活检。后行"胸腔镜下肺楔形切除术＋胸腔镜下胸膜粘连松解术＋胸腔闭式引流术"。术中诊断：①左肺下叶良性结节；②左侧胸膜粘连。术后病理：冰冻后石蜡报告："左肺下叶"机化性肺炎。

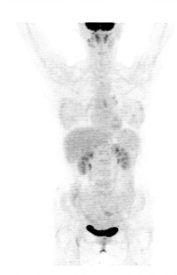

病例2图11　^{18}F-FDG PET/CT MIP图像示全身未见明显FDG代谢增高灶

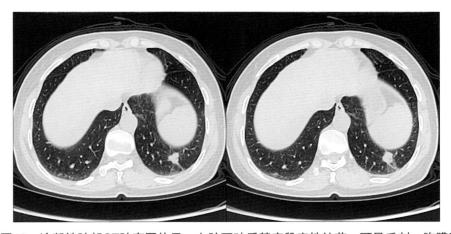

病例2图12　诊断性肺部CT肺窗图片示：左肺下叶后基底段实性结节，可见毛刺、胸膜凹陷征

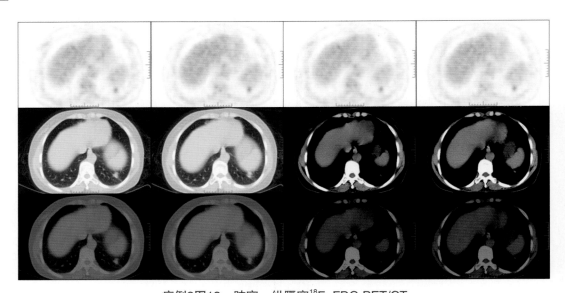

病例2图13 肺窗、纵隔窗^{18}F-FDG PET/CT

左肺下叶后基底段实性结节，邻近胸膜受牵拉，FDG 代谢稍增高，SUVmax 3.4。

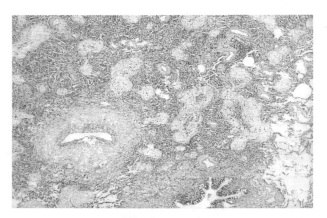

病例2图14 术后病理图片示："左肺下叶"机化性肺炎

病例 5：

患者男性，62 岁，主因"反复咳嗽、胸痛 1 个月"入院，患者于 1 个月前无明显诱因出现咳嗽，偶咳少许白色黏液痰，伴胸痛，咳嗽后加重。

实验室检查：红细胞 3.36×10^{12}/L［参考值：（3.80 ~ 5.10）$\times 10^{12}$/L］，血红蛋白 103g/L（参考值：130 ~ 175g/L）。肝功能：白蛋白 36.4g/L（参考值：40.0 ~ 55.0g/L）；肾功能：尿酸 447.9 μmol/L（参考值：210.0 ~ 430.0μmol/L）；电解质：钾 3.4mmol/L（参考值：3.50 ~ 5.30mmol/L），乳酸 4.31mmol/L（参考值：0.50 ~ 2.20mmol/L）。

血气分析相关检测：葡萄糖 3.40mmol/L（参考值：3.85 ~ 6.11）、氧分压 150mmHg

（参考值：80.0 ~ 100.0mmHg），乳酸 3.20mmol/L（参考值：0.50 ~ 2.20mmol/L）。肌红蛋白、肌酸激酶 -MB 质量、超敏心肌肌钙蛋白 -T、脑利钠肽前体、胸苷激酶 1 均未见异常，下呼吸道一般细菌＋嗜血杆菌＋真菌培养及鉴定（－）。

　　胸部平扫＋增强 CT 示：左肺上叶前段纵隔旁占位，伴纵隔淋巴结稍大，考虑多为肿瘤性病变，建议必要时进一步检查。

　　为术前分期行 ^{18}F-FDG（fluorodeoxyglucose，FDG）PET/CT 显像示：左肺上叶前段软组织密度团片影，伴胸膜牵拉，FDG 代谢增高，SUVmax 10.5；右下颈部、左颈根部、左侧锁骨上、纵隔多发淋巴结显示（部分稍增大），FDG 代谢增高，SUVmax 5.7（病例 2 图 15 至病例 2 图 19）。

　　其后患者行左锁骨上淋巴结穿刺：病理："左侧颈部 4 区靠锁骨上窝淋巴结"穿刺组织示淋巴结反应性增生。左上肺病变穿刺：①"左肺上叶"送检穿刺肺组织示纤维组织增生，伴散在淋巴细胞浸润，请结合临床；②涂片未查见异型细胞。

　　行"单孔胸腔镜中转开胸胸膜粘连松解、左肺上叶切除冰冻活检、胸腔闭式引流术"，术后病理：冰冻后石蜡切片报告：（左肺上叶）慢性化脓性炎伴机化性肺炎。肺门周淋巴结 4 枚呈反应性增生。

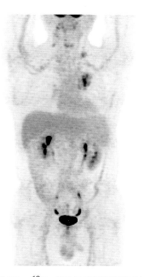

病例2图15　^{18}F-FDG PET/CT MIP图

右下颈部、左锁骨上区域结节状 FDG 代谢增高灶，左上肺团块状 FDG 代谢增高灶。

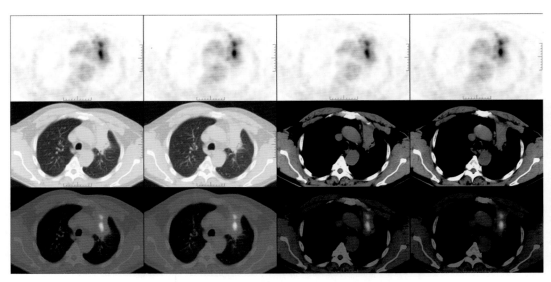

病例2图16　肺窗、纵隔窗¹⁸F-FDG PET/CT所见

左肺上叶前段软组织密度团片影，伴胸膜牵拉，FDG 代谢增高，SUVmax 10.5；纵隔淋巴结稍大，FDG 代谢增高，SUVmax 4.2。

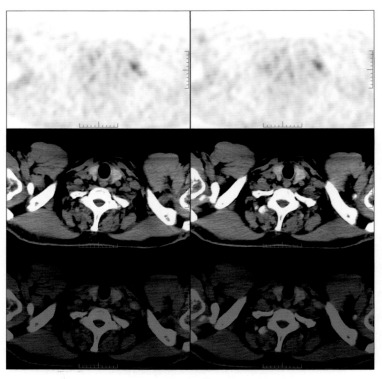

病例2图17　软组织窗¹⁸F-FDG PET/CT

左锁骨上肿大淋巴结显示，FDG 代谢增高，SUVmax 5.7。

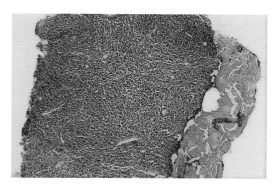

病例2图18　左锁骨上淋巴结穿刺活检病理图片示：穿刺组织示淋巴结反应性增生

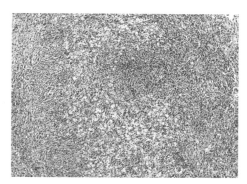

病例2图19　左下肺病变术后病理示（左肺上叶）慢性化脓性炎伴机化性肺炎

（病例提供者：李素平　陈　飞　川北医学院附属医院）

参考文献

[1]King TE Jr，Lee JS.Cryptogenic Organizing Pneumonia[J].N Engl J Med，2022，386（11）：1058-1069.

[2]Chung MP，Nam BD，Lee KS，et al.Serial chest CT in cryptogenic organizing pneumonia：Evolutional changes and prognostic determinants[J].Respirology，2018，23（3）：325-330.

[3]Cho YH，Chae EJ，Song JW，et al.Chest CT imaging features for prediction of treatment response in cryptogenic and connective tissue disease-related organizing pneumonia[J].Eur Radiol，2020，30（5）：2722-2730.

[4]王丽丽，李天成，刘博乐，等.隐源性机化性肺炎的影像学特征[J].中国医学影像学杂志，2020，28（3）：205-209.

[5]周俊，毛武剑，顾宇参，等.[18]F-FDG PET/CT在局灶性机化性肺炎诊断中的应用[J].中华核医学与分子影像杂志，2020，40（8）：464-469.

[6]Tang W，Wu J，Yang S，et al.Organizing Pneumonia With Intense 68Ga-FAPI Uptake Mimicking Lung Cancer on 68Ga-FAPI PET/CT[J].Clin Nucl Med，2022，47（3）：223-225.

结节性硬化

一、病历资料

患者男性，4岁，主因"间断抽搐发作3年余"来诊。MRI提示：左侧额叶及枕叶白质异常信号。脑电图提示：左侧枕、后颞区棘慢波、多棘慢波、慢波发放。现为定位致痫灶行FDG PET/CT检查。

二、检查过程

PET/CT检查：

检查方法：嘱患儿检查前禁食4～6小时，使血糖控制在正常范围；经静脉注射^{18}F-FDG 3.7MBq/kg体质量后嘱其安静休息45～60分钟。采用PET/CT机；^{18}F-FDG放射化学纯度大于95%。嘱患儿平卧、保持头部固定，对无法配合的患儿，予50g/L水合氯醛0.5ml/kg口服镇静，最大剂量不超过10ml。首先行颅脑CT平扫，参数：层厚2mm，管电压120kV，电流100mA；之后采集脑部PET图像，参数：矩阵128×128，10分钟/床位，共1个床位；并以CT数据进行衰减校正。

检查图片（病例3图1至病例3图3）：

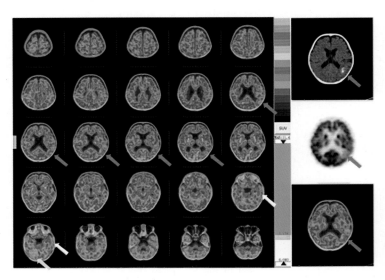

病例3图1 脑^{18}F-FDG PET/CT影像

左侧侧脑室旁高密度灶，邻近皮层葡萄糖代谢减低（红箭头）；左侧颞叶局部皮层葡萄糖代谢较对侧减低，脑实质密度未见异常（白箭头）；右侧小脑半球葡萄糖代谢轻度减低，相应脑实质密度未见明显异常（黄箭头）。

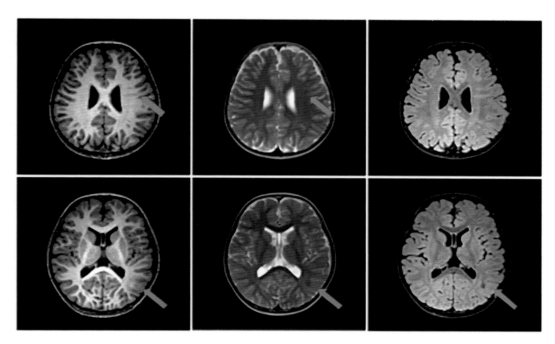

病例3图2　术前脑部MRI

左侧侧脑室旁白质异常信号；左侧枕叶异常信号。

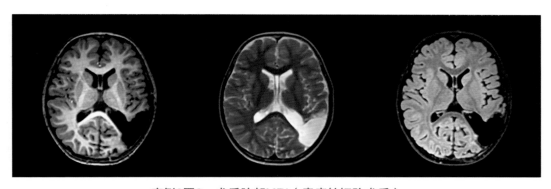

病例3图3　术后脑部MRI（癫痫灶切除术后）

检查所见：^{18}F-FDG PET/CT显像结果示：近左侧侧脑室旁可见一呈半环形不均匀高密度灶，边界尚清晰，CT值约62HU，临近皮层放射性分布较对侧明显减低，SUVmax 6.2（对侧SUVmax 9.7）。左侧颞叶局部皮层亦可见放射性分布减低区，SUVmax 7.8（对侧SUVmax 9.7），相应脑实质密度未见明显异常。余大脑皮层各叶密度及放射性分布未见异常。基底节区皮层下各神经核团显影清晰，放射性分布未见异常。右侧小脑半球放射性较对侧轻度减低，SUVmax 6.1（对侧同层面SUVmax 7.3），相应脑实质密度未见明显异常；余双侧小脑半球密度未见明显异常。余大脑白质区密度及放射性分布均未见明显异常。

检查意见：左侧侧脑室旁高密度灶，临近皮层葡萄糖代谢减低，相应脑实质密度未见明显异常；左侧颞叶局部皮层葡萄糖代谢减低，相应脑实质密度未见明显异常；上述改变，考虑癫痫发作间期改变可能大。右侧小脑半球葡萄糖代谢轻度减低，相应脑实质密度未见明显异常，考虑小脑交叉失联络可能大。

随访治疗等临床资料： 患儿在完善术前检查后进行了癫痫灶切除术。术中发现皮层质地较韧，灰白质交界不清。术后病理（颞顶枕病灶）：形态符合 FCD Ⅱ b，请结合临床除外结节性硬化综合征。疗效判断依据 Engel 分级标准，该患儿术后 6 个月随访为 Ⅰ 级（无癫痫发作）。

三、相关知识

结节性硬化症（tuberous sclerosis complex，TSC）是由 TSC 基因突变引起的常染色体显性遗传性疾病，可累及多器官。一般情况下，TSC1、TSC2 基因的表达产物 tuberin、hamartin 形成 TSC1/2 复合体，可通过抑制 Rhed 从而限制 mTOR 通路的活动。TSC 基因突变可使 mTOR 通路过度活化、细胞分裂异常，引起细胞异常生长、增生，在多个器官形成肿瘤或错构瘤，这一机制已得到研究者的肯定。中枢神经系统受累时可有皮质结节、室管膜下星形细胞瘤（subependymal giant cell astrocytoma，SEGA）等改变。皮质结节与 TSC 患者神经系统症状有关，如癫痫、精神发育迟滞、局灶性神经功能缺失；其中癫痫较为常见，难治比例较高，对于难治性癫痫应考虑手术治疗。然而，并不是所有脑内病变都可以引起癫痫发作，需进行术前评估。

目前各项检查都有其局限性，不能完全区分致痫灶与非致痫灶，这对术前评估提出了挑战。MRI 能够很好地描述异常病变数量、位置及形态，然而一些情况下不能准确区分致痫灶及非致痫灶。许多 TSC 相关性癫痫患者具有无法定位的脑电图表现，这些人 MRI 常显示为双侧、大量异常病变。这些无创性检查可能会产生不一致的结果，从而无法准确定位致痫灶。

生理状态下，葡萄糖是大脑皮层唯一供能物质，因此脑内葡萄糖代谢率的变化能反映脑功能活动情况。^{18}F-FDG 是一种葡萄糖类似物，能够反映脑局部葡萄糖代谢状态，为检测癫痫病灶区域的最常用的示踪剂。一般情况下，致痫灶在发作间期典型表现为葡萄糖低代谢，而发作期则表现为高代谢状态。需要注意的是，^{18}F-FDG PET 能够显示代谢异常的病灶，但无法有效筛选出"真正的"致痫灶。另一种 PET 显像剂 α-[^{11}C]-methyl-l-tryptophan（AMT）在筛选 TSC 患者致痫灶方面有一定作用，表现为致痫灶显像剂摄取增高，其机制尚不明确。有研究显示：该显像剂特异性较好（近100%），即使是对于 MRI 或 ^{18}F-FDG PET 显示正常的病灶也有一定作用；但其灵敏度相对较低（约70%）。同时，仍有约25%的发作起源的皮质结节未见 AMT 摄取增高，提示可能存在多种癫痫发作机制。此外，^{11}C 的半衰期仅为20分钟，需应用回旋加速器现场合成，这限制了其广泛应用。因此，研究者们提出疑问：是否可构建针对癫痫发生、发展过程中的其他机制的探针以解决这一问题，这有待于进一步的探索和研究。

四、病例点评

本病例为4岁男童，主因"间断抽搐发作3年余"来诊。一般情况下，致痫灶在发作间期典型表现为葡萄糖低代谢，而发作期则表现为高代谢状态。PET/CT 对致痫结节的定位有一定帮助。

五、延伸阅读

例1：

患儿男性，10月龄，TSC 患者。T$_2$FLAIR 示双侧多发皮层、皮层下结节。PET/MRI 融合图像提示多发低代谢灶，其中右颞病灶（红箭头）低代谢范围明显大于 MRI 所示病灶大小。后行右侧颞叶致痫灶切除术，术后未见发作（病例3图4）。

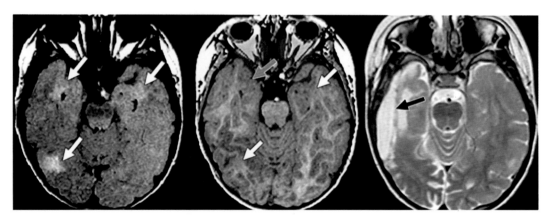

病例3图4　PET/MRI融合图像

（病例提供者：佟正灏　张旭初　范　岩　北京大学第一医院）

例 2：

患者女性，40 岁，主因"发作性双手麻木 1 年余"入院，患者 1 年余前无明显诱因出现双手麻木，受凉时加重，呈发作性，发作频繁，时间不固定，近半年出现夜间睡眠中从床上跌落情况，共 5 ~ 6 次，家人发现时四肢抽搐，双眼上翻，口吐白沫，具体时间不详，事后无法回忆。

实验室检查：血常规、尿常规、脑脊液常规、脑脊液生化分析均未见异常，为明确全身情况，行 ^{18}F-FDG（fluorodeoxyglucose，FDG）PET/CT 显像示：脊柱多发椎体及附件、骨盆诸骨及扫描视野内四肢骨多发高密度影，双肺多发边界清晰的磨玻璃结节，上述病灶均未见明显异常 FDG 摄取；颅脑 PET 显示右侧颞叶 FDG 摄取较对侧减低（病例 3 图 5 至病例 3 图 7）。

分析：①患者骨质改变为多发骨硬化病变，椎体后部为主；②双肺多发微小、小磨玻璃结节影，符合多灶性微小结节样肺细胞增生；③患者癫痫病史，颅脑 PET 提示右侧颞叶 FDG 代谢减低，符合癫痫发作间期表现，综合以上影像及临床表现，最终诊断为结节性硬化症。

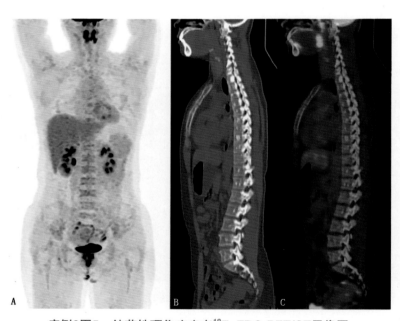

病例3图5　结节性硬化症患者^{18}F-FDG PET/CT显像图

A：最大密度投影（MIP）图显示全身未见异常 FDG 摄取增高病灶；B、C：CT 及 PET/CT 融合图示脊柱多发椎体及附件多发结节状高密度影，呈"象牙"样骨质改变，FDG 摄取未见升高。

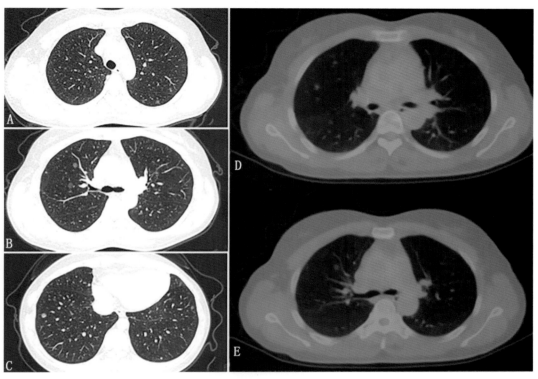

病例3图6　胸部CT、^{18}F-FDG PET/CT融合图像

A ～ C：CT肺窗显示双肺多发磨玻璃结节影；D、E：PET/CT融合图像显示肺内磨玻璃结节未见明显FDG摄取。

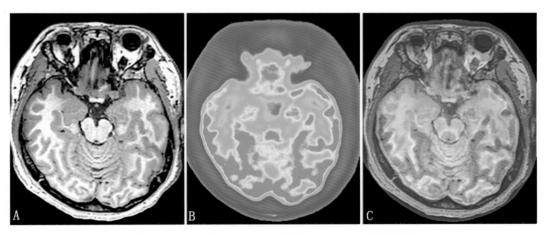

病例3图7　颅脑MRI、PET及异机PET/MRI融合图像

A：MRI T_1WI 显示脑部解剖学结构未见明显变化；B、C：PET、异机 PET/MRI 融合图像显示右侧颞叶 FDG 摄取较对明显减低。

　　结节性硬化症累及骨骼通常表现为骨硬化病变，类似于骨岛，多见于椎体后部；累及肺部可出现多灶性微小结节样肺细胞增生（multifocal micronodular pneumocyte hyperplasia，MMPH），表现为双肺多发微小结节或磨玻璃密度结节，此外，可表现为多发囊腔样病变（本例无此影像表现），即肺淋巴管平滑肌瘤病（lymphangioleiomyo-matosis，LAM）。除发现全身多系统累及情况外，结节性硬化患者出现难治性癫痫时，PET/CT 或 PET/MR 同机或异机融合可定位致痫灶，指导手术治疗及临床决策。

（病例提供者：董有文　高建英　济宁医学院附属医院）

参考文献

[1]Bagla S，Cukovic D，Asano E，et al.A distinct microRNA expression profile is associated with α[^{11}C]-methyl-L-tryptophan（AMT）PET uptake in epileptogenic cortical tubers resected from patients with tuberous sclerosis complex[J].Neurobiol Dis，2018，109（Pt A）：76-87.

[2]Boscolo Galazzo I，Mattoli MV，Pizzini FB，et al.Cerebral metabolism and perfusion in MR-negative individuals with refractory focal epilepsy assessed by simultaneous acquisition of（18）F-FDG PET and arterial spin labeling[J].Neuroimage Clin，2016，11（1）：648-657.

卵巢癌

一、病历资料

患者女性，64 岁，主因"下腹胀痛半个月"入院。血清肿瘤标志物检查：CA125 1297U/ml（参考值：< 35U/ml），人附睾蛋白 4（HE4）389pmol/L（参考值：绝经前 < 92.1pmol/L，绝经后 < 121pmol/L），CA153 52.28U/ml（参考值：< 28U/ml），NSE 41.78ng/ml（参考值：< 16.3ng/ml），CA724 23.37U/ml（参考值：< 6.9U/ml），AFP、CEA、CA199、CA242、β–HCG 均正常。血常规：血红蛋白 98g/L（参考值：115 ~ 150g/L），余正常。彩超提示：子宫左上方可探及不均质低回声团，形态不规则，大小约 112mm×70mm×58mm；右附件区可探及一混合回声包块，边界清，大小约 42mm×26mm×24mm，囊性区透声欠佳，实性区呈中等偏低回声，实性区可探及血流信号；盆腔内腹膜组织增厚，呈低回声，较厚处约 9.5mm；盆腔内可探及液性暗区；提示盆腔占位 – 卵巢癌？外院上腹部 CT 提示：大量腹腔积液并腹膜后肿大淋巴结，考虑恶性。外院 MRI：双附件区肿物，左侧为著，考虑恶性，卵巢来源？

二、检查过程

PET/CT检查：

检查方法：患者空腹至少 6 小时行 PET/CT 检查。在空腹 6 小时后行注射前血糖测量（测量结果：5.8mmol/L）；随后静脉注射 FDG 8.1mCi；65 分钟后行体部 PET/CT 扫描。CT 采集参数：120kV，100mAs，螺距 1.06，层厚 3mm。

检查图片（病例 4 图 1、病例 4 图 2）：

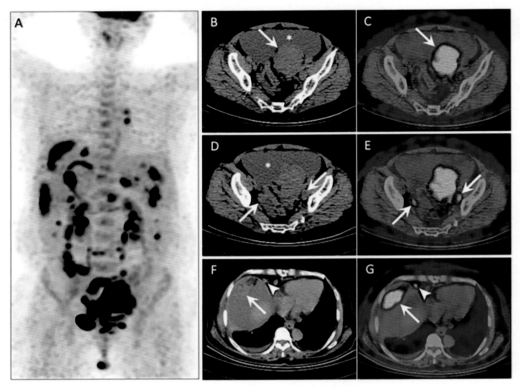

病例4图1　^{18}F-FDG PET/CT显像

最大密度投影（MIP）图（A）可见腹、盆腔多发结节状或团块样葡萄糖代谢增高灶。断层图像显示：左侧附件区（B、C箭号）可见不规则实性占位，葡萄糖代谢异常增高，SUVmax 17.9，伴有盆腔积液（B、D星号）；双侧髂血管旁（D、E箭号）、右侧心膈角（F、G箭头）可见高代谢淋巴结，SUVmax 10.6；肝周腹膜增厚呈肿块样，葡萄糖代谢异常增高，SUVmax 8.7（F、G箭号）。

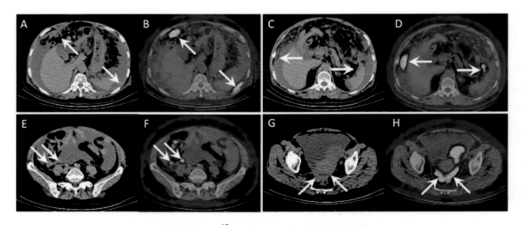

病例4图2　^{18}F-FDG PET/CT断层图像

显示肝/脾周腹膜（A～D）、大网膜（C、D）、降结肠后方腹膜（E、F）、道格拉斯窝（G、H）多处腹膜呈结节样、饼状增厚，代谢异常增高，SUVmax 8.7。

检查所见：左侧附件区占位，与子宫体分界欠清，FDG 摄取增高，范围约 66mm×58mm×62mm（前后径 × 左右径 × 上下径），SUVmax 17.9；右侧卵巢显示不清。子宫体未见异常密度或 FDG 摄取增高灶。双侧髂血管旁、腹膜后及右侧心膈角可见肿大淋巴结，FDG 摄取增高，较大的位于左侧髂血管旁，短径约 18mm，SUVmax 10.6；腹膜（肝周、脾周、肠系膜、大网膜及盆腔系膜）可见弥漫多发结节，FDG 摄取不同程度增高，SUVmax 6.0～8.7。腹、盆腔可见大量液体密度灶，FDG 摄取轻度增高，SUVmax 1.9。

检查意见：①左侧附件区占位，葡萄糖代谢增高；②双侧髂血管旁、腹膜后及右侧心膈角多发淋巴结，葡萄糖代谢增高；③腹膜多发结节、肿块，葡萄糖代谢增高；④腹、盆腔大量积液，葡萄糖代谢轻度增高。

上述考虑左侧卵巢癌伴多发淋巴结、腹膜多发转移及恶性腹膜腔积液。

病理结果：冰冻及石蜡：（腹膜种植灶、左卵巢表面肿物）破碎肿瘤组织，肿瘤细胞呈乳头状及复杂腺样浸润性生长，细胞核中度 - 局灶高度异型，核仁明显，可见砂砾体样钙化。IHC：ER（-），PgR（-），P53 表达缺失，PTEN（+），P16（+++），Ki-67 90%，PAX8（+++），CK7（+++），CA125（++），NapsinA（-，WTl（+++）。错配修复蛋白 -pMMR：MLH1 细胞核弱 +，MSH2 细胞核 +，MSH6 细胞核 +，PMS2 细胞核 +。

综上并结合临床，考虑为卵巢高级别浆液性癌。

三、相关知识

卵巢癌是女性常见的恶性肿瘤。2018 年，全球卵巢癌发病约 295 000 例，死亡约 184 000 例，位列女性常见恶性肿瘤第八位。85%～90% 的卵巢癌来源于卵巢表面上皮，可分为四种类型，包括浆液性癌（70%）、黏液性癌（3%～10%）、内膜样癌（10%）、透明细胞癌（10%）。高级别浆液性癌是最常见的组织学类型，约占所有卵巢癌的 70%。大量的临床观察、遗传证据表明浆液性输卵管上皮内癌是卵巢癌和腹膜高级别浆液性癌的前驱病变，三者具有相似的临床特征和流行病学，2018 年 FIGO 继续把三者纳入同一分期系统。10% 的卵巢癌存在遗传易感性，BRCA1 突变携带者卵巢癌罹患风险 39%～65%，BRCA2 突变携带者风险为 11%～37%，Lynch 综合征中为 3%～33%。

卵巢癌可发生于绝经前或绝经后女性，主要临床表现为腹痛、腹胀。血清标志物 CA125 和 HE4 对鉴别卵巢肿物的良恶性具有一定的提示作用。卵巢癌典型影像学表现为盆腔单侧或双侧附件区肿块，可伴腹盆腔积液，腹膜种植转移和淋巴结转移是最常见的播散途径。卵巢肿块在 CT 上表现为单侧或双侧附件区囊实性占位，实性部分增强扫描可见强化。MRI 表现为附件区囊实性占位，信号不均，实性部分有不同程度的强化。腹膜转移多由于卵巢肿瘤破裂直接腹膜种植或肿瘤细胞随腹腔积液流动而发生腹膜播散；多表现为子宫直肠陷窝（道格拉斯窝）、肠系膜、大网膜、膈下间隙等部位的软组织密度结节、肿块，大网膜病灶增大融合可形成"网膜饼"样改变。腹膜转移灶多伴有 FDG 摄取增高表现。卵巢癌可引起髂内外血管旁、腹主动脉旁甚至锁骨上淋巴结转移。PET/CT 全身成像有助于发现腹盆腔之外的远处淋巴结转移和（或）脏器转移。

卵巢癌诊断具有挑战性，准确的肿瘤负荷评估对指导治疗和预测预后至关重要。PET/CT 作为一种全身性、无创性成像工具，在卵巢癌的诊治中发挥了重要作用。

女性患者发现盆腔占位及腹盆腔积液，除了原发卵巢癌外，还需要鉴别卵巢转移瘤、原发腹膜的其他恶性肿瘤，以及腹膜结核。

四、病例点评

卵巢转移瘤，也称 Krukenberg 瘤，可来自于胃肠道、乳腺等非妇科肿瘤，以及子宫内膜癌、宫颈癌等妇科肿瘤。其临床表现缺乏特异性，临床上发现附件区占位尤其是双侧附件区占位时，需要询问既往有无胃肠道等原发肿瘤病史，胃肠道相关肿瘤标志物如 CA724、CA242、CA199、CEA 等，阅览图像时需仔细观察胃肠道管壁有无异常增厚或代谢异常，内镜检查是确诊胃肠道来源的金标准。

女性发现腹盆腔腹膜广泛病变还需除外良性疾病。结核可引起腹膜广泛性病变伴腹腔积液，血清 CA125 也可升高。此时需要结合既往有无结核病史，临床上有无低热、盗汗等症状，T-spot 及 PPD 试验结果等相关检查。除了组织学检查可以确诊外，诊断性抗结核治疗也是诊断腹膜结核的一种手段。

五、延伸阅读

例 1：

患者女性，69 岁，主因"腹胀、双下肢肿胀 2 个月"入院。血清肿瘤标志物检查：CA125 60.57U/ml（参考值：< 35U/ml），CA199 > 1000U/ml（参考值：< 37U/ml），CA 242 > 150U/ml（参考值：< 20U/ml），CA724 > 300U/ml（参考值：< 6.9U/ml），CEA 8.66ng/ml（参考值：< 5ng/ml），HE4、AFP、β-HCG 均正常。^{18}F-FDG PET/CT

显像MIP图（病例4图3A）示全身多发异常葡萄糖代谢增高灶。断层图像见右侧附件区实性占位（病例4图3B、病例4图3C），代谢轻度增高，SUVmax 3.1；大网膜可见多发软组织密度索条，代谢未见明显增高（病例4图3D、病例4图3E）；胸椎多发代谢增高灶，骨质密度未见异常（病例4图3F、病例4图3G）；胃角处胃壁轻度增厚，代谢轻度增高，SUVmax 2.9（病例4图3H、病例4图3I）；腹盆腔积液，代谢未见增高（星号）。胃镜病理：胃角低分化癌，部分呈印戒细胞癌。腹腔镜下行右附件切除＋盆腹腔粘连松解术，术后病理：右侧输卵管壁全层及右卵巢内见印戒细胞癌浸润，结合免疫表型及胃镜病理，符合胃印戒细胞癌卵巢转移（Krukenberg瘤）。

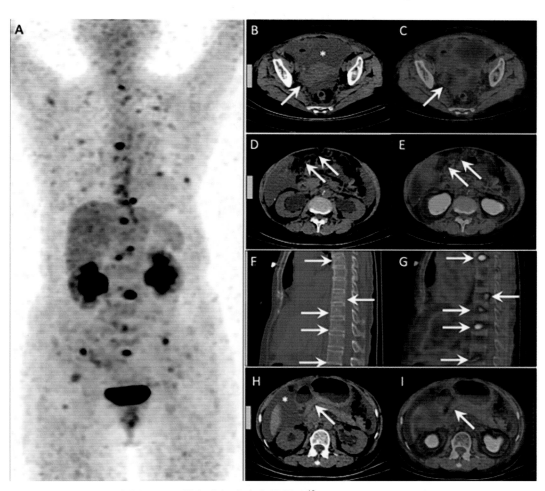

病例4图3　胃印戒细胞癌卵巢转移 ^{18}F–FDG PET/CT显像

例2：

患者女性，46岁，食欲下降伴腹胀2个月，无发热、盗汗、体重下降。外院 CA125 753U/ml（参考值：< 35U/ml）。血清 AFP、CEA、CA724、β–HCG，以及血常规均正常。^{18}F–FDG PET/CT 显像 MIP 图（病例4图4A）提示全身多发异常葡萄糖代谢增高灶。断层图像可见右侧附件区实性占位伴代谢轻度增高，SUVmax 4.6（病例4图4B）；右侧锁骨上（病例4图4C）、纵隔（病例4图4D）、胸骨旁（病例4图4E）多发淋巴结伴代谢增高，SUVmax 6.6。腹膜多处增厚伴代谢增高（病例4图5）。鉴于血清 CA125 明显升高及结合 PET/CT 表现，患者行腹腔及静脉化疗。后开腹行全子宫＋双附件＋大网膜切除术＋盆腔粘连松解术，术后病理：子宫浆膜面、双侧卵巢表面及输卵管全层可见干酪样坏死性肉芽肿性炎；特殊染色：抗酸可见阳性杆菌；综上考虑为结核。

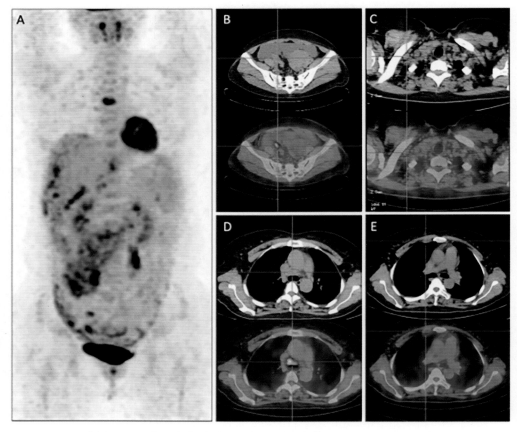

病例4图4　类似卵巢癌伴广泛转移的结核^{18}F–FDG PET/CT显像

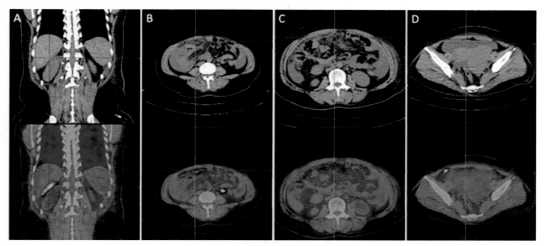

病例4图5　^{18}F-FDG PET/CT显像示腹膜多处增厚伴代谢增高

肝周（A）、大网膜（B、C）、盆腔腹膜（D）多处腹膜增厚、密度增高，伴代谢不同程度增高，SUVmax 4.3；盆腔积液（D）。

（病例提供者：邸丽娟　张旭初　范　岩　北京大学第一医院）

例3：

患者女性，67岁，20余天前因腹胀就诊于当地医院。全腹CT提示：腹盆腔积液，为明确病因2天前就诊于我院门诊，为了全面评估患者情况，行^{18}F-FDG（fluorodeoxyglucose，FDG）PET/CT显像示：左附件区高代谢灶，考虑恶性。腹膜改变，伴代谢增高，考虑转移。子宫左后壁高代谢灶，不除外腹膜转移所致（病例4图6）。

后行穿刺，病理提示：（网膜）送检组织内见少量异型细胞巢，结合免疫组化染色结果支持高级别浆液性癌。免疫组化染色结果：I：CK（AE1/AE3）（+），CK7（+），ER（+），PR（-），P53（突变型），P16（+），Ki-67（阳性率80%），WT1（+），PAX-8（+）。

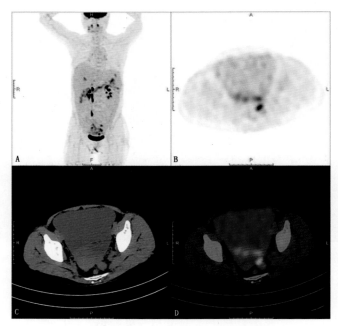

病例4图6　^{18}F–FDG PET/CT显像

子宫左后壁见放射性浓聚，SUVmax 5.11。左侧附件区见团块状囊实混杂密度影，大小约19.2mm×12.9mm，伴放射性浓聚，SUVmax 9.1。

（病例提供者：刘　昱　吉林大学白求恩第二医院）

例4：

患者女性，53岁，主因"腹痛、腹胀10余天"入院。患者10余天前无明显诱因出现腹痛、腹胀。实验室检查：绝经前ROMA值96.04%（参考值：0～7.4%），绝经后ROMA值96.21%（参考值：0～25.3%），糖类抗原724 250U/ml（参考值：0～6.9U/ml），肿瘤相关抗原125 774.9U/ml（参考值：0～35U/ml），人绒毛膜促性腺激素、甲胎蛋白、癌胚抗原肿瘤、糖类抗原199、人附睾蛋白4未见异常。高危型HPV16/18 DNA检测标记阳性。血尿常规、电解质、肝肾功能未见异常。腹部彩超：盆部包块。宫颈脱落细胞学：送检标本见少量上皮细胞，形态正常。^{18}F–FDG PET/CT显像示：盆腔内见不规则囊实混杂密度肿块影，呈多房性，FDG代谢增高，SUVmax 14.93，大小约181.6mm×132.2mm，与邻近组织分界欠清，邻近肠管受压，周围脂肪间隙欠清晰。腹膜增厚，密度增高，FDG代谢增高，SUVmax 1.54。子宫内可见高密度金属影，无异常放射性摄取。腹膜后及肠系膜多发淋巴结显示，FDG代谢无增高。双侧盆壁见肿大淋巴结，FDG代谢增高，SUVmax 2.53。腹盆腔可见液体密度，FDG代谢增高，SUVmax 2.23（病例4图7）。

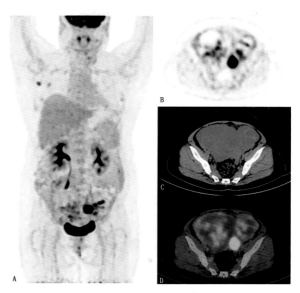

病例4图7　双侧卵巢高级别浆液性癌^{18}F-FDG PET/CT显像

A：最大密度投影（MIP）图示卵巢 FDG 不均匀摄取增高；B ~ D：PET、CT 及 PET/CT 图示盆腔内见不规则囊实混杂密度肿块影，呈多房性，较大截面大小约 181.6mm×132.2mm，FDG 代谢不均匀增高，SUVmax 14.93。

后患者行手术切除。病理结果双侧卵巢结合免疫组化染色结果及形态学支持高级别浆液性癌，脉管内未见确切浸润，（双侧输卵管）局灶见癌浸润。免疫组化染色结果：IV：CK（AE1/AE3）（+），CK7（+），ER（局灶弱+），PR（-），WT1（+），PAX-8（+），P53（突变型），P16（+），Ki-67（阳性率70%），PMS2（+），MLH1（+），MSH6（+），MSH2（+），Vimentin（-），PTEN（-），Pax-2（-），β-Catenin（膜+），HNF1-β（个别+），NapsinA（-），P504s（-）。

（病例提供者：刘　珊　吉林大学白求恩第二医院）

参考文献

[1]Kim J，Park EY，Kim O，et al.Cell Origins of High-Grade Serous Ovarian Cancer[J]. Cancers（Basel），2018，10（11）：433-461.

[2]Ahmed AA，Abdou AM.Diagnostic accuracy of CA125 and HE4 in ovarian carcinoma patients and the effect of confounders on their serum levels[J].Curr Probl Cancer，2019，43（5）：450-460.

前列腺癌

一、病历资料

患者男性，54 岁，主因下腹痛 1 年，PSA 升高来诊。患者近 1 年来下腹痛，1 个月前查 PSA 30.700ng/ml，外院 MRI 提示前列腺异常信号。现为评估全身情况完善 PET/CT 检查。既往心肌梗死，左膝韧带修补术。

二、检查过程

PET/CT检查：

检查方法：空腹 6 小时以上状态，静脉注射 $^{18}F-FDG$ 6.2mCi，平静休息 50 分钟后行躯干部和脑部 PET 及 CT 断层显像。24 小时后，静脉注射 $^{18}F-PSMA$ 6.0mCi，平静休息 70 分钟后行躯干部和脑部 PET 及 CT 断层显像。图像重建成横断层、矢状断层、冠状断层及 3D 图像，并将 PET 和 CT 图像融合显示。

检查图片（病例 5 图 1 至病例 5 图 3）：

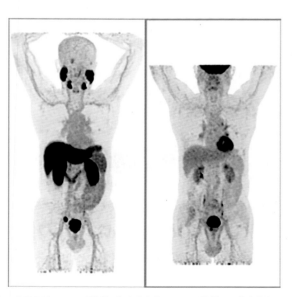

病例5图1　PET/CT MIP影像（左侧为PSMA显像，右侧为FDG显像）

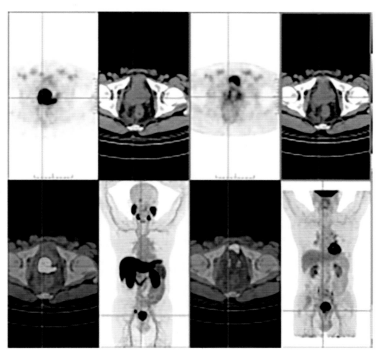

病例5图2　PET/CT显像示前列腺实质葡萄糖代谢轻度增高，PSMA表达弥漫性显著增高

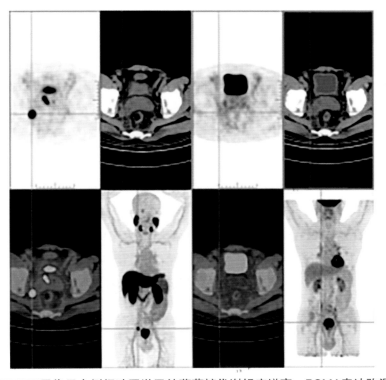

病例5图3　PET/CT显像示右侧闭孔区淋巴结葡萄糖代谢轻度增高，PSMA表达弥漫性显著增高

检查所见：^{18}F-FDG PET/CT 显像结果示：前列腺体积增大，部分组织向前突向膀胱，横径约 51mm，FDG 摄取不均匀增高，SUVmax 6.3，其内伴点状高密度灶；与双侧精囊腺分界欠清，双侧精囊腺体积增大，密度不均匀，FDG 摄取不均匀增高，SUVmax 3.9。盆腔内前列腺及直肠周围脂肪间隙模糊，其内散在纤维索条，邻近右后腹膜增厚，FDG 摄取水平轻度增高，SUVmax 3.2，骶前软组织增厚，FDG 摄取水平增高，SUVmax 3.2。腹膜后双侧髂血管旁可见多发 FDG 摄取水平增高淋巴结，部分肿大，摄取最高及体积最大者位于右侧髂血管旁，SUVmax 2.9，短径约 15mm。双侧睾丸鞘膜下可见少量液体密度灶；双侧腹股沟管增宽及双侧精索增粗，FDG 摄取水平增高，SUVmax 3.3。腹盆腔未见明确积液征象。

^{18}F-PSMA PET/CT显像结果示：前列腺体积增大，横径约51mm，部分组织向前突向膀胱，实质内多发放射性摄取增高灶，以右侧外周带及部分移行带为著，SUVmax 37.2；病灶与双侧精囊腺分界欠清，双侧精囊腺体积增大，密度不均匀，局部可见结节状放射性分布明显增高灶，SUVmax 27.6。双侧闭孔区可见放射性摄取增高淋巴结，较大者位于右侧，直径约15mm，SUVmax 23.2。盆腔内前列腺及直肠周围脂肪间隙模糊，其内散在纤维索条，邻近右后腹膜增厚，骶前软组织增厚，放射性分布均未见明显增高。腹盆腔未见明确积液征象。腹膜后散在小淋巴结，放射性分布均未见明显增高。双侧睾丸鞘膜下可见少量液体密度灶；双侧腹股沟管增宽及双侧精索增粗。双侧腹股沟无异常淋巴结显示。

检查意见：①前列腺体积增大伴钙化，葡萄糖代谢不均匀增高，PSMA 表达明显增高，以右侧外周带及部分移行带为著，与膀胱分界不清；②双侧精囊腺体积增大，葡萄糖代谢不均匀增高，局部 PSMA 表达增高；③双侧闭孔区淋巴结，葡萄糖代谢轻度增高，PSMA 表达增高；综上所述，考虑前列腺癌侵犯双侧精囊腺，伴盆腔淋巴结转移可能大；④腹膜后双侧髂血管旁多发淋巴结，部分肿大；盆腔内多发纤维索条，右后腹膜及骶前软组织增厚，葡萄糖代谢轻度增高，PSMA 表达未见增高；考虑系统性疾病（结节病？ IgG4 相关疾病？ ）可能，建议进一步行相关检查。

随访治疗等临床资料：患者随后进行了前列腺穿刺活检。病理提示前列腺癌，Gleason 评分 $4 + 3 = 7$ 分。随后患者进行了内分泌治疗，3 个月后 PSA 下降至小于 0.1ng/ml。

三、相关知识

前列腺癌是目前全球范围内最为常见的恶性肿瘤之一，其发病率在男性仅次于肺癌。

目前临床 PET/CT 最常用的显像剂为 FDG，但是，FDG 在前列腺癌诊断方面的总体敏感性较低，因此其作用有限。FDG PET/CT 检测癌症的能力是基于恶性组织与非恶性组织相比葡萄糖代谢升高。细胞膜中葡萄糖转运蛋白（GLUTs）表达的增加促进了高代谢，细胞内己糖激酶活性增强了高代谢。在前列腺癌中，低分化和雄激素抗性细胞中的 GLUT 表达高于高分化和激素敏感性癌细胞，并且当细胞失去雄激素时，GLUT 表达下调。这种表达在前列腺癌中明显高于良性前列腺增生组织，并与 Gleason 评分相关。总之，这可以解释去势抵抗性肿瘤中 FDG 摄取高于激素敏感性肿瘤，以及雄激素剥夺后去势敏感性肿瘤中葡萄糖代谢降低。但是，在大多数情况下，前列腺癌的 FDG 亲和力不足。

前列腺特异膜抗原（prostate-specific membrane antigen，PSMA）是一种 II 型跨膜糖蛋白，由 750 个氨基酸组成，糖基化后分子量大于 100kD，其在大多数前列腺癌细胞以及肿瘤新生血管内皮细胞中高度表达。基于这一原理，PSMA 靶向显像目前被广泛应用于前列腺癌各个临床阶段的诊断和治疗。

单独使用 FDG 显像，对于恶性程度较高或经过治疗后肿瘤细胞神经内分泌化，或失分化的病灶，诊断效能相对较高。临床实践中，结合 PSMA 双显像剂应用，对于鉴别肿瘤来源、肿瘤恶性程度及分化程度、确定转移灶的整体分布有更强的指导意义。

四、病例点评

本病例为中老年男性，以腹痛、PSA 升高来诊，首先考虑为前列腺来源的肿瘤。需要排除膀胱及盆底部间叶组织来源肿瘤的可能性。双显像剂的使用，明确了肿瘤来源于前列腺，并基本排除了腹膜后组织为前列腺癌转移的可能性。确定了肿瘤的原发灶及分期。分化较差的前列腺癌或间叶来源的恶性程度较高的肉瘤，FDG 往往呈现高代谢的表现，分化较好的前列腺腺癌，往往表现 FDG 摄取不增高或轻度增高。

五、延伸阅读

例1：

患者男性，32 岁。发现前列腺占位，PET 见前列腺增大，外周带葡萄糖代谢明显增高（病例 5 图 4），病理为梭形细胞肉瘤。

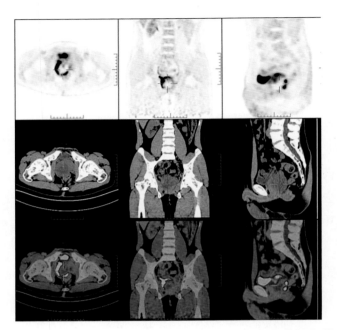

病例5图4　^{18}F-FDG PET/CT显像示前列腺增大，外周带葡萄糖代谢明显增高

例2：

患者男性，32岁。发现前列腺占位，PET见前列腺增大，实质内葡萄糖代谢弥漫性明显增高（病例5图5），病理为胚胎性横纹肌肉瘤。

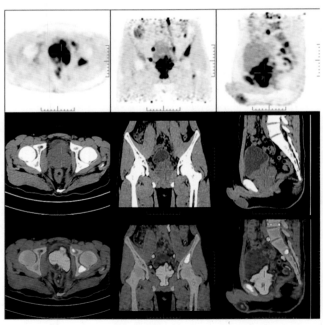

病例5图5　^{18}F-FDG PET/CT显像示前列腺增大，实质内葡萄糖代谢弥漫性明显增高

例3：

患者男性，65岁。前列腺实质内FDG摄取轻度增高（病例5图6），病理提示：前列腺癌，Gleason评分3＋3＝6分。

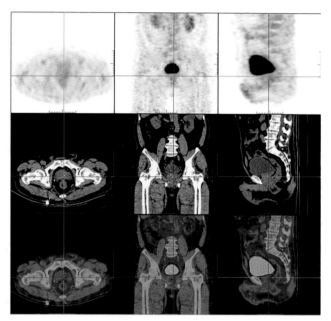

病例5图6　^{18}F-FDG PET/CT显像示前列腺实质内FDG摄取轻度增高

（病例提供者：孙宏伟　张建华　范　岩　北京大学第一医院）

例4：

患者男性，55岁，主因"尿频、尿急、排尿困难3个月，加重5天"入院，患者3个月前无明显诱因出现尿频，伴尿急、排尿困难，自行口服坦索罗辛、非那雄胺治疗，但效果欠佳。5天前上诉症状加重。

实验室检查：总前列腺特异性抗原（TPSA）76.93ng/ml（参考值：0～4ng/ml），游离前列腺特异性抗原（FPSA）20.72ng/ml，FPSA/TPSA 0.27%（参考值：＞0.16%）；尿白细胞计数（WBC）101.18/μl（参考值：0～25.00/μl），白细胞（WBC）17.2/HPF（参考值：0～5.0/HPF），尿红细胞计数（RBC）1885.88/μl（参考值：0～9.9/μl），红细胞（RBC）320.6/HPF（参考值：0～3.0/HPF）；肾功能未见明显异常。

磁共振前列腺平扫＋弥散示：前列腺体积增大，中央带及右侧外周带见团片状低信号，轮廓不清，边缘模糊，DWI成高信号；病灶向上突入膀胱内。双侧腹股沟区及髂血管走行区见淋巴结显示，大者位于右侧腹股沟区，短径约6mm。

行 ^{18}F-FDG（fluorodeoxyglucose，FDG）PET/CT 显像示：前列腺体积增大，中央带见团块状 FDG 浓聚影，SUVmax 9.75，突入膀胱；另双侧外周带见 FDG 摄取不均匀增高，SUVmax 5.13；腹膜后、双侧髂血管旁及双侧腹股沟区见多发淋巴结显示，腹膜后及右侧腹股沟区见轻度 FDG 摄取，SUVmax 2.13。右侧髂骨见局灶性 FDG 摄取增高灶，密度略减低，SUVmax 4.2（病例 5 图 7）。

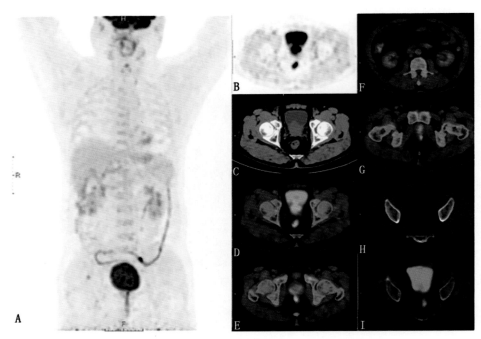

病例5图7　前列腺癌患者^{18}F-FDG PET/CT显像

A：最大密度投影（MIP）图示前列腺区不均匀 FDG 摄取增高，右侧髂骨区点状 FDG 摄取增高；B ~ D：PET、CT 及 PET/CT 融合图示前列腺中央带见团块状 FDG 浓聚影，SUVmax 9.75，突入膀胱；E：PET/CT 融合图示前列腺双侧外周带见不均匀 FDG 摄取增高，SUVmax 5.13；F、G：PET/CT 融合图示腹膜后及右侧腹股沟淋巴结 FDG 摄取轻度增高，SUVmax 2.13；H、I：CT 及 PET/CT 融合图示右侧髂骨见局灶性 FDG 摄取增高灶，密度减低，SUVmax 4.2。

患者行前列腺穿刺活检，左侧叶 1 ~ 5 点，右侧叶 6 ~ 10 点。病理结果：（前列腺穿刺 1、2、3、4、5、8 点）前列腺腺癌，Gleason 7 ~ 8，3 ~ 4 级组，癌占穿刺标本 5% ~ 80%；（前列腺穿刺 6、7、9 点）腺体增生，未见癌。综上诊断为前列腺癌。腹膜后、双侧髂血管旁及双侧腹股沟区淋巴结改变，临床密切随诊。右侧髂骨区改变，考虑骨转移。患者进一步行抗炎、内分泌等治疗后出院。

（病例提供者：郝婷婷　吉林大学白求恩第二医院）

例 5：

患者男性，67 岁，3 个月前无明显诱因出现腰疼，未予诊治。15 天前患者头晕、乏力，伴有活动后心悸及气短入院。近 3 个月重减轻 10kg。大小便正常，无腹痛、腹泻，无里急后重，无尿频、尿急、尿痛及排尿困难。否认肝炎、结核等传染病病史及密切接触史。无吸烟史，无饮酒史。

实验室检查：游离前列腺特异性抗原（FPSA）> 30ng/ml，总前列腺特异性抗原（TPSA）> 100ng/ml（参考值：0 ~ 4ng/ml），糖类抗原724 34U/ml，神经元特异烯醇化酶（NSE）17.6ng/ml（参考值：0 ~ 16.3ng/ml），细胞角蛋白 19 片段 2.17ng/ml（参考值：0 ~ 2.08ng/ml），余血尿常规、肝肾功能、血糖、尿淀粉酶及胰腺功能未见明显异常。

行腹部平扫及增强 CT 提示：前列腺占位，累及膀胱后壁及精囊腺。为明确全身情况，行 ^{18}F-FDG（fluorodeoxyglucose，FDG）PET/CT 显像示：前列腺增大与膀胱后壁及精囊腺分界不清，伴钙化，密度不均，局部 FDG 代谢增高，SUVmax 4.44，腹盆腔多发淋巴结肿大伴高代谢，SUVmax 3.42。全身骨多发高代谢，SUVmax 5.37，局部见骨质破坏（病例 5 图 8）。

后患者行前列腺病理检查提示：前列腺增生症，局部伴前列腺腺泡腺癌，Gleason 4 + 3 = 7，3 级组。免

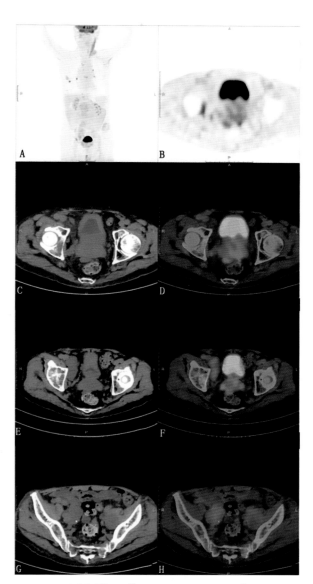

病例5图8　^{18}F-FDG PET/CT显像

A ~ F：前列腺形态不规整，与膀胱壁及精囊腺分界不清，体积增大，横径约 60.9mm，局部见钙化灶，伴放射性摄取增高，SUVmax 4.44。左侧髋臼代谢增高，SUVmax 5.37。G、H：盆腔多发淋巴结肿大伴高代谢，SUVmax 3.42，最大短径约 30.1mm。

疫组化染色结果：Ⅶ：CK7（－），p63（－），34BE12（－），P504s（＋）；Ⅷ：p63（－），34BE12（－），P504s（＋）。

（病例提供者：熊晓亮　吉林大学白求恩第二医院）

例 6：

患者周某，男性，69 岁，主因"腰骶部及左下肢疼痛 10 个月"入院。患者 10 个月前无明显诱因出现腰骶部及左下肢疼痛，持续性，休息后不能缓解，无咳嗽、咳痰，无畏寒、发热、盗汗等症状。

实验室检查：前列腺抗原：总前列腺特异性抗原测定 691.70ng/ml（参考值：0 ～ 4ng/ml），游离前列腺特异性抗原测定 340.30ng/ml（参考值：0 ～ 1.5ng/ml）；血常规：PLT $306×10^9$/L［参考值：（100 ～ 300）$×10^9$/L］，尿素 11.2mmol/L（参考值：1.43 ～ 7.14mmol/L）；肿瘤标志物：糖类抗原 724 17.90U/ml（参考值：0.21 ～ 6U/ml），癌胚抗原、甲胎蛋白、CA199、CA15-3 等均正常；尿常规、大便常规、肝功能、电解质均未见明显异常。

全身骨 SPECT 显像提示（病例 5 图 9）：全身多发骨转移，呈"超级骨显像"表现。CT 提示（病例 5 图 10）：全身多处成骨性骨质破坏，考虑转移瘤。

MRI 提示：胸、腰骶椎及骨盆多发骨转移。

后患者行 L_3 椎体骨活检术，第 3 腰椎椎体骨活检病理报告：提示转移性腺癌。免疫组化：CK7（－），CK20（－），Villin（－），CKpan（＋），PSA（＋），PSAP（＋），P504S（＋），ERG（－），TTF-1（－），NapsinA（－），SATB-2（－），P53（－），EGFR（＋），Ki-67（约 5%+）。

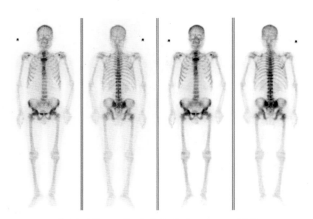

病例5图9　前列腺癌患者SPECT显像

全身骨显像示：全身骨骼显像清晰，脊柱、骨盆及四肢骨骼基本对称，头颅、脊柱、双侧肋骨、骨盆弥漫性、均匀性放射性摄取增浓，软组织摄取减低。双肾显影极淡，呈"超级骨显像"表现。

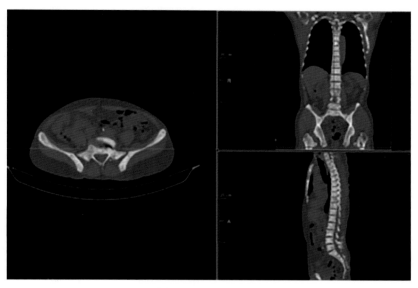

病例5图10　CT所见

　　双侧肱骨、肩胛骨、锁骨、肋骨、胸骨、多发胸、腰骶椎及附件、双侧股骨、双侧髂骨、耻骨、坐骨骨质内可见斑片状高密度影，全身多发成骨性骨质破坏改变。

（病例提供者：廖　宁　刘观鑫　张玲丽　广西科技大学第二附属医院

潘　伟　柳州市柳铁中心医院）

参考文献

[1]Høilund-Carlsen PF，Poulsen MH，Petersen H，et al.FDG in Urologic Malignancies[J]. PET Clin，2014，9（4）：457-68.

[2]Beauregard JM，Blouin AC，Fradet V，et al.FDG-PET/CT for pre-operative staging and prognostic stratification of patients with high-grade prostate cancer at biopsy[J].Cancer Imaging，2015，15（1）：2.

[3]Zhang H，Koumna S，Pouliot F，et al.PSMA Theranostics：Current Landscape and Future Outlook[J].Cancers（Basel），2021，13（16）：4023.

播散性马尔尼菲篮状菌感染

一、病历资料

患者男性，47岁，主因"反复发热2个月，左臀部疼痛1个月余"入院。患者自诉2022年7月无明显诱因下出现发热，体温最高39.3℃，伴咳嗽、咳痰、咳绿痰，偶伴血丝痰，伴头晕、头痛，无腹痛、腹胀、腹泻，无乏力、盗汗，无胸闷、心悸，无关节疼痛等不适。2022年7月21日至当地医院住院治疗（具体不详），治疗后发热、咳嗽症状好转出院。出院后2天患者无明显诱因下出现左臀部疼痛，疼痛性质为持续性刺痛，痛时可放射至左下肢，偶有右上肢疼痛，程度难忍，伴左下肢活动受限、头晕、头痛，偶有咳嗽、咳痰，无肢体麻木、乏力，无畏寒、发热，无胸闷、胸痛、心悸，无午后低热、盗汗，无腹痛、腹胀、腹泻，无全身肌肉酸痛、关节肿痛等不适。遂自行至当地医院要求打止痛针治疗（具体不详），症状未见好转。遂于2022年8月23日至当地医院住院治疗。予头孢唑肟钠抗感染、地塞米松抗炎（共7天）、抗结核分枝杆菌（吡嗪酰胺片0.5g口服3次/日＋利福平胶囊0.45g口服1次/日＋异烟肼片0.3g口服1次/日）、化痰止咳、止痛等对症治疗后，第4天开始体温正常，于2022年9月8日出院。出院后患者仍觉臀部疼痛反复，2022年9月19日出现发热，体温最高38.3℃，无畏寒、寒战等不适。为进一步诊治至我院急诊就诊。既往史无特殊。查体：急性病容，左臀部局部稍肿胀，皮温升高，有压痛，无明显波动感，左下肢活动受限。辅助检查：（2022年8月23日当地医院）血常规：白细胞19×10^9/L，中性粒细胞百分比75%，血红蛋白128g/L，血小板396×10^9/L；超敏C-反应蛋白137.79mg/L；降钙素原0.1546ng/mL；血气分析：pH 7.432mmol/L，二氧化碳分压33.1mmHg，氧分压83.3mmHg，剩余碱-0.6mmol/L，标准碳酸氢盐22.3mmol/L；D-二聚体：0.92ug/ml；肝功能：总蛋白88.7g/L，球蛋白52.4g/L，白蛋白/球蛋白0.69，碱性磷酸酶156U/L，γ-谷氨酰转肽酶130U/L；HIV抗体、NT-proBNP测定、肾功能、电解质四项、心肌酶谱、血脂检查、心肌梗死标志物、凝血三项、痰涂片＋培养及痰细菌培养未见明显异常。

二、检查过程

PET/CT检查:

检查方法:使用 PET/CT 扫描仪进行检查。患者扫描前禁食 6 ~ 12 小时。注射 ^{18}F-FDG 前测定患者的血糖水平、采集身高和体重信息。对于血糖 > 11.10mmol/L 的患者,给予胰岛素注射液,将血糖控制在正常范围(3.89 ~ 6.10mmol/L)后再行检查。然后,患者保持安静状态,护士从手背静脉注射 ^{18}F-FDG(剂量为 3.7 ~ 7.4mBq/kg)。注射后患者卧床休息,并在避光休息室中保持安静。注射 ^{18}F-FDG 后等待约 60 分钟,显像前 10 分钟饮水 300 ~ 500ml 并且排空膀胱,使胃充分充盈以便于观察及减少膀胱内尿液对图像观察的影响。随后应用 PET/CT 扫描仪,开始采集 PET/CT 图像。头颅与躯干分别扫描,患者取仰卧位。首先,对头部进行 CT 平扫(管电压 120kV,管电流 320mA,螺距 0.75mm,层厚 0.977mm),随后患者保持相同体位,对头部进行 1 个床位的 PET 图像采集,扫描时间为 7 分钟。随后,抬起手臂完成从颅底到股骨上 1/3 的扫描(管电压 120kV,管电流 140mA,螺旋间距 0.75mm,层厚 0.977mm)。待 CT 平扫完成后,根据患者的身高采集 5 ~ 7 个床位的 PET 图像(每床位采集时间为 3 分钟)。采用有序子集最大期望值法(ordered subset expectation maximization,OSEM)实现 PET 图像的三维重建。图像融合在工作站进行。最终获得 CT、PET 和融合 PET/CT 的横轴位、矢状位和冠状位图像。

检查图片(病例 6 图 1 至病例 6 图 5):

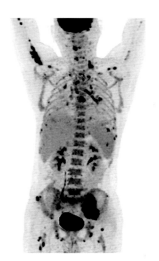

病例6图1　^{18}F-FDG PET/CT显像MIP图示全身多处组织葡萄糖代谢增高

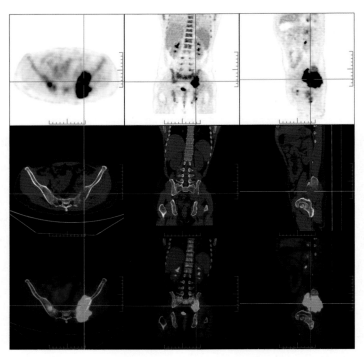

病例6图2　¹⁸F–FDG PET/CT显像示左侧髂骨虫蚀样溶骨性骨质破坏，葡萄糖代谢增高

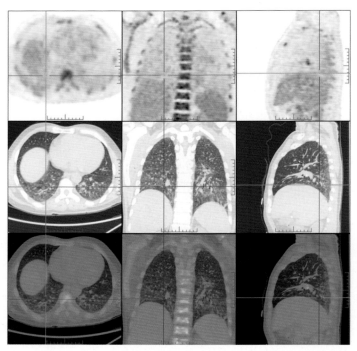

病例6图3　¹⁸F–FDG PET/CT显像示双肺多发小片状及结节样密度增高影，葡萄糖代谢轻度增高

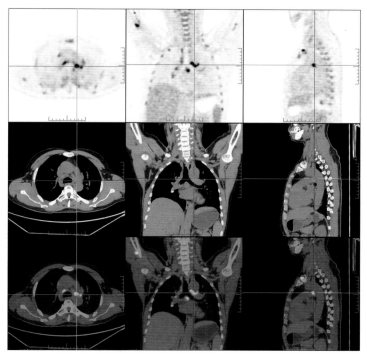

病例6图4　^{18}F–FDG PET/CT显像示双侧肺门及纵隔多发淋巴结葡萄糖代谢增高

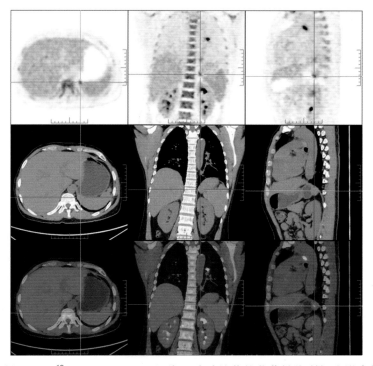

病例6图5　^{18}F–FDG PET/CT显像示脾脏结节状葡萄糖代谢轻度增高灶

检查所见：全身多处骨骼（包括颅骨、右侧肩胛骨、双侧锁骨、胸骨、多发肋骨、脊柱多发椎体、骨盆多处骨及四肢长骨等）见葡萄糖代谢增高灶，部分呈溶骨性骨质破坏，以左侧髂骨明显，左侧髂骨见虫蚀样溶骨性骨质破坏，骨皮质变薄，部分骨皮质消失并累及周围软组织，周围软组织肿胀，左侧骶髂关节模糊，形成一范围约 $105mm \times 48mm \times 91mm$ 的葡萄糖代谢增高灶，SUVmax 14.8。双肺见散在小斑片状、条索状、类结节状高密度影，边界模糊，部分葡萄糖代谢轻度增高，SUVmax 1.8。双侧颈部、左锁骨上下窝、右侧胸部皮下、腹部皮下、双侧肺门、纵隔、膈肌前方、腹主动脉旁、肝门区、双侧髂血管旁等见多发葡萄糖代谢增高的淋巴结，较大位于右侧锁骨上窝约 $24mm \times 16mm$，SUVmax 9.3。脾脏见一个大小约 $10mm \times 7mm$ 结节状葡萄糖代谢轻度增高灶，SUVmax 3.4。脾脏葡萄糖代谢弥漫性增高，SUVmax 2.3。

检查意见：全身多处淋巴结、骨骼、双肺及脾脏侵袭性感染性病变并部分累及周围软组织。

全身骨骼SPECT检查：

检查方法及所见：静脉注射 ^{99m}Tc-MDP 3 小时后行全身骨显像前位、后位各 1 帧：全身骨像完整、显影基本清晰。颅骨多处、胸骨、多根肋骨、多个椎体、骨盆多处、双侧肱骨、双侧股骨见小片状的显像剂异常浓聚影（病例6图6）。其余诸骨显像剂分布未见明显异常改变。双肾显影，膀胱部分充盈。

检查意见：全身多处骨骼摄取显像剂增高，结合病史考虑感染性病变，建议 3 ~ 6 个月复查。

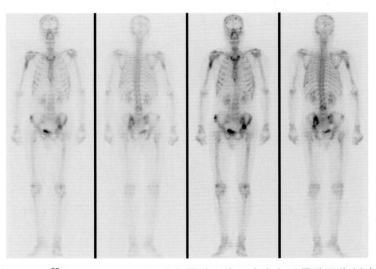

病例6图6　^{99m}Tc-MDP SPECT全身骨骼显像示全身多处骨骼显像剂浓聚

随访治疗等临床资料：真菌培养及鉴定（骨盆组织）：马尔尼菲篮状菌生长。

三、相关知识

马尔尼菲篮状菌是一种重要的细胞内真菌病原体，可引起严重的全身感染。它是一种双相真菌，即在25℃时呈现出分隔菌丝，而在37℃时转变为具有致病性的酵母形态。它主要在中国大陆南方、中国台湾、泰国、老挝、越南、印度东北部和中国香港流行，几乎只局限于东南亚。人类感染马尔尼菲篮状菌主要是通过吸入环境中的马尔尼菲篮状菌分生孢子。这种真菌进入人体后，可在巨噬细胞中以酵母形式复制，从皮肤和肺部的局部感染到严重的全身感染都能出现在这类患者中。马尔尼菲篮状菌感染通常发生在细胞介导免疫受损的免疫功能低下个体，包括由于HIV感染、癌症和免疫抑制治疗等引起的继发性免疫缺陷。值得注意的是，在一些HIV抗体阴性的播散性马尔尼菲篮状菌感染患者中常检测到抗γ干扰素抗体阳性。抗γ干扰素抗体阳性是一种新兴的成人免疫缺陷疾病，仅限于全球特定的地区，包括中国大陆南方、中国香港、泰国和中国台湾。日本、菲律宾、越南、老挝和其他东南亚国家也报告了零星的病例。因此，在上述地区，当HIV阴性患者中检出播散性马尔尼菲篮状菌感染时应当注意检测抗γ干扰素抗体。

Warburg OH提出的恶性肿瘤细胞优先通过葡萄糖的非氧化分解途径比正常细胞产生更多的能量，这一理论成为^{18}F-FDG用于肿瘤显像的基础。而在^{18}F-FDG显像的肿瘤学应用中Kubota等又观察到另一种有趣的现象，即肿瘤组织对^{18}F-FDG摄取的一个重要组成部分来自于肿瘤周围活跃的炎性细胞，且这些炎性细胞比肿瘤细胞更易摄取^{18}F-FDG。炎症的最早期变化是组织充血、血管通透性增强和炎症介质的释放，而组织血流灌注的增加会导致更多的显像剂被输送到病变部位；随着炎性细胞向炎症部位的迁移和增生，大量的细胞因子被释放，激活的中性粒细胞和单核/巨噬细胞高水平表达葡萄糖转运体（尤其是GLUT1和GLUT3），同时己糖激酶（a亚型）活性也增加，这使得炎性细胞内葡萄糖代谢增强，摄取更多的^{18}F-FDG。由此可见，从潜在的代谢途径上看，炎症细胞与恶性肿瘤细胞之间存在相似的显像机制。此外，在急性和慢性炎症中^{18}F-FDG摄取程度与炎症细胞密度之间存在显著的线性相关，而炎症过程中多种因素复杂的相互作用又可导致活跃的炎症病变部位对^{18}F-FDG摄取的持续增高。因此，通过PET/CT成像装置进行探测，便可显示炎性病变累及部位、范围及严重程度。

四、病例点评

本例病例为中年男性，以发热及左臀部疼痛为主要症状，需与淋巴瘤、转移瘤及结核等疾病相鉴别。^{18}F-FDG PET/CT 在评估播散性感染的全身累及情况和鉴别疾病的良恶性均有良好的作用。

五、延伸阅读

例 1：

患者男性，60 岁，主因"胸腰背部疼痛 1 个月余"就诊。行 ^{18}F-FDG PET/CT 显示全身多处骨骼（包括颅骨、舌骨、双侧肩胛骨、双侧锁骨、胸骨、多发肋骨、脊柱多发椎骨、骨盆多处骨及四肢长骨等）见不同程度溶骨性骨质破坏，部分呈膨胀性生长，均可见葡萄糖代谢增高，SUVmax 24.1，其中 C6-Th1、Th11-L1 椎骨内可见金属影（金属内固定术后改变）。患者行胸段椎管内恶性肿瘤切除术，术后病理：弥漫大 B 细胞淋巴瘤，non-GCB 亚型。右侧锁骨上窝、右侧腋窝、右侧内乳区、纵隔、膈肌前方、肝门区、下腔静脉旁、右侧腹腔及双侧髂血管旁见多发淋巴结影，较大约 26mm×17mm，均可见葡萄糖代谢增高，SUVmax 24.9。右侧锁骨上窝、右侧腋窝、右侧内乳区、纵隔、膈肌前方、肝门区、下腔静脉旁、右侧腹腔及双侧髂血管旁见多发淋巴结影，较大约 26mm×17mm，均可见葡萄糖代谢增高，SUVmax 24.9（病例 6 图 7 至病例 6 图 9 未完全展示）。

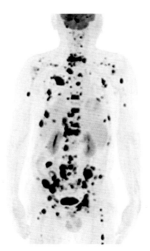

病例6图7　^{18}F-FDG PET/CT显像MIP图示全身多处组织葡萄糖代谢增高

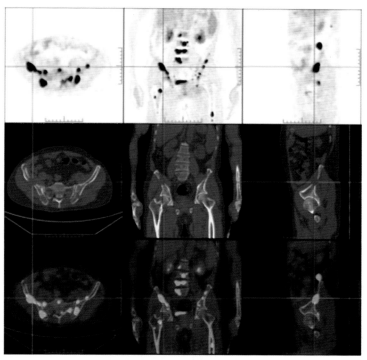

病例6图8　^{18}F-FDG PET/CT显像示腰椎、骨盆、双侧股骨等多处骨骼葡萄糖代谢增高

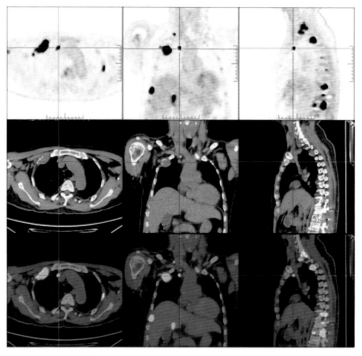

病例6图9　^{18}F-FDG PET/CT显像示多发葡萄糖代谢增高灶

例 2：

患者女性，46 岁，主因"腰背部疼痛 10 余天"入院。行 ^{18}F-FDG PET/CT 进一步评估，^{18}F-FDG PET/CT 显示肝脏 S6 见一个葡萄糖代谢增高的低密度结节，边界清楚，大小约 15mm×19mm×18mm，SUVmax 7.5。肝脏 S6 见一个葡萄糖代谢增高的低密度结节，边界清楚，大小约 15mm×19mm×18mm，SUVmax 7.5。L_2、S_1、S_5 椎骨及左侧股骨见葡萄糖代谢增高灶，前两者见溶骨性骨质破坏，L_2 为甚并见椎体变扁，SUVmax 7.9。肝门区、腹主动脉旁、左肾血管旁及双侧髂血管旁见多发葡萄糖代谢轻度增高的淋巴结，较大位于腹主动脉旁，大小约 9mm×16mm，SUVmax 6.8（病例 6 图 10 至病例 6 图 13 未完全展示）。肝脏穿刺活检病理结果：原发性肝癌。

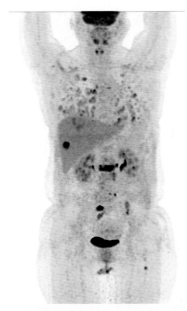

病例6图10　^{18}F-FDG PET/CT显像MIP图示全身多处组织葡萄糖代谢增高

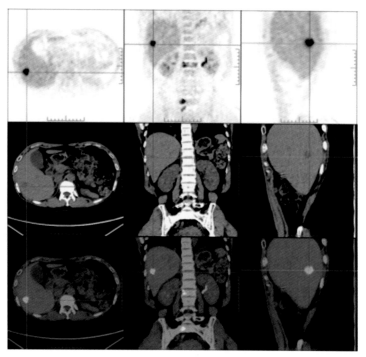

病例6图11　^{18}F-FDG PET/CT显像示肝脏S6见一个葡萄糖代谢增高的低密度结节灶，边界清楚

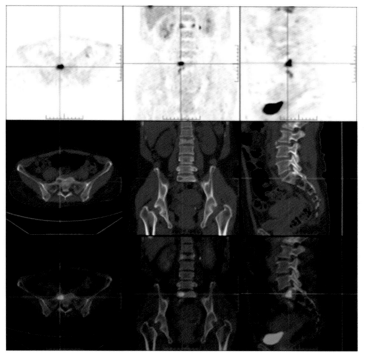

病例6图12　^{18}F-FDG PET/CT显像示L$_2$、S$_1$、S$_5$及左侧股骨见溶骨性骨质破坏并葡萄糖代谢增高

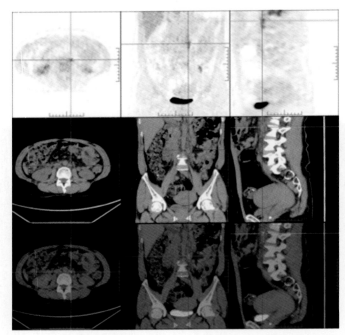

病例6图13　^{18}F-FDG PET/CT显像示肝门区、腹主动脉旁、左肾血管旁及双侧髂血管旁见轻度
增大并葡萄糖代谢增高的淋巴结

（病例提供者：张筱楠　黄盛才　彭盛梅　李俊红　广西医科大学第一附属医院）

例3：

患者男性，32岁，无明显诱因开始出现发热，最高体温40℃，伴有咽痛，表现为烧灼感，进行性加重，伴有全身皮疹、水疱，无畏寒、寒战，多次于当地医院予对症支持治疗后有好转，但症状反复。

实验室检查：T淋巴细胞亚群检测：淋巴细胞计数104/μl（参考值：1530～3700/μl），CD3+ 59/μl（参考值：723～2737/μl）；血常规：红细胞（RBC）2.51（参考值：4.30～5.80）×10^{12}/L，血红蛋白（HGB）69g/L（参考值：130～175g/L），乳酸脱氢酶（LDH）681U/L（参考值：120～250U/L），铁蛋白（SF）5923μg/L（参考值：23.10～336.20μg/L），肝功能：丙氨酸氨基转移酶（ALT）103U/L（参考值：9～50U/L），天冬氨酸氨基转移酶（AST）107U/L（参考值：15～40U/L）。

胸上腹部CT平扫提示：双肺散在结节影，纵隔内、双侧腋窝及腹膜后多发稍大淋巴结，性质待定。为明确全身情况，行^{18}F-FDG（fluorodeoxyglucose，FDG）PET/CT显像示：全身多发肿大淋巴结影，FDG代谢增高，SUVmax 9.4；全身骨骼多发FDG代谢增高灶，SUVmax 4.5；肝脾肿大，FDG代谢增高，SUVmax 9.7（病例6图14）。

患者既往在我院诊断"艾滋病"，本次住院细菌＋真菌培养检测出马尔尼菲篮状菌。

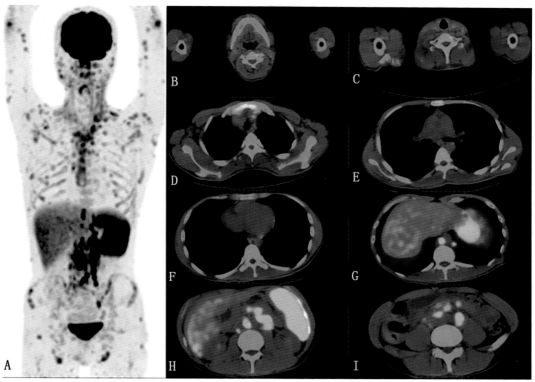

病例6图14 马尔尼菲篮状菌感染患者^{18}F-FDG PET/CT显像

A：最大密度投影（MIP）图示：全身多发 FDG 摄取增高灶；B、C：PET/CT 融合图示：双侧颈部、锁骨区多发稍大淋巴结，FDG 摄取增高，SUVmax 2.9；D、E：PET/CT 融合图示：纵隔内、双侧腋窝多发稍大淋巴结，胸骨、双侧肩胛骨 FDG 摄取增高，SUVmax 4.5；F、G：PET/CT 融合图示：双侧多根肋骨 FDG 摄取增高，SUVmax 2.4；腹主动脉旁肿大淋巴结，FDG 摄取增高，SUVmax 9.4；H、I：PET/CT 融合图示：肝脾肿大、腹膜后多发肿大淋巴结，FDG 摄取增高，SUVmax 9.7。

（病例提供者：杨贵生 黄伟鹏 广东省揭阳市人民医院）

参考文献

[1]Guo J，Ning XQ，Ding JY，et al.Anti-IFN-γ autoantibodies underlie disseminated Talaromyces marneffei infections[J].J Exp Med，2020，217（12）：e20190502.

[2]Li Y，Wang Q，Wang X，et al.Expert Consensus on clinical application of FDG PET/CT in infection and inflammation[J].Ann Nucl Med，2020，34（5）：369-376.

甲状旁腺功能亢进症

一、病历资料

患者女性，17岁，不慎轻微摔伤致右上臂疼痛、肿胀、畸形，肘关节屈伸不能，无伤口流血，伤后送当地医院。行X线检查示：右肱骨下段粉碎性骨折，并予夹板外固定。患者7年前因外伤致左桡骨下段骨折行骨折切开复位内固定术，术后恢复好。否认肿瘤、肾性血透等病史。查体：体温36.7℃，脉搏110次/分，呼吸20次/分，发育正常，右肘关节见夹板屈曲100度固定，右肘关节明显肿胀，畸形，肱骨下段压痛，触及骨擦感，肘关节屈伸受限，桡动脉搏动正常，肢端血运感觉正常。

相关影像学检查：

DR（病例7图1、病例7图2）：右肱骨下段骨折，远折段稍向内上方移位；左胫骨上端内侧可疑骨折；胸椎、腰椎、骨盆、两股骨、两侧肋骨及左锁骨多发病变。

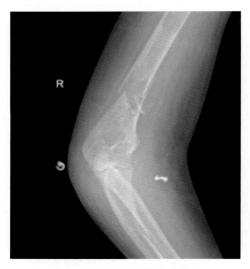

病例7图1　右肘关节侧位片

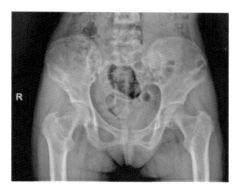

病例7图2　骨盆正位片

超声（病例7图3、病例7图4）：左叶实质内见一大小约 52mm×19mm×11mm 低回声团，考虑甲状腺左叶实性占位；右肾结石。

甲状腺 CT（病例7图5）：考虑甲状腺左叶后方良性病变，必要时增强扫描。

MRI（病例7图6）：骨盆及股骨上段多发病变：考虑骨纤维异常增殖症，建议进一步检查排除甲状旁腺功能亢进所致骨改变及转移性骨肿瘤。

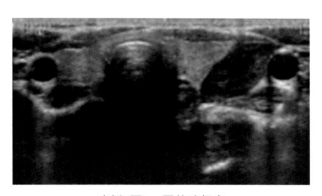

病例7图3　甲状腺超声

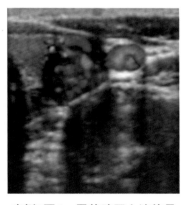

病例7图4　甲状腺区血流信号

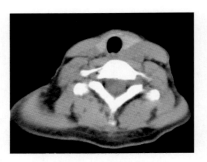

病例7图5　甲状腺CT平扫

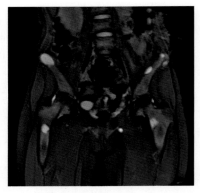

病例7图6　骨盆MRI（T_2WI）

全身骨显像（病例7图7）：颅顶骨、下颌骨显像剂分布弥漫性浓聚，呈"头盔征""黑胡征"改变，右侧肱骨下段显像剂分布稍浓聚；四肢大关节骨骺端呈对称性显像剂摄取增高；双骨骼显像剂分布大致均匀，基本对称。右肾盂区见少量显像剂滞留影，膀胱区未见明显显像剂分布影。检查结论：考虑代谢性骨病（甲状旁腺功能亢进症？）。

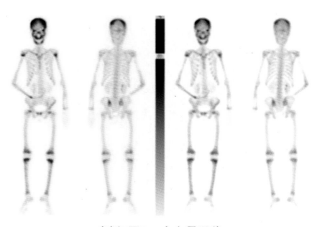

病例7图7　全身骨显像

实验室检查：肌酐 40μmol/L，血钙 3.08mmol/L ↑，血磷 0.7mmol/L ↓；甲状旁腺素：2026.60pg/ml ↑，骨钙素＞300ng/ml ↑，碱性磷酸酶 1756U/L ↑。肿瘤标志物（－）。

结合该患者病史，青少年女性，因轻微外伤后所致右肱骨病理骨折，DR 及 MRI 示全身多处骨骼骨质改变，患者既往亦有骨折病史，提示骨质脆性增加。本次入院查血钙高，碱性磷酸酶升高以及骨显像典型代谢性骨病影像表现，考虑原发性甲状旁腺功能亢进可能性大，于我科完善甲状旁腺显像检查。

二、检查过程

甲状旁腺显像检查：

检查方法：采用 SPECT/CT，使用低能高分辨准直器，^{99m}Tc-MIBI 显像剂质量符合相关要求，放射化学纯度 ≥ 95%。静脉注射 ^{99m}Tc-MIBI 370MBq（10mCi），患者取去枕仰卧位，充分暴露颈前区域，检查过程中不改变体位，分别于 20 分钟、2 小时在颈部及上纵隔区采集早期和延迟平面显像；2 小时行颈部及上纵隔区 SPECT/CT 断层融合显像。

SPECT 采集参数：平面显像：矩阵 128×128，采集时间 5 分钟，Zoom 2.57；断层显像：SPECT：矩阵 128×128，两个探头各旋转 180°，各采集 36 帧图像，每帧图像采集 20 秒，Zoom 1.5。SPECT 扫描结束后保持体位不变，再行 16 排螺旋 CT 扫描，CT 管电压 120kV，电流 300mA，扫描层厚 5mm，层间距 0.625mm，螺距 1.375：1。

SPECT/CT 甲状旁腺平面显像及断层融合（病例 7 图 8 至病例 7 图 10）：

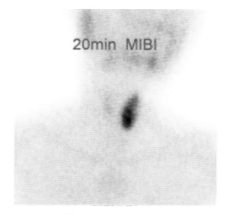

病例7图8　^{99m}Tc-MIBI双时相显像20分钟

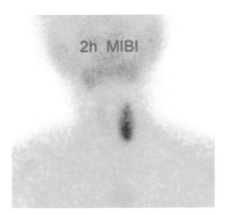

病例7图9 ^{99m}Tc–MIBI双时相显像2小时

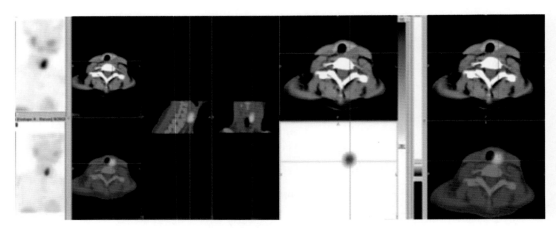

病例7图10 2小时甲状旁腺SPECT/CT融合图

检查所见：^{99m}Tc-MIBI 双时相显像：20分钟早期显像：甲状腺左叶床区见一类似甲状腺形态显像剂浓聚影，大小约 45mm×18mm，边界清；甲状腺右叶显影模糊，显像剂分布浅淡，轮廓显示不清。

2小时延迟显像：甲状腺左叶床区显像剂浓聚影较前未见明显变化；甲状腺右叶影像基本消退。SPECT/CT 融合图像示甲状腺双叶未见明显显像剂分布，甲状腺左叶后方类圆形软组织密度区显像剂浓聚，与甲状腺组织分界清晰。

检查结论：考虑甲状腺左侧后方甲状旁腺腺瘤伴功能亢进；甲状腺双叶大小大致正常，摄锝功能稍降低。

随访治疗等临床资料：患者转腺体外科行左侧甲状旁腺切除术。术后病理结果：（左甲状腺旁腺）以增生的主细胞为主，可见巢状结构及假样结构，病变符合甲状旁腺腺瘤；另见甲状腺组织为结节性甲状腺肿。术后复查电解质：复查电解质：血钙

2.08mmol/L ↓，血磷 0.82mmol/L ↓；骨代谢三项：甲状旁腺素（PTH）1.23pg/ml，骨钙素（BGP）268.3ng/ml，降钙素原 2.0pg/ml。

三、相关知识

甲状旁腺解剖：甲状旁腺一般有左右 2 对，共 4 个，形态可呈类圆形、梭形或泪滴形，位于甲状腺侧叶后缘与颈长肌之间，少部分异位于甲状腺内、胸腺、纵隔或气管、食管后方等，每个腺体长 3 ~ 8mm，宽 2 ~ 5mm，厚 0.5 ~ 2mm。根据甲状旁腺和甲状腺位置分为紧凑型（A 型）和非紧凑型（B 型）。

甲状腺旁腺功能亢进症是由于甲状旁腺分泌过多甲状旁腺素（PTH）过多，继而导致钙磷代谢紊乱，出现高钙血症、高钙尿症、低磷血症及高磷尿症，病变累及多个器官和系统，临床表现常见反复多发的泌尿系统结石；骨质疏松、关节痛；十二指肠溃疡；糖代谢异常等。

甲状腺旁腺功能亢进症可分为原发性、继发性、三发性以及假性四种。原发性甲状旁腺功能亢进症，是由于甲状旁腺本身病变（肿瘤或增生）引起的 PTH 分泌过多，多为单发结节，占发病率80%。继发性甲状旁腺功能亢进症由于甲状腺以外的各种其他原因导致的低血钙，继发引起甲状旁腺增生，多为多发结节。三发性甲状旁腺功能亢进症在继发性甲状旁腺功能亢进症的基础上，由于甲状旁腺受到持久性刺激，过度甲状旁腺增生转变成能自主分泌 PTH 的腺瘤这种情况称为三发性甲状旁腺功能亢进症，临床上极为少见。无论是原发性甲状旁腺功能亢进症，还是继发性甲状旁腺功能亢进症，代谢性骨病的发生均与过多分泌的 PTH 相关。甲状旁腺分泌过多的 PTH 刺激破骨细胞活性增强，使骨骼脱钙，导致骨质疏松，同时抑制成骨细胞合成骨基质蛋白，造成骨吸收；随着病情的进展，PTH 持续分泌使骨吸收无法修复，骨吸收区被纤维结缔组织替代，即形成纤维性骨炎；最终破骨性吸收所致的骨结构上的软弱及囊肿的膨隆化压力，使疏松变薄的骨皮质进一步扭曲、变形，可致骨畸形和病理性骨折。在骨显像中可看到全身骨骼对显像剂的摄取普遍增高，骨与软组织对比增强，尤其是颅骨、下颌骨、胸骨、肋骨、中轴骨和四肢长骨对称性显像剂摄取增加，肾影浅淡或不显影，表现为"超级骨显像"，当颅骨摄取显像剂明显增高时可见"黑颅"征，胸骨摄取增高可见"领带"征，肋软骨连接处摄取增高可见"串珠样"改变，若并发纤维囊性骨炎（又称棕色瘤）或肺、胃黏膜和软组织异位钙化时相应部位可见异常显像剂摄取，而当甲状旁腺功能亢进症所致严重骨质疏松发生骨折时，骨折处亦可见异常放射性浓聚。

原发性甲状旁腺功能亢进多由单个甲状旁腺瘤引起，常规且确定有效的治疗方法是甲状旁腺切除术，随着术式由颈部双侧探查术逐步向微创甲状旁腺切除术转变，术前精确定位变得更为重要。

甲状腺高功能腺瘤（病例 7 图 11）、结节性甲状腺肿（病例 7 图 12）通常位于甲状腺内部，与甲状腺实质关系密切，两者之间分界不一定清楚，有时甲状旁腺瘤（A2型、A3 型）也有可能全部位于甲状腺内；而异位甲状旁腺瘤（B2 型、B3 型），超声无法探查，常规颈部和纵隔 CT 平扫难以鉴别时，甲状旁腺 ^{99m}Tc-MIBI 双时相平面显像和 ^{99m}Tc-MIBI SPECT/CT 断层融合显像，为临床上定位诊断甲状旁腺功能和位置异常提供了有效方法。

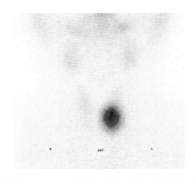

病例7图11　甲状腺左叶高功能腺瘤

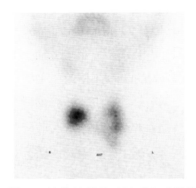

病例7图12　结节性甲状腺肿"右叶热结节"

四、病例点评

^{99m}Tc-MIBI双时相显像阳性，一般可见于甲状腺肿瘤或功能亢进的甲状旁腺。结合患者病史，患者之前轻微摔伤后即有多处骨折，提示容易发生脆性骨折，全身骨显像亦见颅骨、下颌骨骨代谢弥漫性增高；考虑代谢性骨病。进一步检查骨代谢三项，血清甲状旁腺素（PTH）2026.60pg/ml↑；骨钙素（BGP）＞300ng/ml↑。支持左侧甲状旁

腺为功能亢进病灶，且病灶为单发，病灶大小＞2cm，边界清，更倾向于原发功能亢进的甲状旁腺腺瘤。

甲状腺旁腺功能亢进症是一组由于甲状旁腺分泌过多甲状旁腺素，而导致骨质吸收及高钙血症引起的具有特殊症状和体征的临床综合征。可分为原发性、继发性、三发性以及假性四种。原发性甲状旁腺功能亢进症 80%～90% 是腺瘤，单个甲状旁腺腺瘤约占 85% 以上，多发性腺瘤少见，约占 5%。患者常以骨痛或病理性骨折来骨科就诊，在 X 线、CT 及 MRI 可表现为多样性，应综合分析。全身骨扫描可以提示患者是否有甲状旁腺功能亢进，而 $^{99m}Tc-MIBI$ 双时相显像则可进一步确诊及病灶定位。实验室检查高钙低磷、AKP 及 PTH 升高有助于甲状旁腺功能症的诊断。该病例是较为典型的原甲状旁腺功能亢进症的病例，单发病灶，结合患者临床表现、实验室检查、核医学检查及相关影像学检查可进行诊断和定位。

五、延伸阅读

例1：

患者老年女性，乏力半年，发现血钙升高 1 个月。既往史："2 型糖尿病，糖尿病周围神经病变""肾结石""慢性胃炎"病史。

实验室检查：钙 2.85mmol/L，25- 羟基维生素 D_3 24.3ng/ml，骨钙素 21.28ng/ml，骨源性碱性磷酸酶 27.8μg/L，β 胶联降解产物 0.728ng/ml，全段甲状旁腺激素 181.7pg/ml，糖化血红蛋白 C 6.39%，女性肿瘤十项：糖抗原 15-3 32.9U/ml。

甲状腺彩超：甲状腺左侧叶实质性回声团（考虑结节可能，TI-RADS 分期：3 级）；甲状腺右叶下极背侧低回声区，性质待定。

泌尿系彩超：右肾多发结石。CT 示：甲状腺右叶下极旁结节，甲状旁腺瘤？肿大淋巴结？初步诊断：①甲状旁腺功能亢进症；②结节性甲状腺肿；③ 2 型糖尿病；④骨质疏松。术前为明确诊断及定位，行甲状旁腺 $^{99m}Tc-MIBI$ 双时相显像。

静脉注射 $^{99m}Tc-MIBI$ 溶液 10mci，15 分钟及 90 分钟后分别行颈前区早期及延迟静态显像，并于 90 分钟行 SPECT 及 CT 断层扫描并进行图像融合。

15 分钟早期显像：注射显像剂后 15 分钟，甲状腺双叶腺影清晰，右叶增大，显像剂分布不均匀，下部外侧见团状异常显像剂浓聚灶；左叶显影大小、形态正常，显像剂分布大致均匀（病例 7 图 13）。

90 分钟延迟显影：注射显像剂后 90 分钟，甲状腺右叶下部外侧原浓聚灶显像剂仍较为浓聚，余部及左叶显像剂明显消退（病例 7 图 14）。

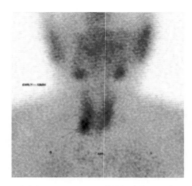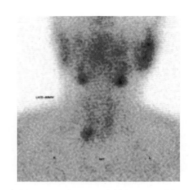

病例7图13　15分钟早期显像　　　　病例7图14　90分钟延迟显影

SPECT/CT 融合图：CT 示甲状腺右叶增大，下部外侧可见一大小约 17mm×14mm×10mm 结节影，密度大致均匀，CT 值 40～84HU，边界尚清，未见明显钙化影；甲状腺左叶大小正常，密度大致均匀，内未见明确结节影。气管居中，管腔未见明显狭窄。融合图像示甲状腺右叶下部外侧结节区内显像剂分布增高（病例 7 图 15）。

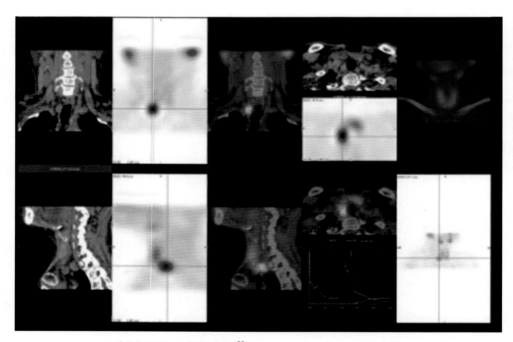

病例7图15　甲状旁腺^{99m}Tc-MIBI SPECT/CT融合图

全身骨显像：静脉注射骨代射显像剂后 3 小时取前位、后位全身骨骼平面显像，随后行腰椎及骨盆 SPECT 及 CT 断层扫描并进行图像融合。

全身骨骼显影清晰，颅骨、胸骨、两侧锁骨、两侧肩胛骨、肋骨、脊柱、骨盆、四肢长骨等部位显像剂摄取弥漫性增高，颅骨呈"黑颅征"、下颌骨呈"黑胡征"，胸廓及四肢骨显像剂分布欠均匀，两侧大致对称。可见双肾模糊显影，膀胱可见放射性尿液填充（病例 7 图 16）。

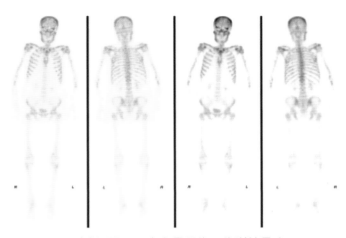

病例7图16　全身骨显像示代谢性骨病

SPECT/CT 融合图像：CT 扫描范围所示肋骨、脊柱各椎体及附件、骨盆构成骨及两侧股骨上段骨质密度欠均，可见多发斑点状、斑片状低密度灶；融合图像示上述骨骼显像剂摄取增高，分布欠均匀，两侧大致对称（病例 7 图 17）。

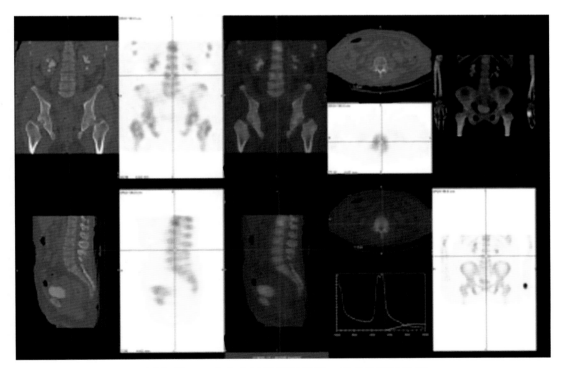

病例7图17　全身广泛骨代谢异常：考虑代谢性骨病

术中所见：甲状腺右叶背侧中部，颈动脉内下侧缘可见增生的甲状旁腺，大小约 1.5cm×1.0cm×1.0cm，增生的甲状旁腺周边粘连不清，黄褐色，质硬，包膜不完整。术后病理结果回报：（甲状旁腺腺瘤）送检碎组织一堆，大小 3cm×1cm×0.5cm。镜下为甲状旁腺碎组织，局部见纤维包膜，考虑甲状旁腺腺瘤可能性大。患者术后第 1 天骨痛、下肢乏力不适症状较术前减轻，复查血钙及甲状旁腺激素（PTH）较术前下降（术前血钙 2.87mmol/L，PTH 333.27pg/ml；术后当天血钙 2.25mmol/L，PTH 7.06pg/ml）。

（病例提供者：陈玥颖　罗章伟　广西中医药大学第一附属医院）

例 2：

患者女性，36 岁，无明显诱因出现吞咽困难，无咳嗽，痰液增多，无胸闷、气短，无发热、畏寒，未予特殊处理。

胸部 CT 提示：食管上段明显增厚，大小约 3.6cm×2.8cm，考虑食管癌。

实验室检查：降钙素原 0.648ng/ml（参考值：0～0.046ng/ml），C- 反应蛋白 54.150mg/L（参考值：0～10mg/L），血红蛋白 104g/L（参考值：110～150g/L），血小板 352×10^9/L[（参考值：100～300）×10^9/L]，甲状腺素 33.10（参考值：62.69～150.86），促甲状腺激素 0.287（参考值：0.35～4.94），甲状腺球蛋白、AFP、CEA、CA199 均（－）。

术后病理提示：（右侧甲状旁腺肿瘤）肿瘤细胞弥漫性生长，形成巢状、粗梁状，局部见细胞异型性，核分裂约 3 个 /10HPF，结合形态考虑不典型甲状旁腺腺瘤，因小灶状区域见不明确的包膜及血管浸润，考虑伴有恶性潜能未定的甲状旁腺肿瘤（备注：甲状旁腺肿瘤暂无"恶性潜能未定"的名称，因肿物小灶状区域见不明确的包膜及血管浸润，故参考恶性潜能未定甲状腺滤泡性肿瘤诊断标准及名称，请结合临床）。

免疫组化结果：CK14（－），PTH（＋），CgA（＋），Syn（＋），P53（约 20% 弱 ＋），Ki-67（约 5%＋）。

^{18}F-FDG PET/CT显像与增强图像见病例7图18。

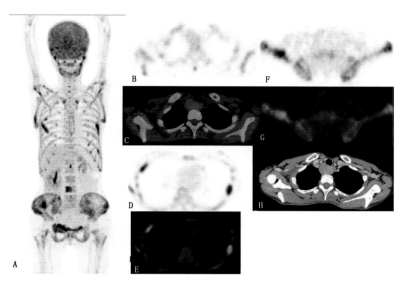

病例7图18　^{18}F-FDG PET/CT显像与增强图像

A：最大密度投影（MIP）示全身骨质多处 FDG 浓聚；B、C：上纵隔内软组织肿块，FDG 轻度放射性浓聚，SUVmax 2.4，气管略受压；D ~ G：示双侧多根及骨盆骨质 FDG 多发浓聚，SUVmax 10.9；H：增强图像示病灶不均匀强化。

（病例提供者：龚　伟　海南省肿瘤医院）

例 3：

患者女性，37 岁，主因"全身疼痛 3 年余"就诊。患者全身疼痛 3 年余，10 余天前外院就诊，外院腰椎 CT：不除外骨转移可能。为明确全身情况，行 ^{18}F-FDG（fluorodeoxyglucose，FDG）PET/CT 显像示：全身骨骼系统可见骨组织密度明显减低，骨小梁稀疏，左侧第 6 侧肋骨皮质不连续，FDG 代谢弥漫性异常增高，SUVmax 6.5；左叶甲状腺后方（上段食管左侧旁）见类圆形软组织密度影，直径约 16.4mm；FDG 代谢未见明显增高。建议患者行甲状旁腺显像及甲状旁腺激素测定等检查（病例 7 图 19）。实验室检查：甲状旁腺素（PTH）1903pg/ml（参考值：15 ~ 65pg/ml），血钙 2.65mmol/L（参考值：2.15 ~ 2.6mmol/L），血磷 0.45mmol/L（参考值：0.8 ~ 1.7mmol/L）。甲状旁腺显像：甲状腺左叶下极异常显像剂摄取增高，结合融合断层，考虑甲状腺左叶下极甲状旁腺腺瘤。

后患者行左侧下甲旁腺肿物穿刺，病理结果：甲状旁腺腺瘤改变。甲状旁腺手术进一步证实，病理结果：甲状旁腺腺瘤伴出血性梗死及囊性变，体积 5cm × 2.5cm × 1.5cm。（左中央取淋巴结）淋巴结 3 枚，呈反应性增生（0/3）。免疫组化结果：CKAE1/3（+），Syn（-），Ki-67（3% ~ 5% +），CD56（-），CgA（+），TG（-），TTF-1（-），

MelanA（−），S100（−），Vimentin（−），RCC（−）。

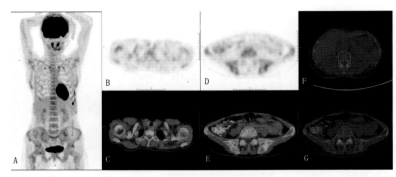

病例7图19　甲状腺左叶下极甲状旁腺腺瘤患者¹⁸F–FDG PET/CT显像与CT骨窗所见

A：最大密度投影（MIP）图示：全身骨骼系统可见骨组织密度明显减低，骨小梁稀疏，左侧第6侧肋骨皮质不连续，FDG弥漫性摄取增高，SUVmax 6.5；B、C：PET及PET/CT融合图示：左叶甲状腺后方（上段食管左侧旁）见类圆形软组织密度影，FDG未见摄取增高；D、E：PET及PET/CT冠状位融合图示：双侧髂骨及腰椎骨组织密度明显减低，骨小梁稀疏，骨皮质尚连续，FDG异常代谢增高，SUVmax 6.5；F、G：CT骨窗图像：L₁及双侧髂骨及腰椎骨组织密度明显减低，骨小梁稀疏，骨皮质尚连续。

^{99m}Tc–MIBI甲状旁腺双时相法显像见病例7图20。

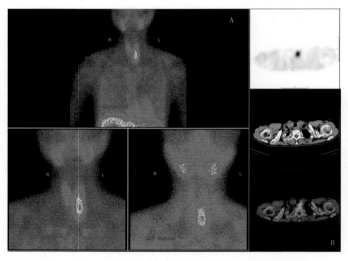

病例7图20　^{99m}Tc–MIBI甲状旁腺双时相法显像

A：（从上到下，从左到右）分别为20分钟中胸部显像、20分钟甲状腺部位早期显像、2小时甲状腺部位延迟显像图示：甲状腺左叶下极异常显像剂摄取增高；B：（从上到下）SPECT、CT及SPECT/CT融合图示：左叶甲状腺后方（上段食管左侧旁）类圆形软组织密度影，SPECT相应部位显像剂摄取增高。

（病例提供者：王　涛　王雪梅　内蒙古医科大学附属医院）

例4：

患者女性，53岁，因"维持性血液透析6年，腰痛1个月"入院。患者1个月前出现腰痛，无肢体麻木，无皮肤溃疡，无畏寒、发热。实验室检查：碱性磷酸酶（HCO_3）478U/L（参考值：40～150U/L），肾功能：肌酐（CRE）575μmol/L（参考值：44～98μmol/L）；电解质：钙（CA）2.77mmol/L（参考值：2.1～2.6mmol/L），镁（Mg）1.11mmol/L（参考值：0.67～1.04mmol/L），磷（P）1.39mmol/L（参考值：0.96～1.62mmol/L）。血常规：白细胞（WBC）8.54×10^9/L［参考值：（4～10）×10^9/L］，红细胞（RBC）4.17×10^{12}/L［参考值：（3.5～5）×10^{12}/L］，血红蛋白（HGB）135g/L（参考值：110～150g/L），血小板（PLT）235×10^9/L［参考值：（100～300）×10^9/L］。尿常规、大便常规正常。全身骨SPECT/CT（病例7图21至病例7图23）：全身骨显像剂增浓，考虑代谢骨病，甲状旁腺功能亢进可能性大，必要时行甲状旁SPECT/CT检查。后患者行甲状旁腺SPECT/CT检查：两侧甲状腺后下方多发软组织结节并^{99m}Tc-MIBI延迟显像增浓，结合融合显像，考虑为多发性高功能甲状旁腺腺瘤可能，请结合临床。

后患者行甲状腺次全切除术＋甲状旁腺全切除术，术后病理：（左上、左下甲状旁腺）符合慢性肾功能不全引起的甲状旁腺结节性增生。（右上、右下甲状旁腺）送检组织镜下为甲状腺组织，呈结节性甲状腺肿伴出血囊性变，未见甲状旁腺组织，请结合临床综合考虑。

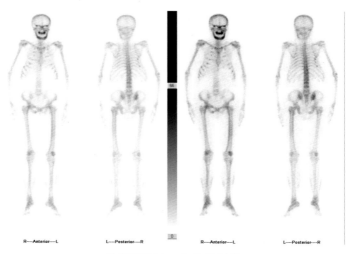

病例7图21　全身骨显像

颅骨、上下颌骨显像剂摄取增浓，两侧肋骨见多发"串珠状"或点状浓聚影；双下肢长骨骨皮质见条状对称性显像剂分布增高影。全身软组织本底、双肾及膀胱生理性显影明显减淡。

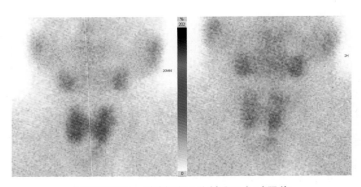

病例7图22　注射后20分钟和2小时显像

注射后 20 分钟（左图）早期显像：甲状腺显影，两侧甲状腺下极见小片状显像剂摄取稍增高。注射后 2 小时（右图）2 小时延迟显像：两侧甲状腺显影明显减淡；两侧甲状腺下极仍见小片状显像剂摄取稍增高。

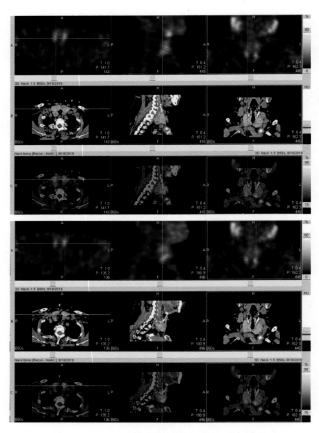

病例7图23　两侧甲状腺下极及融合图像所见

见多发大小不一软组织密度结节影，密度欠均匀，左侧最大者约 1.2cm，右侧最大者约 1.1cm，边缘欠规则，未见钙化灶，融合图像呈 MIBI 显像剂浓聚。

（病例提供者：黄庆强　贵港市人民医院　黄剑娴　钦州市第一人民医院）

参考文献

[1]曾令鹏，罗侃莹，张庆，等.58例超级骨显像分析[J].中国临床医学影像杂志，2020，31（06）：446-449.

[2]吴彦杰.核医学检查技术在原发性甲状旁腺功能亢进诊断中的应用效果[J].临床医学研究与实践，2021，6（27）：103-105.

[3]Smith R.Nuclear Medicine Bone Imaging[J].Radiol Technol，2020，91（3）：249-263.

[4]Nakai F，Ohbayashi Y，Nakai Y，et al.Bone metabolism of the jaw in response to bisphosphonate：a quantitative analysis of bone scintigraphy images[J].Odontology，2020，108（4）：653-660.

[5]Zhao Yanjun，Zhang Ti，Tang Ping.Diagnostic value of SPECT/CT bone imaging in fresh osteoporotic vertebral compression fractures[J].Hell J Nucl Med，2022，25：138-142.

[6]Bennett Jackson，Suliburk James W，Morón Fanny E.Osseous Manifestations of Primary Hyperparathyroidism：Imaging Findings[J].Int J Endocrinol，2020，2020（2）：3146535.

[7]刘岩，王岐，杨路路，等.99Tcm-MIBI双时相显像对甲状旁腺腺瘤和甲状旁腺增生的诊断价值[J].中国普外基础与临床杂志，2021，28（11）：1457-1461.

[8]余会丽.99Tcm-MIBI双时相显像联合血清PTH检测诊断原发性甲状旁腺功能亢进症的价值[J].河南医学研究，2020，29（01）：146-147.

[9]杨玲，丁浩源，蔡亮，等.（99m）Tc-MIBI SPECT/CT在甲状旁腺功能亢进症中的应用价值[J].中国临床医学影像杂志，2021，01：5-9.

[10]王洁，庞华，夏铸，等.比较^{18}F-氟代胆碱PET/CT、99Tcm-甲氧基异丁基异腈SPECT/CT及超声诊断甲状旁腺功能亢进症[J].中国医学影像技术，2022，（3）：358-362.

[11]周建立，王健，朱富强.甲状旁腺功能亢进症患者血清PTH水平与99mTc-MIBI SPECT/CT双时相显像的相关性研究[J].中国临床医学影像杂志，2020，（3）：171-174.

肺淋巴管肌瘤病

一、病历资料

患者女性，29 岁，主因"体检发现双肺肺大疱 8 个月，咳嗽 1 个月"来诊。患者 8 个月前体检发现双肺肺大疱，当时未予重视，未就诊。1 个月前因感冒后出现咳嗽，至外院就诊，发现右侧气胸，压缩 20%，予吸氧处理未置管；胸部 CT 检查发现双肺弥漫肺大疱，完善腹部 CT ＋增强可见腹膜后、左侧腔内血管旁多发病变，子宫肌层多发病灶，现为进一步诊治，至我院就诊。为协助诊断行 FDG PET/CT 检查。

二、检查过程

^{18}F-FDG PET/CT检查：

检查方法：患者在进行 ^{18}F-FDG PET/CT 检查前禁食 6 小时以上。注射显像剂 ^{18}F-FDG 时测定患者血糖为 5.4mmol/L，注射剂量为 5.9MBq/kg（0.1mCi/kg），静脉注射后约 115 分钟进行 PET/CT 扫描。扫描范围为颅顶到大腿中部；CT 参数如下：全身管电压为 120kV，电流为 100mA，层厚为 3.75mm。PET/CT 图像原始数据采集完成后发送至图像后处理工作站进行分析。

检查图片（病例 8 图 1 至病例 8 图 3）：

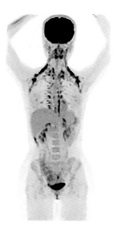

病例8图1　全身^{18}F-FDG PET/CT MIP图示双侧颈部、肋间隙见对称性FDG代谢增高

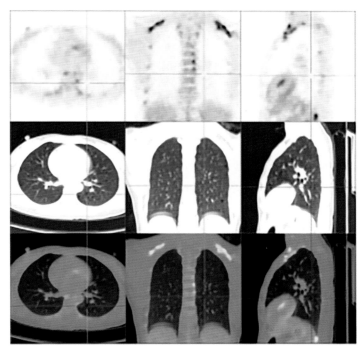

病例8图2　^{18}F–FDG PET/CT显像示双肺见弥漫大小不等的薄壁透亮影，FDG代谢未见增高

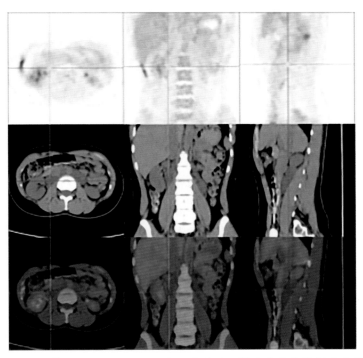

病例8图3　^{18}F–FDG PET/CT显像示腹膜后血管旁多发囊性低密度影，
部分融合，FDG代谢未见增高

检查所见：^{18}F-FDG PET/CT 显像结果示：双肺透亮度减低，见弥漫大小不等小囊状薄壁透亮影，直径 0.2 ~ 1.0cm，未见放射性摄取增高。腹膜后血管旁多发大小不等囊性低密度影，部分融合，大者短径约 1.9cm，CT 值约 25HU，未见放射性摄取增高。双侧颈部脂肪间隙内见对称性放射性摄取异常增高，SUVmax 约 15.9，双侧肋间脂肪对称性摄取增高，SUVmax 约 12.1，CT 于上述部位见正常脂肪密度，未见异常密度影。扫描野内其他脏器、组织未见明显异常 FDG 摄取和（或）结构改变。

检查意见：双肺多发囊状薄壁透亮影，糖代谢未见增高；腹膜后多发囊状低密度影，糖代谢未见增高，考虑淋巴管肌瘤病；双侧颈部、肋间脂肪对称性糖代谢增高，考虑生理性摄取（棕色脂肪显影）。

随访治疗等临床资料：患者进行了腹膜后肿物穿刺，病理：2021 年 12 月 10 日外院病理科 13 张玻片会诊意见如下：组织改变符合淋巴管肌瘤病。

三、相关知识

肺淋巴管肌瘤病（lymphangioleiomyomatosis，LAM）是以肺部广泛囊性病变为特征的一种罕见疾病，主要发生在育龄期女性，其发病的基本特征为肺部淋巴管平滑肌细胞（LAM 细胞）异常增生引起肺组织的损害和囊性重建。一般为独立疾病，有时可与遗传病结节性硬化症（tuberous sclerosis complex，TSC）合并发生。LAM 患者的临床症状主要为呼吸困难，随着病情发展逐渐加重，并可出现气胸、乳糜胸，少部分患者出现咯血，目前尚没有特效的治疗方法。

LAM 患者的影像学特征性表现为双肺弥漫分布大小不一圆形或卵圆形薄壁囊泡，囊腔直径从几毫米到 3cm 不等，周围存在正常的肺组织；晚期肺组织可全部被囊泡代替；LAM 细胞的增生和含铁血黄素的沉着可以同时存在。全肺任何部位均可能受累及，常常呈弥漫性改变。同时可以存在淋巴结肿大、胸腔积液、气胸、肺野磨玻璃样变、心包积液以及胸导管扩张等。

肺功能检查异常出现较早，主要改变为弥散功能的明显下降。通气功能检查通常表现为阻塞性通气功能障碍，或以阻塞性为主的混合性通气功能障碍，极少部分患者表现为限制性通气功能障碍。

LAM 的诊断需综合患者的症状和辅助检查进行判断。育龄期妇女，无明显诱因下出现呼吸困难，行胸部 HRCT 检查，若出现双肺弥漫性薄壁囊状影，即为疑诊，在影像学基础上伴有肾血管肌脂瘤、胸腔或腹腔乳糜性积液为拟诊。LAM 的确诊依赖病理检查，经纤维支气管镜、胸腔镜或开胸进行肺活检是重要的手段。

四、病例点评

本病例为年轻女性，以双肺肺大疱来诊，需与肺朗格汉斯细胞组织细胞增生症鉴别。LAM 中的肺囊肿与肺朗格汉斯细胞组织细胞增生症（PLCH）中描述的非常相似。然而，3 种表现常可以区别这两种疾病。在许多 PLCH 病例中同时有结节，而在 LAM 中少见。不规则形囊肿常见于 LCH 病例，而在 LAM 中很少见到。PLCH 特征性地累及肺的上 2/3 部，不累及肋膈角，而 LAM 弥漫性累及肺部。最后，要强调的是 PLCH 是典型的与吸烟相关的疾病之一，而 LAM 已经证明无此种与吸烟的关系。

五、延伸阅读

患者男性，49 岁，活动后气促半年就诊，PET 见右侧胸膜多处 FDG 高代谢病灶（病例 8 图 4）。^{18}F-FDG PET/CT 提示，右侧胸膜不均匀增厚，内见结节状及点状放射性摄取增高灶，右前上胸膜为著，SUVmax 约为 10.6（病例 8 图 5）。

双肺透亮度明显增加，内见多发类圆形透亮影，放射性摄取未见增高（病例 8 图 6）。

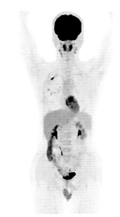

病例8图4　^{18}F-FDG PET/CT显像示右侧胸膜多处FDG高代谢病灶

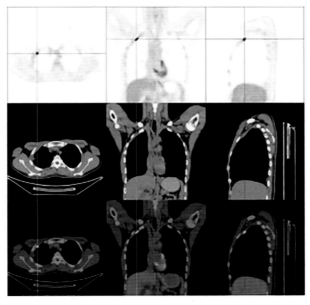

病例8图5　^{18}F-FDG PET/CT显像示右侧胸膜不均匀增厚，内见结节状及点状放射性摄取增高灶，右前上胸膜为著

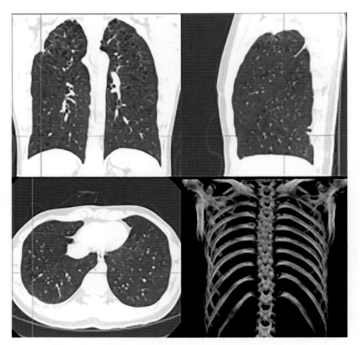

病例8图6　双肺透亮度明显增加，内见多发类圆形透亮影

本病例 PET/CT 考虑朗格汉斯细胞组织细胞增生症，患者行胸腔镜下活检，送病理提示：组织改变符合肺朗格汉斯细胞组织细胞增生症（纤维化期）。

（病例提供者：侯　鹏　吕　杰　徐思然　王欣璐　广州医科大学附属第一医院）

参考文献

[1]Von Ranke FM，Zanetti G，e Silva JL，et al.Tuberous sclerosis complex：state-of-the-art review with a focus on pulmonary involvement[J].Lung，2015，193（5）：619-627.

[2]Meraj R，Wikenheiser-Brokamp KA，Young LR，et al.Lymphangioleiomyomatosis：new concepts in pathogenesis，diagnosis，and treatment[J].Semin Respir Crit Care Med，2012，33（5）：486-497.

[3]Ando K，Tobino K，Kurihara M，et al.Quantitative CT analysis of small pulmonary vessels in lymphangioleiomyomatosis[J].Eur J Radiol，2012，81（12）：3925-30.

[4]Mavroudi M，Zarogoulidis P，Katsikogiannis N，et al.Lymphangioleiomyomatosis：current and future[J].J Thorac Dis，2013，5（1）：74-79.

肺动脉肉瘤

一、病历资料

患者女性，39岁，主因"反复咳嗽、咳痰9个月，加重伴气促2个月余"来诊。患者于2021年5月开始出现咳嗽，以干咳为主，少量黏痰，无发热，无胸闷、胸痛，无呼吸困难，无心悸，无恶心、呕吐，无头晕、头痛等不适，外院就诊考虑肺部感染。予抗感染（具体药物不详），患者咳嗽好转，6月下旬咳嗽次数增多，有发热，38℃左右，无寒战，并左侧出现背部（肩胛区）持续胀痛，与呼吸无关，活动后明显，在外院就诊，考虑"肺炎"，给予抗感染治疗（具体药物不详），患者咳嗽、咳痰好转，背部疼痛好转。2021年8月至2022年1月仍有少量咳嗽、咳痰，以干咳为主，间断有左侧肩胛区疼痛，给予对症治疗。2022年2月16日上述症状加重，并出现活动后气促，活动耐受力下降，外院行肺部CT增强诊断意见：左肺动脉主干、前段肺动脉、下叶肺动脉多发栓塞，不排除瘤栓；诊断为肺栓塞，以低分子肝素（量不详）皮下注射12天，后改为利伐沙班15mg 1次/12小时治疗至2022年3月3日，患者左侧背部疼痛好转，仍有少量咳嗽。为明确肺动脉占位性质行CT肺动脉造影检查及 ^{18}F-FDG PET/CT 检查。

二、检查过程

^{18}F-FDG PET/CT检查：

检查方法：禁食6小时以上，测定空腹血糖5.7mmol/L，静脉注射显像剂 ^{18}F-FDG 7.77mCi，静卧116分钟后行全身PET/CT断层显像，图像同机融合，全身各部位显像清晰。扫描范围为颅顶到大腿中部；CT参数如下：全身管电压为120kV，电流为100mA，层厚为3.75mm。PET/CT图像原始数据采集完成后发送至图像后处理工作站进行分析。

检查图片（病例9图1至病例9图3）：

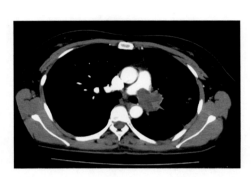

病例9图1　CTPA图像：左肺动脉干及分
支充盈缺损，边缘欠规则，呈膨胀性改变

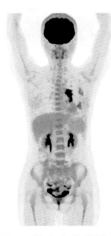

病例9图2　最大密度投影（MIP）：
左肺动脉干及分支见异常FDG代谢增高

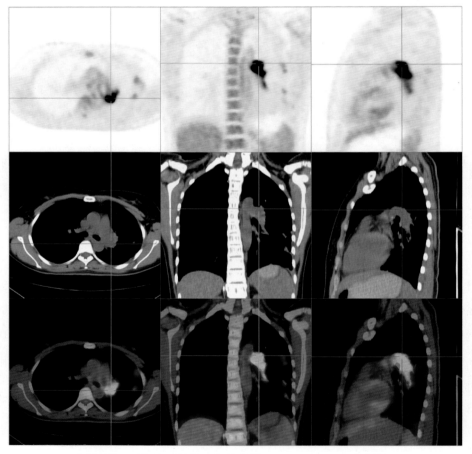

病例9图3　横断、冠状、矢状位^{18}F-FDG PET/CT融合图：
左肺动脉主干及分支见异常FDG代谢增高

检查所见：左肺动脉主干、左上肺动脉近端及左下肺动脉内见一条状放射性摄取明显增高灶，大大小约4.2cm×2.5cm×5.2cm，SUVmax约25.1，CT见一条状软组织影，CT值约42HU。

检查意见：左肺动脉主干、左上肺动脉近端及左下肺动脉内条状软组织影，糖代谢明显增高，结合本院CTPA增强示不均匀强化，考虑恶性肿瘤（肺动脉肉瘤）可能性大。

随访治疗等临床资料：患者随后进行了"体外循环下左侧全肺切除、右肺动脉内膜剥脱、肺动脉成形术"。术中所见：左肺动脉增粗，左肺动脉内见疏松肿瘤组织，部分侵入主肺动脉内，肿瘤组织表面无明显包膜，容易碎裂。远端肺动脉组织内见有血栓。

术后病理：（左侧肺动脉肉瘤）符合肺动脉内膜肉瘤（病例9图4）。免疫组化：CK（－），CD31（部分＋），CD34（－），ERG（个别＋），FLi-1（部分＋），Vimentin（＋），SMA（－），Ki-67（　约70%＋），INI-1（＋），CDK-4（＋），MDM2（－），Caldesmon（h-CALD）（－）。

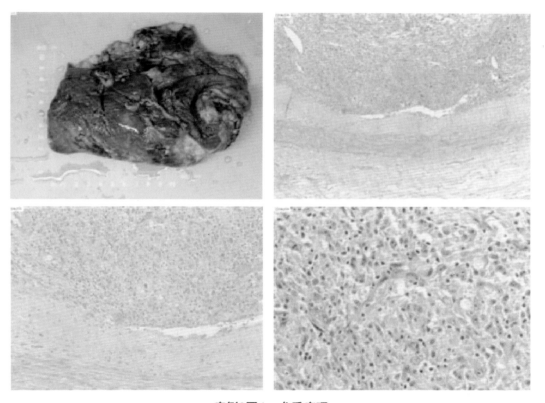

病例9图4　术后病理

三、相关知识

肺动脉肉瘤（pulmonary artery sarcoma，PAS）是一种极其罕见的常起源于肺动脉内膜的恶性肿瘤，目前 PAS 的发病机制尚不明确，由于其临床表现、实验室及影像学检查缺乏特异性，易误诊为肺栓塞（pulmonary embolism，PE），而采用抗凝及溶栓治疗可进一步造成病情恶化甚至死亡。另外，本病预后极差，未经治疗者生存时间极短，因此，早期诊断和及时治疗对患者预后极为重要。

目前传统的影像学检查包括超声、CT 肺动脉造影（computed tomography pulmonary angiography，CTPA）等，前者可作为疑似肺动脉占位的筛查工具，但是其分辨率不高，难以作为早期诊断工具，后者作为肺动脉内占位的常规检查在临床上应用广泛，PAS 在 CTPA 上主要表现位肺动脉主干、左右肺动脉干及右室流出道管腔内充盈缺损，病灶边缘常不规则，受累肺动脉呈膨胀性改变，增强扫描可见强化，典型者可出现"蚀壁征"，即肺动脉管腔部分或完全被病变占据，病变近端凸向右心室流出道逆血流方向生长。但是 PE 也表现为肺动脉腔内的充盈缺损，有时候影像表现缺乏特异性，特别是 PAS 和 PE 的 CTPA 表现不典型时，准确区分肺动脉占位的良恶性是非常有挑战性的。

^{18}F-FDG PET/CT 作为一种非侵入性的区分肿瘤良恶性的影像学方法，可以同时提供病变的形态学和葡萄糖代谢信息，代谢活跃的肿块通常是恶性的，因此可以鉴别肺动脉肉瘤和肺动脉栓塞，通常肺动脉肉瘤表现为 FDG 高摄取，而肺动脉血栓通常是无代谢或低代谢的。^{18}F-FDG PET/CT 可以成为一种诊断肺动脉占位良恶性的精准且无创的工具。

四、病例点评

本病例为中年女性，以咳嗽、咳痰、气促并发现肺动脉内占位就诊，需鉴别肺动脉占位的良恶性。肺动脉充盈缺损常见为病变肺动脉血栓栓塞，但是该患者经过规范的抗凝治疗病变无明显吸收，行 ^{18}F-FDG PET/CT 检查提示病灶高代谢，需要考虑恶性肿瘤可能。考虑患者无原发肿瘤病史，癌栓可能性小，最终影像考虑诊断为肺动脉肉瘤。患者经过手术切除后确诊为肺动脉肉瘤，PET/CT 提供了最为关键的代谢信息最终帮助准确诊断。

五、延伸阅读

患者男性，20岁，咳嗽、气促1个月。CTPA发现肺动脉干、左右肺动脉多发充盈缺损，¹⁸F-FDG PET/CT相应部位未见代谢增高，考虑为肺动脉栓塞（病例9图5、病例9图6）。后患者经过抗凝、溶栓治疗后症状好转，肺动脉内病变较前缩小，最终诊断为肺动脉栓塞。

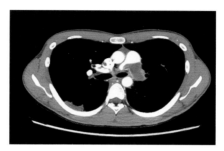

病例9图5　CTPA图像：主肺动脉干、左、右肺动脉干充盈缺损

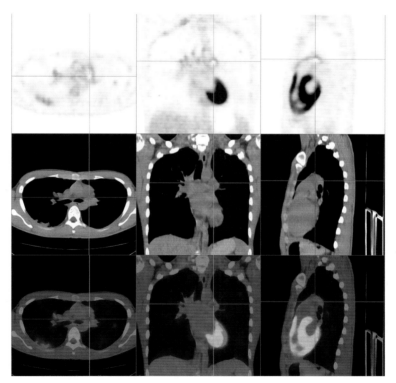

病例9图6　¹⁸F-FDG PET/CT融合图示相应部位未见代谢增高

（病例提供者：钟凯翔　何　曦　柏雪晶　王欣璐　广州医科大学附属第一医院）

参考文献

[1]Blackmon SH，Rice DC，Correa AM，et al.Management of primary pulmonary artery sarcomas[J].Ann Thorac Surg，2009，87（3）：977-84.doi：10.1016/j.athoracsur.2008.08.018.

[2]崔芬芬，李元敏，宋兵.肺动脉肉瘤诊断及治疗进展[J].肿瘤学杂志，2020，26（10）：914-917.

[3]Lee EJ，Moon SH，Choi JY，et al.Usefulness of fluorodeoxyglucose positron emission tomography in malignancy of pulmonary artery mimicking pulmonary embolism[J].ANZ J Surg，2013，83（5）：342-347.doi：10.1111/j.1445-2197.2012.06205.x.

结节病

一、病历资料

患者男性，69岁，主因"咳嗽、咳痰、活动后气促半年余"来诊。患者半年前"感冒"后出现咳嗽、咳痰、活动后气促，无其他伴随症状。患者于当地医院就诊行胸部CT提示：双肺多发间实性病变；双侧锁骨上窝、肺门、纵隔、肝门区、腹主动脉旁多发肿大淋巴结；予患者"红霉素、头孢"等药物联合抗感染治疗后症状未见改善。患者近1年体重下降10kg；吸烟40余年，戒烟半年余；"糖尿病"病史2年余；患者余既往史、个人史、家族史等无特殊。为协助定性诊断行^{18}F-FDG PET/CT检查。

二、检查过程

^{18}F-FDG PET/CT检查：

检查方法：患者在进行^{18}F-FDG PET/CT检查前禁食6小时以上。注射显像剂^{18}F-FDG时测定患者血糖为7.5mmol/L（该患者有糖尿病，血糖应低于11.1mmol/L），注射剂量为3.7MBq/kg（0.1mCi/kg），静脉注射后约60分钟进行PET/CT扫描。扫描范围为颅顶到大腿中部；CT参数如下：全身管电压为120kV，电流为100mA，层厚为3.75mm。PET/CT图像原始数据采集完成后发送至图像后处理工作站进行分析。

检查图片（病例10图1至病例10图4）：

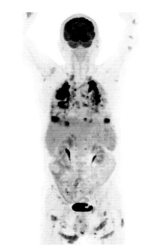

病例10图1　^{18}F-FDG PET/CT 最大密度投影（MIP）

于胸部、腹部、四肢等部位见多发异常FDG代谢增高灶，考虑为结节病。

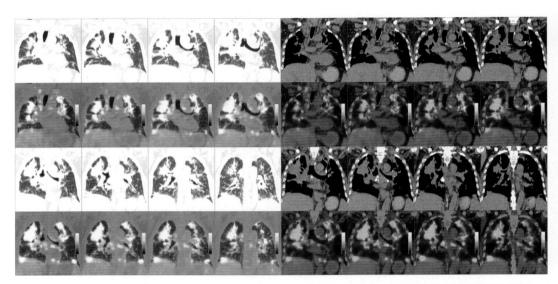

病例10图2　冠状位¹⁸F-FDG PET/CT融合图：双肺见多发结节、团块状放射性摄取增高影

左图为肺窗，右图为软组织窗。

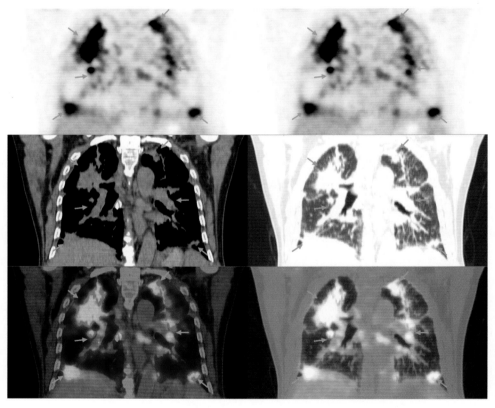

病例10图3　双肺多发斑节、斑点及条索状模糊影

以双上肺、双下肺为著，放射性摄取弥漫轻度增高。

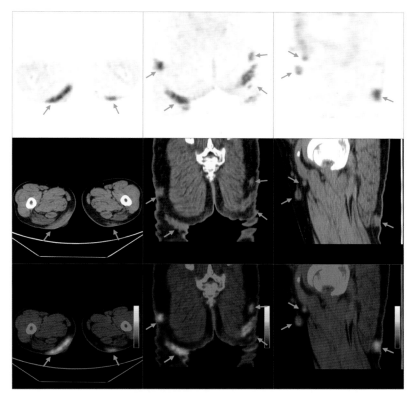

病例10图4　横断、冠状、矢状位 ^{18}F-FDG PET/CT融合图

双侧臀部、四肢皮下可见多发软组织密度增高影，放射性摄取增高。

检查所见：^{18}F-FDG PET/CT 显像结果示：双肺见多发结片、团块状放射性摄取增高影，最大者范围约 6.1cm×5.4cm×8.4cm，SUVmax 约 18.2，CT 于相应部位可见多发结片、团片状密度增高影；余双肺可见多发斑片、斑点及条索状模糊影，边界欠清，部分呈网格状改变，以两上肺、双下肺为著，放射性摄取弥漫轻度增高，SUVmax 约 2.7（病例 10 图 2、病例 10 图 3）。双侧腋窝、两侧锁骨上窝、两侧肺门、纵隔（1、2、3A、4、5、6、7、8组）、双侧内乳区、双侧肋膈角、肝门区、肝胃间隙、胰腺周围、腹膜后、两侧腹股沟区见多发大小不等淋巴结，最大者短径约 1.6cm，部分内见高密度影，放射性摄取增高，SUVmax 约 7.2。双侧臀部、四肢皮下可见多发软组织密度增高影，放射性摄取增高，SUVmax 约 6.9（病例 10 图 4）。

检查意见：双肺多发病灶，糖代谢明显增高，考虑炎性病变（特殊菌感染？）合并间质性肺炎可能性大，待排风湿类或自身免疫性疾病。双侧腋窝、两侧锁骨上窝、两侧肺门、纵隔、双侧内乳区、双侧肋膈角、肝门区、肝胃间隙、胰腺周围、腹膜后、两侧腹股沟区大小不等淋巴结，糖代谢增高，部分钙化，考虑淋巴结反应性增生可能性大，建议右锁骨上淋巴结活检。双侧臀部皮下、四肢皮下多发软组织密度影，糖代谢增高，考虑炎性病变，建议必要时双侧臀部皮下活检。

病理： 为明确诊断，我科建议临床选择 PET/CT 显示的皮肤及胸内病灶 ^{18}F-FDG 代谢最活跃处进行穿刺活检，病理最终诊断为结节病（病例 10 图 5）。（右上肺穿刺活检）送检穿刺的肺组织中可见多个肉芽肿结节，未见明显坏死，免疫组化结果：ACE（+），特殊染色结果：GMS（-），PAS（-），抗酸（-），革兰氏（-），抗酸荧光（-），真菌荧光（-）。组织改变为肺肉芽肿性病变，倾向于结节病。（皮肤活检）送检纤维组织中可见多个肉芽肿结节，结节边界较清楚，未见明显坏死，组织改变为肉芽肿性病变，结合 1 号片免疫组化及特殊染色结果，倾向于结节病。

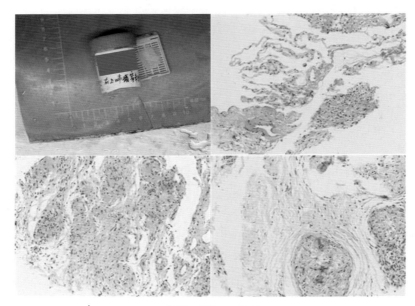

病例10图5　病理

随访治疗等临床资料： 患者结节病诊断明确后，立即予口服激素（醋酸泼尼松片）治疗，1 个月后患者症状较前明显改善，为评估疗效行 ^{18}F-FDG PET/CT 检查（病例 10 图 6 至病例 10 图 8）。

复查 ^{18}F-FDG PET/CT 检查结果示：①双侧腋窝、两侧锁骨上窝、两侧肺门、纵隔、双侧内乳区、双侧肋膈角、肝门区、肝胃间隙、胰腺周围、腹膜后、两侧腹股沟区大小不等淋巴结，部分钙化，数量较前减少，体积较前缩小，糖代谢较前减低，结合病理，符合结节病治疗后较前好转；②双肺多发病灶，较前缩小、减少，糖代谢较前减低；双侧臀部皮下、四肢皮下多发软组织密度影，较前缩小、减少，糖代谢较前减低；

以上考虑结节病累及双肺、胸膜及皮肤治疗后较前好转。

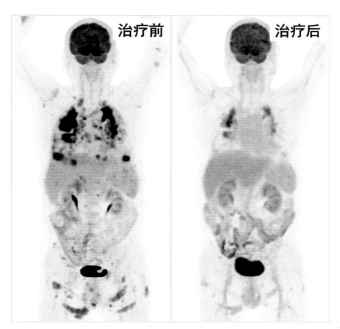

病例10图6　最大密度投影（MIP）：治疗前后 ^{18}F-FDG PET/CT检查的全身图像对比

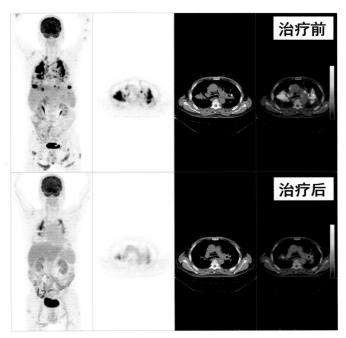

病例10图7　横断位 ^{18}F-FDG PET/CT融合图

治疗前后 ^{18}F-FDG PET/CT 检查的典型横截面图对比（软组织窗）。

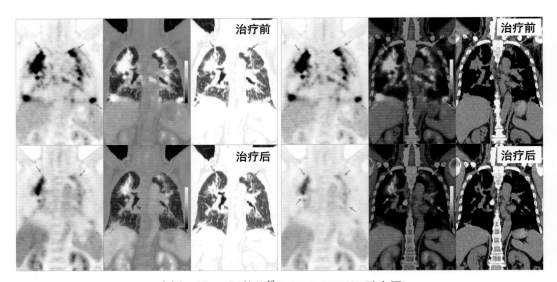

病例10图8　冠状位^{18}F–FDG PET/CT融合图

治疗前后 ^{18}F–FDG PET/CT 检查的典型冠状位图对比（左图为肺窗，右图为软组织窗）

三、相关知识

结节病（sarcoidosis）是一种少见的不明原因肉芽肿性疾病，发病率可因国家、种族、年龄和性别而异。虽然我国缺乏结节病的流行病学资料，但它在临床中越来越多见。结节病的病理特征是非干酪样坏死性上皮样细胞肉芽肿。结节病可累及全身任何部位，但临床表现有很大的差异。超过90%的结节病患者存在肺和胸部淋巴结受累，其中15%～30%可合并眼睛、皮肤和肝脏受累，2%～10%可合并神经系统和心脏受累。另外，其中10%～15%的患者无明显症状，多因体检时偶然发现胸部病变而就诊。结节病与常见的癌症和感染性病变具有相似的症状或体征，尚未发现特异的生物标志物，缺乏统一的诊断标准，目前主要依靠病理、影像和临床进行多学科综合诊断。糖皮质激素、免疫抑制剂是结节病的一线治疗药物，可以减轻受累器官损伤、避免功能障碍。结节病多数患者预后良好，但25%的患者表现为慢性或进展性病程，最终导致肺纤维化、肝硬化、失明和心源性死亡等，严重影响患者的生活质量和寿命。

影像学检查是诊断结节病的重要手段。1961年，Scadding 根据胸部 X 线表现对结节病进行分期：0 期为双肺影像正常；Ⅰ期为双肺门淋巴结肿大；Ⅱ期为双肺门淋巴结肿大伴肺内浸润影；Ⅲ期为仅有肺内浸润影；Ⅳ期为肺纤维化。X 线已被敏感性更高的 CT 所取代。增强 CT 及胸部高分辨率 CT（HRCT）可精确地评估肺门、纵隔和肺实质异常，结节病典型纵隔窗影像表现为双肺门淋巴结对称性肿大，肺窗为沿双肺淋巴管周围分布的微结节（直径≤4mm）、磨玻璃影、实变和小叶间隔增厚。尽管X线、CT等常规影像学是结节病诊断和随访的基本工具，但它们通常局限于对某一部位的诊断，无法评估结节病的全身受累情况，容易漏诊和误诊。

近年来，正电子发射计算机断层扫描（PET/CT）在结节病中的应用越来越受到关注。美国胸科学会最新版本的临床实践指南指出，^{18}F-FDG PET/CT在结节病诊断和治疗中发挥了重要作用。即使^{18}F-FDG PET/CT不被推荐作为一线诊断方法，但有强有力的证据表明它在评估活动性疾病、预后、发现隐匿性疾病和结节病分期方面具有额外的价值。JCS指南将^{18}F-FDG PET/CT的心脏阳性摄取作为心脏结节病诊断的主要标准。^{18}F-FDG PET/CT利用结节病肉芽肿炎症细胞的葡萄糖代谢进行成像，通过解剖结构与组织代谢相融合的方式进行全身显像，可显示结节病全身累及情况，诊断敏感性89%～100%，同时还能提供合适的活检部位以及评估疗效。

本病需与以下疾病进行鉴别：

1. 结核　胸内结节病与肺结核的影像学诊断建议采用分级诊断原则，即基于结节病与结核病两个极端，采用"确定、可能性大、不确定、可能性小和否定"五等级法对影像表现进行客观评价。对结节病具有诊断价值的典型征象包括：双侧肺门对称性淋巴结肿大和（或）伴双肺中上区多发的淋巴管周分布小结节；对结节病具有排除诊断价值的征象包括：结节呈小叶中心分布为主（小叶中心结节和树芽征）、空洞性病变伴发气道播散、胸内淋巴结肿大伴多发坏死或增强CT呈环形强化等，而这些征象群对结核病具有诊断价值。

2. 淋巴瘤　CT影像表现为纵隔内多发淋巴结肿大，可以融合成不规则肿块，肿块较大时中心可以发生坏死，无钙化，肿大淋巴结多发生在前纵隔及支气管旁组，可包绕或压迫临近大血管，形成血管"淹没征"，此为淋巴瘤特征表现，增强后呈轻度均匀强化。而肺结节病以双侧肺门对称性淋巴结肿大为主，明显强化，无融合，浅表淋巴结肿大不常见，较易鉴别。

四、病例点评

本病例为老年男性，以咳嗽、咳痰来诊，胸部CT显示双肺多发病变；双肺门、纵隔多发淋巴结肿大，需考虑肿瘤、感染等鉴别诊断。为进一步定性诊断行PET/CT检查，检查显示该患者为多系统累及病变，未见恶性肿瘤征象，遂考虑良性病变，并建议穿刺活检，最终病理明确诊断为结节病。本病例中PET/CT不仅反映了结节病全身累及范围，而且为临床提供了穿刺活检部位，明确诊断后还能继续评估疗效，在结节病的诊断及治疗中发挥了不可或缺的作用。

五、延伸阅读

例 1：

患者为 64 岁男性，反复咳嗽、咳痰两年余。PET/CT 可见双肺门、纵隔（2R、3A、4L、4R、5 组）多发增大淋巴结，CT 增强扫描示中度均匀强化，部分呈边缘环形强化，代谢明显增高，考虑为结节病（病例 10 图 9 至病例 10 图 13）。诊断：右肺中叶内侧段少许斑片、条索影，邻近支气管牵拉、扩张，代谢轻度增高。余双肺未见异常密度影。本病例 PET/CT 考虑结节病，建议纵隔 4R 组淋巴结穿刺活检，随后病理证实转移性小细胞癌（病例 10 图 13）。

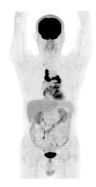

病例10图9　最大密度投影（MIP）：双肺门、纵隔多发增大淋巴结

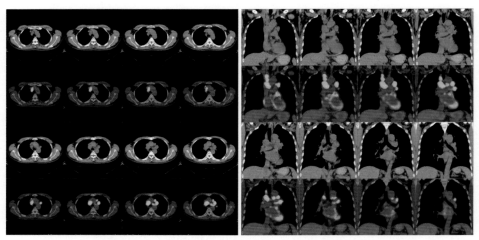

病例10图10　横断、冠状位 ^{18}F-FDG PET/CT融合图：
PET/CT可见双肺门、纵隔多发增大淋巴结，代谢明显增高

左图为横断面，右图为冠状面。

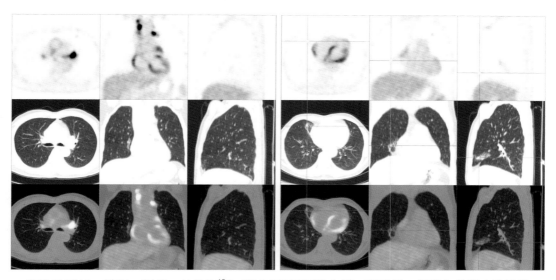

病例10图11　横断、冠状、矢状位^{18}F-FDG PET/CT融合图：双肺门、纵隔多发增大淋巴结

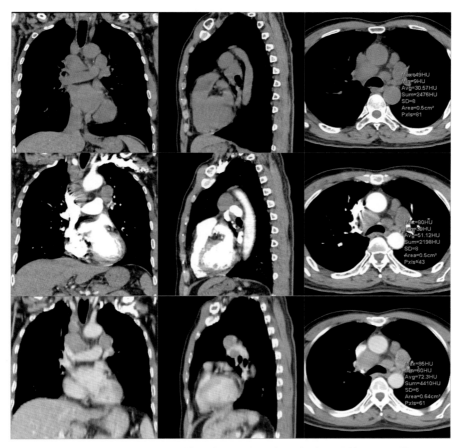

病例10图12　CT增强扫描示中度均匀强化，部分呈边缘环形强化

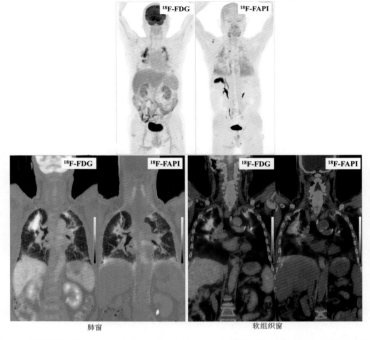

病例10图13   冠状位^{18}F–FDG PET/CT融合图：病理证实转移性小细胞癌时影像所见

（病例提供者：张 岩 张梓奇 冀 豪 王欣璐 广州医科大学附属第一医院）

例2：乳腺癌合并结节病

患者女性，45岁，1年前发现右侧乳房结节，约花生米大小；查体：右乳外下可及2.0cm×2.0cm肿物，质硬，界限不清，形态不规则，与周围组织粘连，局部皮肤酒窝征，右侧腋窝、锁骨上窝触及肿大淋巴结。

实验室检查：肿瘤标志物（-）、T淋巴细胞转化实验（-）、C-反应蛋白20mg/L↑。

影像学检查：双侧乳腺钼靶：右乳外下不规则结节影BI–RADS4C；双乳腺体增生伴双乳良性钙化。

双肺CT（强化）：双肺多发结节及磨玻璃结节，纵隔内及双肺门、锁骨上多发肿大淋巴结，转移？结节病？

PET/CT（病例10图14、病例10图15）：右侧乳腺外下象限结节，FDG代谢增高，SUVmax 4.3，乳腺癌可能；全身多处（双侧颈部、双侧锁骨区、膈上组、左侧内乳区、纵隔、双侧肺门、腹腔、腹膜后、盆腔、双侧臀肌间隙）淋巴结伴FDG高代谢，SUVmax 5.2～14.5；双肺沿支气管血管束、胸膜下分布多发结节及磨玻璃影，FDG代谢轻度增高，左肺下叶胸膜下片状密度增高影，FDG代谢增高，SUVmax 14.8；首先考虑结节病，建议活检证实。

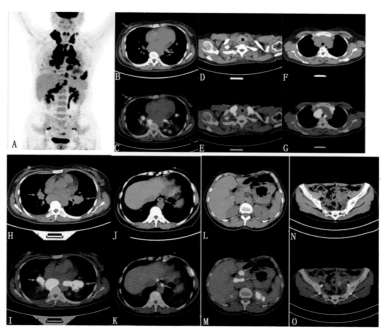

病例10图14　横断位¹⁸F-FDG PET/CT融合图

A：最大密度投影（MIP）图；B、C：CT及PET/CT融合图示右侧乳腺外下象限结节，FDG代谢增高，SUVmax 4.3；D ~ O：双侧锁骨区、纵隔、双侧肺门、膈上、腹腔、腹膜后、盆腔、双侧臀肌间隙多发淋巴结伴FDG高代谢，SUVmax 5.2 ~ 14.5。

病理诊断：①右乳切除，术后病理为浸润性导管癌，组织学Ⅱ级，不伴有导管原位癌，可见脉管内癌栓，腋窝淋巴结未见转移癌；②右锁骨上窝淋巴结切检示肉芽肿性炎，考虑结节病。

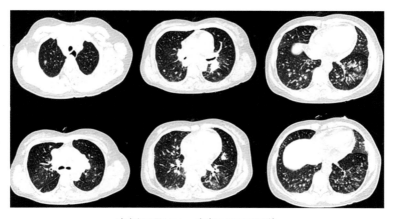

病例10图15　胸部HRCT图像

双肺沿支气管血管束、胸膜下分布多发结节及磨玻璃影。

（病例提供者：李　俊　临沂市人民医院）

参考文献

[1]Tana C，Donatiello I，Coppola MG，et al.CT Findings in Pulmonary and Abdominal Sarcoidosis.Implications for Diagnosis and Classification [J].J Clin Med，2020，9（9）：3028.

[2]Grunewald J，Grutters JC，Arkema EV，et al.Sarcoidosis[J].Nat Rev Dis Primers，2019，5（1）：45.

[3]Iriarte A，Rubio-Rivas M，Villalba N，et al.Clinical features and outcomes of asymptomatic pulmonary sarcoidosis.A comparative cohort study[J].Respir Med，2020，169：105998.

[4]Spagnolo P，Rossi G，Trisolini R，et al.Pulmonary sarcoidosis[J].Lancet Respir Med，2018，6（5）：389-402.

[5]Crouser ED，Maier LA，Wilson KC，et al.Diagnosis and Detection of Sarcoidosis. An Official American Thoracic Society Clinical Practice Guideline[J].Am J Respir Crit Care Med，2020，201（8）：e26-e51.

[6]Regis C，Benali K，Rouzet F.FDG PET/CT Imaging of Sarcoidosis[J].Semin Nucl Med，2023，53（2）：258-272.

[7]Terasaki F，Azuma A，Anzai T，et al.JCS 2016 Guideline on Diagnosis and Treatment of Cardiac Sarcoidosis-Digest Version[J].Circ J，2019，83（11）：2329-2388.

[8]Keijsers RGM，Grutters JC.In Which Patients with Sarcoidosis Is FDG PET/CT Indicated? [J].J Clin Med，2020，9（3）：890.

[9]中国防痨协会多学科诊疗分会，《中国防痨杂志》编辑委员会，中华医学会放射学分会临床多学科合作工作组.结核病流行背景下胸内结节病与结核病临床鉴别与处置专家共识[J].中国防痨杂志，2022，44（12）：1227-1241.

病例11

髓外浆细胞瘤

一、病历资料

患者女性，54岁，主因"咳嗽、咳痰4个月余，发现纵隔肿物1个月余"就诊。患者5个月前开始出现反复咳嗽症状，痰少，难以咳出。起初有活动后胸闷、轻度气促，有低热，体温约37.3℃。1个月余前于外院CT发现纵隔占位，行肺超声支气管镜引导下行隆突下淋巴结穿刺活检，病理结果：穿刺组织见少量淋巴组织及纤维素性物，未见癌。予抽取胸腔积液后患者气促、胸闷有好转，发热已缓解，期间予止咳化痰处理。现患者为求进一步诊疗至我院，现为协助纵隔占位诊断及全身情况行FDG及FAPI PET/CT检查。

二、检查过程

FDG及FAPI PET/CT检查：

检查方法：FDG PET/CT显像按照常规检查方法，FAPI PET/CT显像使用由广州医科大学附属第一医院PET/CT中心合成的 Al^{18}F-FAPI-42，FAPI显像无须禁食，患者注射7.76mCi Al^{18}F-FAPI-42 1小时后行FAPI PET/CT显像，其余扫描方式与FDG PET/CT显像方法相同。

检查图片（病例11图1至病例11图3）：

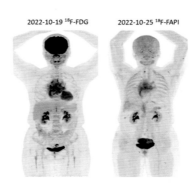

2022-10-19 ^{18}F-FDG　　　2022-10-25 ^{18}F-FAPI

病例11图1　全身PET/CT最大密度投影（MIP）

左图为 ^{18}F-FDG PET/CT 显像；右图为 ^{18}F-FAPI PET/CT 显像，纵隔FDG及FAPI代谢不均匀增高灶（FDG＞FAPI）。

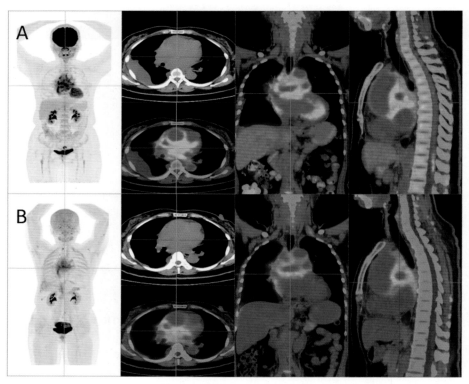

病例11图2　横断、冠状、矢状位^{18}F–FDG PET/CT融合图（A）与横断、冠状、矢状位Al^{18}F–
FAPI–42 PET/CT融合图（B）

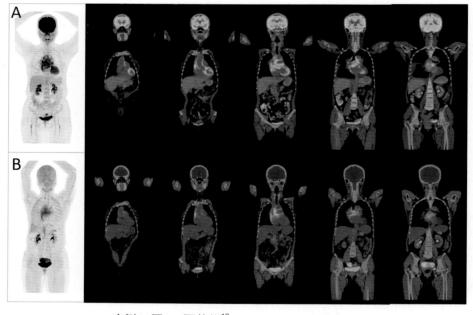

病例11图3　冠状位^{18}F–FDG PET/CT融合图

　　检查所见：纵隔（血管间隙及心包间隙）及右侧心包见多发片状放射性摄取不均匀明显增高灶，^{18}F-FDG SUVmax 约 13.3（病例 11 图 2A、病例 11 图 3A），^{18}F-FAPI SUVmax 约 7.4（病例 11 图 2B、病例 11 图 3B），CT 于相应部位见大片软组织密度影，包绕气管及纵隔大血管，边界欠清晰，密度较均匀，气管及支气管走形尚正常，增强呈均匀强化，前后 CT 值约 38HU/64HU/58HU。

　　检查意见：纵隔（血管间隙及心包间隙）及右侧心包多发片状 FDG 及 FAPI 代谢不均匀增高灶（FDG ＞ FAPI），包绕气管及纵隔大血管，CT 增强扫描示均匀轻度强化，考虑恶性淋巴瘤。

　　随访治疗等临床资料：患者实验室检查结果查血清免疫球蛋白 Kappa 阳性，免疫球蛋白 M 阴性，免疫球蛋白 G 阴性，免疫球蛋白 Lambda 阴性，免疫球蛋白 A 阳性；免疫球蛋白 Kappa、Lamda 轻链测定：免疫球蛋白 Lamda 测定 431.000mg/dl，免疫球蛋白 Kappa 测定 1960.00mg/dl ↑，免疫球蛋白比值 4.55 ↑；骨髓穿刺结果示：骨髓增生明显，可见幼浆细胞 4%，请结合临床考虑，随后进行了（4L、4R）淋巴结活检，病理示：（4R、4L）组织改变为淋巴细胞造血系统肿瘤，符合髓外浆细胞瘤（病例 11 图 4）。

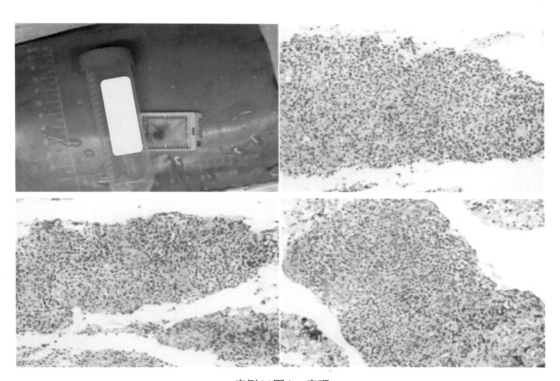

病例11图4　病理

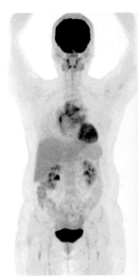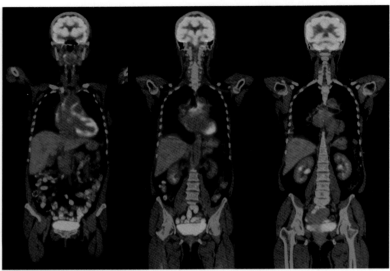

病例11图5　2023年1月29日冠状位¹⁸F-FDG PET/CT融合图

随后患者行2程化疗2022年11月1日行第一程化疗，方案为DId（达雷妥尤单抗注射液1000mg第1天、第8天、第15天、第21天+伊沙佐米4mg第1天、第8天、第15天+地塞米松40mg第1天、第8天、第15天、第21天），2022年11月29日行第二程化疗，具体方案：达雷妥尤单抗注射液1000mg第1天、第8天、第15天、第21天+伊沙佐米4mg第1天、第8天、第15天+脂质体阿霉素针40mg第1天+地塞米松40mg第1天、第8天、第15天、第21天。2022年12月19日行达雷妥尤单抗注射液1000mg化疗。2023年1月29日我科行 ^{18} F-FDG PET/CT复查，评估治疗效果（病例11图5）：髓外浆细胞瘤治疗后复查，对比本院2022年10月25日 ^{18} F-FDG全身显像：纵隔（血管间隙、心包间隙）及右侧心包多发片状代谢不均匀增高灶，包绕气管及纵隔大血管，代谢较前减低，SUVmax约7.9（原13.3），体积较前缩小，考虑肿瘤治疗后较前好转，但仍有活性残余。

三、相关知识

髓外浆细胞瘤又称骨外浆细胞瘤，是指原发于骨髓造血组织以外的浆细胞肿瘤，是浆细胞疾病的罕见亚型，系浆细胞单克隆性异常增生形成的恶性肿瘤，与孤立性骨浆细胞瘤（solitary plasmacytoma of bone，SPB）及浆细胞骨髓瘤（plasma cell myeloma/multiple myeloma，MM）同属浆细胞来源，但受累部位不同的淋巴造血系统恶性肿瘤。

该疾病发病率较低，占浆细胞瘤的3%～5%，显著低于SPB及MM，约80%分布于头颈部富含淋巴组织的上呼吸道黏膜下，最常见的部位是鼻腔和鼻旁窦（80%）。

该病可发生于各年龄段，好发年龄为 40 ～ 70 岁，男女比例为（3 ～ 4）∶ 1，可发生于甲状腺、消化系统、皮肤等少见部位，但发病罕见，有 10% ～ 20% 的患者就诊时存在淋巴结的转移。

血清学和尿液检查可作为辅助诊断手段，但也有文献报道，血中骨髓瘤蛋白和尿中本 – 周氏蛋白阳性检出率仅为 14% 和 9%；免疫组化检测肿瘤细胞呈单克隆性表达 IgA、轻链 κ 链或 λ 链。

Rajkumar 等认为 EMP 的诊断必须满足以下四项条件：①骨髓活检和涂片检查正常，骨髓像及其他临床检查排除 MM；②全身主要骨骼 DR、全身骨显像或 PET/CT 未见原发于骨骼的病灶；③病理学上能够明确病变的浆细胞来源；④免疫组化或血 / 尿免疫电泳检测证实为单克隆病变。

Wiltshaw 将 EMP 分为三个临床阶段：表现为单个髓外部位的患者被认为是 I 期；区域淋巴结受累的患者被认为是 II 期；远处病变（转移瘤或多发性孤立浆细胞瘤）的患者被认为是 III 期。10% ～ 20% 的 EMP 患者仍进展为多发性骨髓瘤。

病理诊断 EMP 主要依靠 HE 形态和免疫组织化学检查。镜检多见具浆细胞形态特征的肿瘤细胞弥漫浸润。其细胞特点为胞质较丰富，嗜碱性或嗜双色性，核圆而偏位，高分化者核呈车辐状，并有核周空晕。

免疫组织化学的特点是，κ 链和 λ 链在同一 EMP 肿瘤中只表达一种，这种轻链限制性表达的特点反映出肿瘤的单克隆特性。肿瘤细胞表达 CD38、MUM1、CD138、CD79α，不表达 CD3、CD20、CD30 和 MPO。CD38 和 CD138 是最常用的标志物。

EMP 在影像上常表现为孤立的软组织肿块，与肌肉相比，CT 平扫呈均匀等密度；MRI 平扫 T_1WI 呈等信号，T_2WI 呈等或稍高信号，DWI 表现为扩散受限；肿块密度 / 信号均匀，囊变坏死、钙化少见（与组织学上肿瘤细胞形态单一、排列紧密相符）等类似恶性淋巴瘤的影像学表现特点。大病灶、小坏死、可同时累及多个部位且具有融合倾向；中度 – 明显强化（与组织学上肿瘤间质为富含毛细血管的纤维结缔组织相符），病灶内可见明显强化的实性分隔肿块内部或周边见流空血管影是特征性表现。有研究表明，具有 FDG 阳性表现的 EMP 在 ^{18}F-FDG PET/CT 显像中以高代谢为主；另有部分 EMP 病灶 ^{18}F-FDG 代谢为阴性，这可能与肿瘤大小相关。本病例除 FDG 显像外还在同时期进行了 FAPI 显像，发现 EMP 在 FAPI 显像中也能发现明显的放射性摄取增高。

髓外浆细胞瘤需与淋巴瘤、神经内分泌癌、纵隔型肺癌等进行鉴别；淋巴瘤多表现为等密度肿块，MRI 多表现为等 T_1、等 T_2 信号，扩散加权成像多明显受限，边界清楚，增强扫描多轻 – 中度强化，部分瘤内可见细小血管漂浮征；部分病例鉴别困难，需穿刺活检确诊。发生在肺内或胸部的肿瘤，还需与神经内分泌癌及纵隔型肺癌进行鉴别，神经内分泌癌多伴相应的临床症状，同时肿块多较大，明显富血供强化；纵隔型肺癌多与邻近胸膜及肺组织关系密切，多不均匀性中等度强化，同时易伴有纵隔淋巴结转移、胸膜侵犯等表现。

四、病例点评

本病例为中年女性，因"咳嗽、咳痰 5 个月余，发现纵隔肿物 1 个月余"就诊，由于 FDG 显像及 FAPI 显像中病灶放射性摄取均增高，为确定活检部位提供了指引。

五、延伸阅读

例 1：纵隔 EMP 与原发于纵隔的淋巴瘤影像表现较相似病例

患者女性，49 岁，因 CT 发现纵隔占位进一步行 FDG 显像协助诊断，FDG 显像示前纵隔见一巨大团块状放射性摄取增高灶，上缘位于甲状腺左侧叶下方、下缘达心包水平并分界不清，最后行纵隔病灶穿刺活检，病理证实为原发性纵隔大 B 细胞淋巴瘤（病例 11 图 6）。

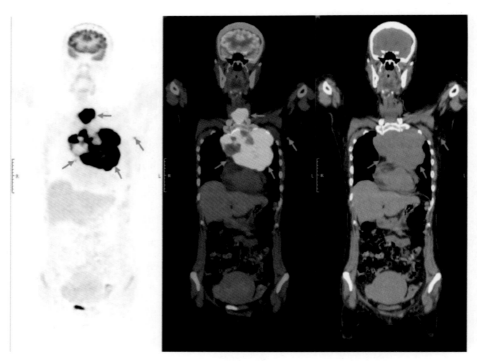

病例11图6　淋巴瘤患者冠状位^{18}F–FDG PET/CT融合图

（病例提供者：柯　渺　方　琪　王欣璐　广州医科大学附属第一医院）

例2：

患者女性，35岁，主因"发现左肺下叶占位性病变3天"入院。患者于3天前因"痔疮"要求手术就诊于当地医院，查胸部CT提示左肺下叶占位性病变，无畏寒、发热等症状。

实验室检查：肝功能：丙氨酸氨基转移酶（ALT）6U/L（参考值：9～50U/L），天冬氨酸氨基转移酶（AST）9U/L（参考值：15～40）U/L，癌胚抗原、甲胎蛋白、生化全套均正常；血常规、尿常规、大便常规、肾功能均未见异常，结核杆菌IgG抗体呈阴性；为明确诊断，行 ^{18}F-FDG（fluorodeoxyglucose，FDG）PET/CT显像示：左肺下叶软组织肿块伴粗大钙化，FDG代谢增高，SUVmax 12.8（病例11图7）。

后患者于我院行胸腔镜左肺下叶切除术，术后病理示：左肺下叶浆细胞肿瘤，考虑浆细胞骨髓瘤（髓外浆细胞瘤），免疫组化结果：髓样细胞CD38（+），Lambda（-），Ki-67（+，5%+），Vim（+），STAT6（-），SMA（-），S100（-），CD117（-），ALK（-），CD34（-），Bcl-2（-），CK-pan（-），Desmin（-），CD99（-），Kappa（+），CD138（+），CD20（-），CD5（-），EMA（部分细胞+），TTF-1（+）。

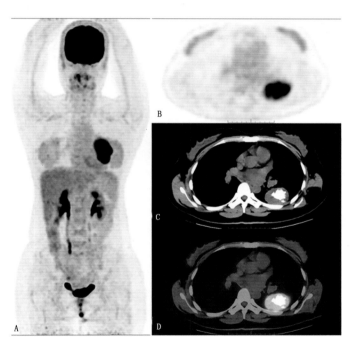

病例11图7　髓外浆细胞瘤患者^{18}F-FDG PET/CT显像

A：最大密度投影（MIP）图示左肺下叶肿块伴FDG摄取增高；B～D：PET、CT及PET/CT融合图示左肺下叶软组织肿块伴粗大钙化，FDG摄取增高，SUVmax 12.8。

（病例提供者：杨贵生　黄伟鹏　广东省揭阳市人民医院）

例3：髓外浆细胞瘤 -- 髓系肉瘤

患者女性，36岁，孕期6个月时右侧腹股沟及右侧大腿疼痛，逐渐肿胀并加重。查CT示：右股骨骨质破坏，骨皮质欠规整，考虑恶性病变，白血病浸润待排。肿瘤指标：无异常。血常规：白细胞 $40.82 \times 10^9/L$，中性粒细胞 $83.2 \times 10^9/L$。后行剖宫产手术时，术中发现右侧腹膜后肿块，取出肿块，大小约 $10cm \times 10cm$。并行右侧腹股沟淋巴结穿刺，病理诊断：①结合形态学、免疫组化考虑髓系肉瘤，请结合临床、流式细胞学及遗传学检查；②（腹股沟淋巴结穿刺及右侧腹膜后肿物活检）淋巴结淋巴造血系统幼稚细胞恶性肿瘤，倾向髓系来源。免疫组化：CD20（－），CD3（－），CD21（－），Ki-67-MIB1（30%），Bcl-2（＋），CD30（－），CD7（－），Pax-5（－），TdT（－），MPO（－），Desmin（－），SMA（－），CD10（－），MyoD1（－），Myogenin（－），S-100（－），CK（－），EMA（－），CD43（＋），CD34（＋），CD117（＋），P63（－），Calponin（－），Syn（－），CgA（－），CD56（－），NSE（－）。

^{18}F-FDG PET/CT显像见病例11图8。

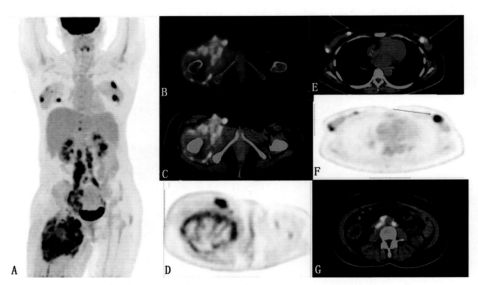

病例11图8　髓系肉瘤患者^{18}F-FDG PET/CT显像

A：最大密度投影（MIP）图示右下肢FDG代谢弥漫性摄取；B～D：右侧股骨上段骨质破坏并周围较大软组织肿块伴FDG代谢不均匀性增高，右侧腹盆部及右下肢水肿；E～G：腹膜后多发肿大淋巴结伴FDG代谢增高；双侧乳腺多发结节伴FDG代谢增高。

PET/CT意见：以上考虑原发骨或软组织恶性肿瘤可能性大伴淋巴结、双侧乳腺多发转移。

（病例提供者：邱　真　赵立明　临沂市人民医院）

例4：

患者男性，53岁，主因"胸痛3年余，发现肺部占位1个月"入院。3年前无明显诱因出现胸痛，胸部正中为著，于活动无明显关联，无咳嗽咳痰，无心悸胸闷，无晕厥抽搐，无发热寒战，症状持续存在。

实验室检查：癌胚抗原1.67ng/ml（参考值：0.5～5ng/ml），神经元特异性烯醇化酶测定8.29ng/ml（参考值：0～16.3ng/ml），鳞状细胞癌相关抗原测定0.80ng/ml（参考值：0～1.5ng/ml），细胞角蛋白19片段测定3.04ng/ml（参考值：0～3.3ng/ml），胃泌素释放肽前体41.03pg/ml（参考值：28.3～65.7pg/ml）。

1个月前胸部CT：右肺上叶磨玻璃结节，胸骨骨质破坏伴周围软组织肿胀，考虑嗜酸性肉芽肿。为进一步明确骨转移情况行SPECT/CT全身骨骼显像，显像示：胸骨骨盐代谢增高，结合融合断层，考虑胸骨恶性病变，建议穿刺活检（病例11图9）。

随后行胸骨穿刺活检：病理结果：浆细胞瘤，分子病理结果：Kappa（+），Lammda（-），EBER（-）。免疫组化结果：CD3（-），CD20（-），CD5（-），PAX5（-），CD79a（弱+），MUM1（+），CD56（-），Ki-67（热点约30%），CKAE1/AE3（-），CD10（-），CD23（弱+），CD38（+），CD138（+）。

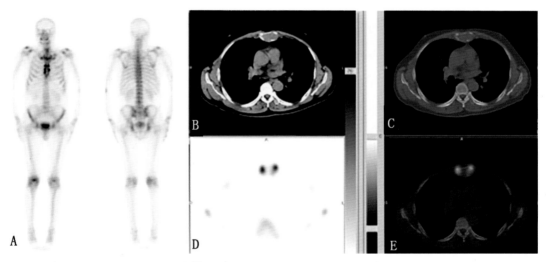

病例11图9　浆细胞瘤患者[99m]Tc-MDP SPECT/CT显像、胸部CT和SPECT/CT所见

A：全身骨骼显像图示胸骨多发骨盐代谢增高；B、C：CT胸部软组织及骨窗图示胸骨骨质破坏伴周围软组织肿胀；D、E：SPECT及SPECT/CT融合图示胸骨骨质破坏伴周围软组织肿胀，胸骨骨皮质多发结节状显像剂摄取增高。

（病例提供者：王　涛　王雪梅　内蒙古医科大学附属医院）

例 5：单发性骨髓瘤

患者男性，60 岁，主因"上腹部伴腰背部疼痛不适半个月余"入院。患者半个月余前无明显诱因出现间断上腹部胀痛，伴腰背部疼痛不适，与进餐无明显关系，时有恶心、呕吐，呕吐物为少量胃内容物。

实验室检查：血常规：白细胞 7.63×10^9/L［参考值：（3.5 ～ 9.5）$\times 10^9$/L］，红细胞 3.61×10^{12}/L［参考值：（4.3 ～ 5.8）$\times 10^{12}$/L］，血小板 211.00 $\times 10^9$/L［参考值：（125 ～ 350）$\times 10^9$/L］，血红蛋白 108g/L（参考值：130 ～ 175g/L）；肾功能：肌酐 295.0μmol/L（参考值：59 ～ 104μmol/L），尿素 14.0μmol/L（参考值：2.9 ～ 8.2μmol/L）；尿蛋白 2+；24 小时尿蛋白 2913.00mg/24h；尿 β_2 微球蛋白 8.76mg/L；尿本周氏蛋白阴性；肝功能、电解质、肿瘤标志物、大便常规等未见明显异常。

胸部 CT：T_7 椎体骨质密度不均匀减低，周围见软组织密度影。胸椎增强 MRI：T_7 椎体骨质破坏并周围软组织影，考虑占位性病变（病例 11 图 10）。全身显像：T_7 椎体骨代谢异常活跃（病例 11 图 11）。

为明确诊断患者行椎骨活检，病理结果：（胸椎 $_7$ 组织）结合免疫组化染色结果，考虑浆细胞瘤。免疫组化：CK（－），CD38（＋），CD138（＋），Kappa（＋），Lambda（－），CD20（少数细胞 ＋），CD3（散在细胞 ＋），CD79a（＋），SYN（－），CgA（－），INSM-1（－），CD5（少数细胞 ＋），CyclinD1（－），SOX-11（－），LEF-1（－），CD23（个别细胞 ＋），CD10（－），MUM-1（＋），CD56（＋），Ki-67 阳性率为 5% ～ 10%。后患者完善骨髓穿刺提示可见 12.5% 单克隆浆细胞，骨髓流式提示可见 2.61% 单克隆浆细胞，血清游离轻链提示 Kappa 3460mg/L，Lambda 轻链 57.1mg/L，Kappa/Lambda 60.5954，基因检测结果：CD138 富集成功，TP53 阳性，RB1/13q34 阳性，IGH 阳性，CKS1B（1q21）阴性。免疫固定电泳提示均阴性。

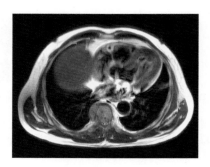

病例11图10　胸椎增强MRI

T_7 椎体变扁，椎体呈长 T_1、混杂 T_2 信号影，压脂序列略高信号影，椎体周围见不规则形状软组织信号影，边清，增强扫描椎体及周围软组织呈较明显不均匀强化。

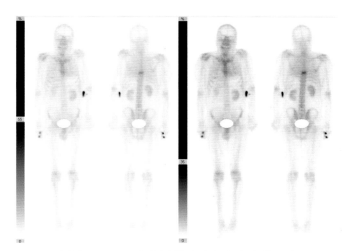

病例11图11　单发性骨髓瘤患者全身骨显像

（病例提供者：刘　坚　山东省立第三医院）

例6：

患者男性，66岁，体检发现胸腔内肿块2个月余，无胸痛、胸闷等不适，既往无手术史。实验室检查：白细胞：$11.76 \times 10^9/L$［参考值：$(4 \sim 10) \times 10^9/L$］，中性粒细胞百分比85.4%（参考值：50% ~ 80%），血小板正常。

行 ^{18}F-FDG PET/CT 显像进一步评估。

PET/CT：后纵隔见一大小约9.8cm×7.8cm×8.7cm稍低密度软组织肿块影，其内密度不均匀，边界清，PET于相应部位见异常放射性浓聚影，SUVmax 7.5（病例11图12）；右侧支气管受压变窄（病例11图13），邻近第6胸椎及右第6后肋骨质破坏，PET于相应部位见异常放射性浓聚影，SUVmax 4.5。邻近椎间孔未见扩大（病例11图14）。

后纵隔稍低密度软组织肿块影，PET于相应部位见异常放射性浓聚影，考虑神经源性肿瘤可能性大，并邻近第6胸椎及右第6后肋受侵，后患者进行胸腔内病灶穿刺活检病理结果：梭形细胞肿瘤。HE结合免疫组化标记考虑为外周神经肿瘤，切片中较符合神经纤维瘤S-100（+）、SOX-10（+）、Bcl-2（弱）、CD99（+）、P53（<10%+）、SMA（－）、Desmin（+/-）、CKpan（－）、CD34（－）、EMA（－）、Ki-67（+，小于5%）。

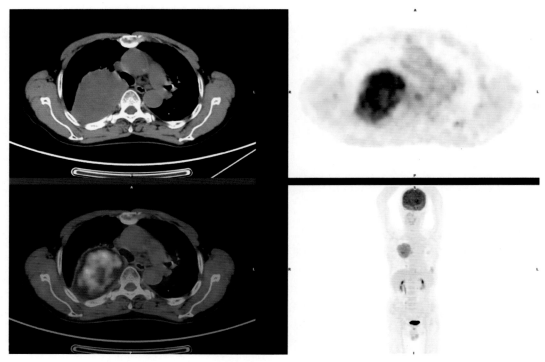

病例11图12　后纵隔神经腺瘤患者横断位^{18}F-FDG PET/CT融合图

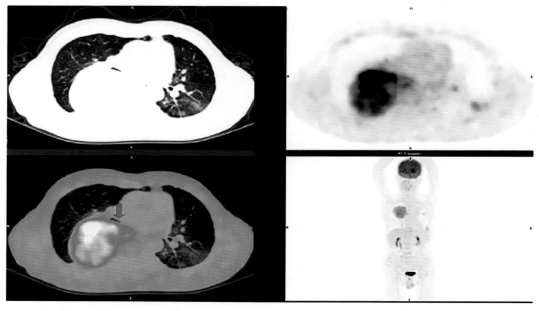

病例11图13　横断位^{18}F-FDG PET/CT融合图：肿块压迫右侧支气管受压变窄

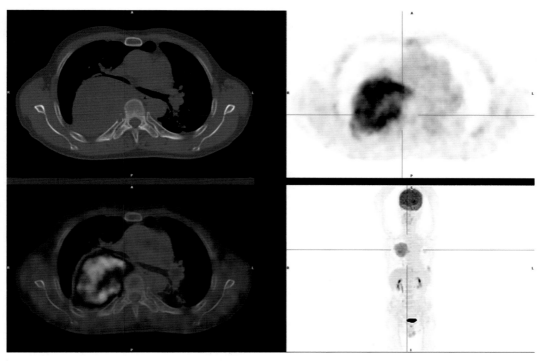

病例11图14　横断位¹⁸F-FDG PET/CT融合图：肿块邻近第6胸椎及右第6后肋骨质破坏

（病例提供者：蒋承志　叶　慧　湖南省肿瘤医院）

参考文献

[1]Rajkumar SV.Multiple myeloma：2020 update on diagnosis，risk-stratification and management[J].Am J Hematol，2020，95（5）：548-567.

[2]刘昕，汪世存，倪明，等.髓外浆细胞瘤CT、MRI及¹⁸F-FDG PET/CT表现[J].中国医学影像技术，2019，35（12）：1870-1874.

[3]Domenico Albano，Giovanni Bosio，Giorgio Treglia，et al. ¹⁸F-FDG PET/CT insolitary plasmacytoma：metabolic behavior and progression to multiple myeloma[J].Eur JNucl Med Mol Imaging，2018，45（1）：77-84.

[4]王婷婷，董江宁，林婷婷，等.头颈部及胸部髓外浆细胞瘤影像学征象分析[J].中国CT和MRI杂志，2018，16（11）：30-32.

血管内大B细胞淋巴瘤

一、病历资料

患者男性，51岁，主因"反复发热2个月余"来诊。患者2个月余前无明显诱因下开始出现发热，初起时伴有头痛、左侧腹痛，间有少许咳嗽，无痰，无咯血等不适，2021年11月5日至12月11日于外院治疗，胸部CT提示：两肺下叶少许慢性炎症，考虑感染性发热，予抗细菌、真菌及病毒感染，退热补液、激素抗炎等对症治疗后仍有反复发热。2021年12月27日至我院门诊就诊，胸部平扫：①两肺多发磨玻璃模糊影，过敏性肺泡炎？病毒性肺炎？建议治疗后复查；②两侧胸腔少量积液，左下肺部分受压实变；③心包少量积液，为明确诊断行FDG PET/CT检查。

二、检查过程

FDG PET/CT检查：

检查方法：我院一般安排患者检查前禁食6小时以上，次日上午PET/CT检查。在空腹6小后行注射前血糖测量（测量结果：6.7mmol/L）；随后静脉注射FDG 8.45mCi；110分钟后行体部PET/CT扫描。正常呼吸时，扫描范围为头骨顶部至大腿上部。CT扫描参数为管电压140kV，管电流150mA，节距0.875，切片厚度3.75mm，矩阵512×512。PET扫描在相同的扫描范围内，采用二维模式，矩阵为128×128。采集时间为3分钟/床位，共采集6~7个床位。利用CT扫描数据对PET图像进行衰减校正，并自动进行图像重建和融合。

检查图片（病例12图1至病例12图3）：

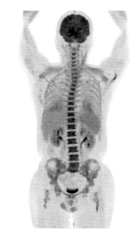

病例12图1　全身^{18}F–FDG PET/CT最大密度投影（MIP）：双肺、肝、脾、全身骨髓代谢弥漫增高

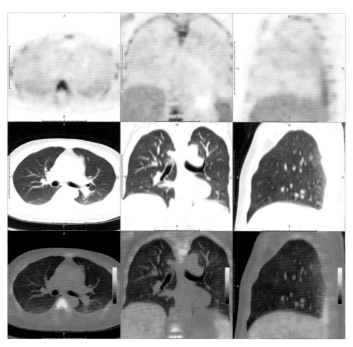

病例12图2　横断、冠状、矢状位^{18}F-FDG PET/CT融合图：
双肺弥漫磨玻璃灶，代谢弥漫轻度增高

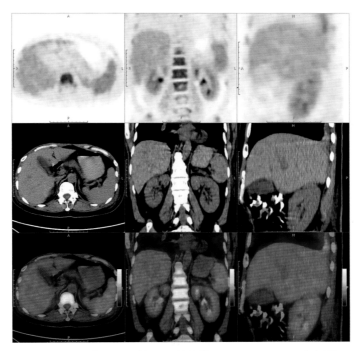

病例12图3　横断、冠状、矢状位^{18}F-FDG PET/CT融合图：
肝脾体积增大伴代谢增高；双肾皮质代谢轻度增高

检查所见：^{18}F-FDG PET/CT 显像结果示：双肺弥漫分布磨玻璃病灶，放射性摄取弥漫轻度增高，SUVmax 约为 2.7；肝脾体积增大，放射性摄取弥漫轻中度增高，SUVmax 约为 3.2（肝）和 4.1（脾）。双肾皮质代谢弥漫中度增高，SUVmax 约为 5.0。全身骨髓代谢弥漫均匀明显增高，SUVmax 约为 7.4，骨质未见异常。腹部及大腿根部皮肤增厚，放射性摄取轻度增高，SUVmax 约为 1.0。

检查意见：双肺弥漫磨玻璃灶，代谢弥漫轻度增高，肝脾体积增大伴代谢增高；双肾皮质代谢轻度增高；全身骨髓代谢明显增高；综上提示淋巴瘤。

随访治疗等临床资料：患者随后进行了右侧髂后上棘骨髓、腹壁皮肤及肺内磨玻璃病灶进行活检。穿刺活检病理均提示：血管内大 B 细胞淋巴瘤。

三、相关知识

血管内大 B 细胞淋巴瘤（intravascular large B cell lymphoma，IVLBCL）是结外大 B 细胞淋巴瘤的罕见类型，病理特征为淋巴瘤细胞在小血管（尤其是毛细血管）管腔内大量增生并异常聚集，造成受累器官实质内梗死或出血，具有高度侵袭性，发病率低于 1/100 万。该病多发生于老年人，中位发病年龄约为 70 岁，男：女约为 1：1，平均生存时间为 6 ~ 9 个月，预后差。血管内大 B 细胞淋巴瘤分为 3 个临床亚型：经典型、噬血细胞综合征相关型（HPS）及皮肤型。既往研究显示 HPS 型预后最差，主要见于亚洲人群，表现为骨髓侵犯伴发热、贫血及肝脾肿大。经典型和皮肤型主要见于西方人群，皮肤型预后最好，表现为单纯皮损且无辅助检查异常。

IVLBCL 由于各种组织中的肿瘤细胞阻塞小血管引起的各种常见症状，首发症状多样，如神经系统症状、不明原因发热、不明原因低氧血症和皮肤改变，淋巴结肿大很少见。由于肿瘤细胞血管内生长的特性，病变早期无特异性影像学表现，后期可在影像学上表现为肿瘤占位效应，提示 IVLBCL 存在血管外浸润可能，并非绝对血管内生长。IVLBCL 是弥漫大 B 细胞淋巴瘤的一种侵袭性形式，诊断延迟通常会导致致命的结果。皮肤活检对 IVLBCL 的早期诊断有重要价值。血管内大 B 细胞淋巴瘤肺部表现常无异常或仅有轻度透亮度减低、少量磨玻璃影，PET/CT 表现为受累部位葡萄糖代谢旺盛，相较而言，PET/CT 更易检出肺部受累，因为 VLBCL 累及肺部时，多表现为双肺弥漫代谢增高以及"与之不匹配"的 CT 表现。病理是诊断金标准，发生肺部受累时，影像学通常表现为磨玻璃改变和结节。在这种情况下，^{18}F-FDG PET/CT 在检测异常方面非常有用。

四、病例点评

本病例为老年男性，以发热 2 个月余就诊，需鉴别是过敏性及病毒性肺炎等。由于行 PET/CT 检查时双肺弥漫代谢增高并相应部位 CT 呈现磨玻璃影，双肾皮质代谢弥漫增高，全身骨髓代谢弥漫增高，腹部及双侧大腿皮肤增厚伴代谢增高，对血管内大B 细胞淋巴瘤的定位及定性均有帮助。

相比于 CT、MRI 等常规影像学方法，^{18}F–FDG PET/CT 显像对于诊断 IVLBCL 的优势在于：①虽然 IVLBCL 在胸部 CT 上表现为肺磨玻璃密度增高、皮肤增厚等非特异性病变，而 PET/CT 一次扫描即可获得全身图像，不仅病灶探测灵敏度高、范围大，还能检测到腹部皮肤、肝脾、双肾、骨髓等结外器官的代谢情况，能更全面地反映全身受累情况，是目前淋巴瘤诊断、分期的最佳影像学方法；② IVLBCL 的诊断依赖病理及免疫组织化学分析，皮肤是首选的活检部位，可根据 PET/CT 所示代谢情况指导临床选择最佳穿刺活检部位，提高活检的准确性；③治疗前 PET/CT 可代替骨髓活检判断淋巴瘤的骨髓浸润情况；治疗后 PET/CT 显像 Deauville 五分法及半定量方法分析结果能有效预测预后。

五、延伸阅读

例 1：

患者女性，咳嗽半年，加重伴低热 10 余天。给予 PET/CT 检查，结果详见病例 12 图 4 至病例 12 图 6。后续皮肤及肺活检病理示：嗜酸性肉芽肿性多血管炎。

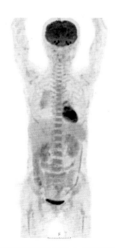

病例12图4 全身PET/CT最大密度投影（MIP）：
PET见双肺及全身多发斑片状放射性摄取增高

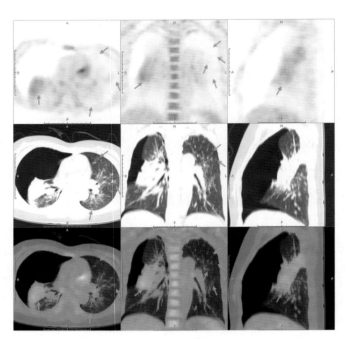

病例12图5　横断、冠状、矢状位^{18}F-FDG PET/CT融合图：
双肺多发团片状及结节状密度增高影，部分糖代谢轻度增高

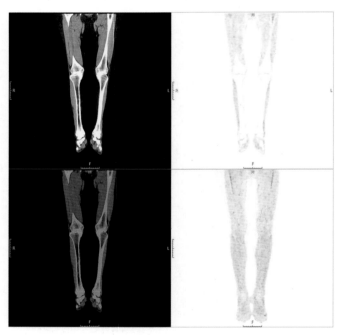

病例12图6　冠状位^{18}F-FDG PET/CT融合图：
全身皮下及肌肉散在点状结节状放射性摄取轻度增高

（病例提供者：李友财　梁思浩　王欣璐　广州医科大学附属第一医院）

例2：

患者男性，45岁，主因"间断发热3个月，呼吸急促、胸闷、气短1个月"入院。患者于入院前3个月出现间断发热，多于午后及夜间发热，伴出汗，体温最高38.7℃，自服"感冒药"后可减轻。1个月前无诱因出现呼吸急促、胸闷、气短症状，就诊于当地医院，发现双肺多发磨玻璃影，颈部多个肿大淋巴结，为进一步明确诊断遂就诊于我院呼吸科，行^{18}F-FDG PET/CT检查明确诊断及全身情况（病例12图7至病例12图9）。既往乙肝肝硬化、慢性肝衰竭、肝性脑病、病毒性心肌炎、高脂血症、焦虑状态病史。

实验室检查：血常规：白细胞2.25×10^9/L［参考值：$(4.0 \sim 10.0) \times 10^9$/L］，中性粒细胞数$1.32 \times 10^9$/L［参考值：$(2.0 \sim 7.0) \times 10^9$/L］，淋巴细胞数$0.62 \times 10^9$/L［参考值：$(0.8 \sim 4.0) \times 10^9$/L］；肿瘤全套：CA724 23.6U/ml（参考值：$0 \sim 6.9$U/ml）；NSE 23.5U/ml（参考值：$0 \sim 15.2$U/ml）；结核杆菌T细胞检测：结核感染T细胞斑点检测A：21.0（参考值：$0 \sim 6$），结核感染T细胞斑点检测B：7.0（参考值：$0 \sim 6$）；EB病毒感染检测：阳性；九项呼吸道感染病原体、抗酸墨汁染色等均未见异常。

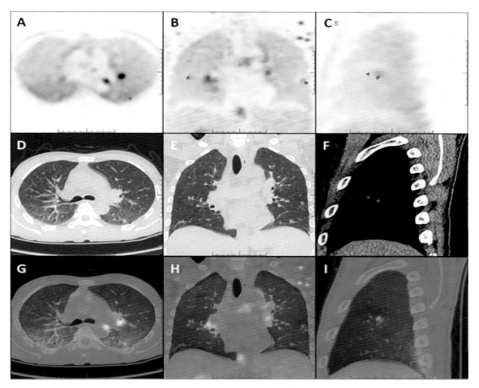

病例12图7　血管内大B细胞淋巴瘤患者^{18}F-FDG PET/CT显像

可见以双肺上叶及下叶背段为著多发弥漫性分布磨玻璃密度影，代谢弥散不均增高，SUVmax 5.1；另见双肺散在小结节（箭头所示）。

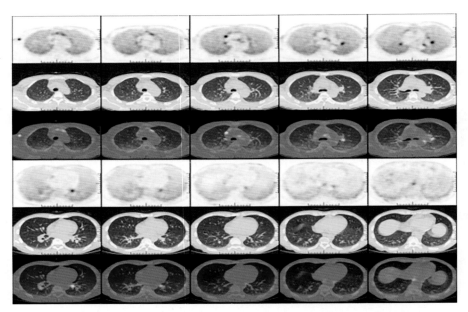

病例12图8　横断位^{18}F-FDG PET/CT融合图（肺部病变连续断层图）

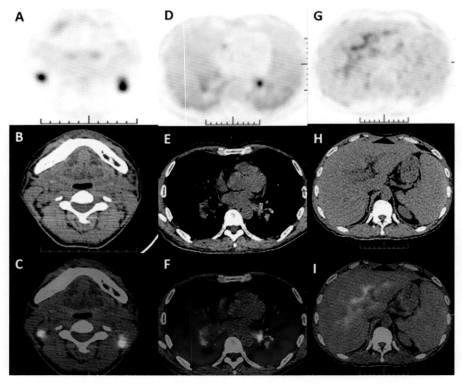

病例12图9　横断、冠状、矢状位^{18}F-FDG PET/CT融合图：颈部、纵隔、双肺门、肝门区所见

　　A ~ F：显示颈部、纵隔及双肺门多个不等增大淋巴结，代谢增高，SUVmax：13.7；G ~ I：肝门区周缘伴行条片状代谢增高影，SUVmax 5.1。

患者随后行颈部淋巴结切除活检，术后病理提示：大 B 细胞淋巴瘤。

（病例提供者：韩玉萍　田小雪　兰州大学第二医院）

参考文献

[1]潘青青，罗亚平."百变"的血管内大B细胞淋巴瘤[J].中华核医学与分子影像杂志，2020，40（9）：560-562.

[2]曾英，马强，赵连花，等.血管内大B细胞性淋巴瘤3例临床病理观察[J].诊断病理学杂志，2017，24（8）：581-585.

[3]陈佳梅，罗波，罗茜茜，等.我国血管内大B细胞淋巴瘤的临床亚型、诊治及预后分析[J].中国癌症防治杂志，2021，13（3）：288-294.

[4]陈学涛，姚稚明.血管内大B细胞淋巴瘤[18]F-FDG PET/CT显像一例[J].中华核医学与分子影像杂志，2020，40（3）：173-175.

NK/T细胞淋巴瘤

一、病历资料

患者王某某，女性，68岁，主因"鼻塞、流涕1个月余"就诊。患者自诉1个月余前无明显诱因下出现左侧鼻塞，伴有鼻塞流清涕，无明显嗅觉下降、无鼻痒、打喷嚏等症状，无明显发热、无胸闷气促，无头痛、头晕及听力下降等，期间未予重视，鼻塞逐渐加重，至外院行鼻窦CT提示：左侧筛窦软组织影，占位性病变？建议进一步检查。

实验室检查：β_2微球蛋白 3.11mg/L ↑，EB病毒DNA定量 < 4.0×10^2copies/ml，血常规、尿常规、肿瘤标志物、电解质、肝功能、肾功能均未见异常。

既往有"左下肢骨折内固定"手术史，否认高血压病、冠心病、糖尿病等病史，否认肝炎、结核等传染病史。

二、检查过程

^{18}F-FDG PET/CT检查：

检查方法：扫描设备为PET/CT扫描仪，^{18}F-FDG由医用回旋加速器生产，放化纯 > 95%。行^{18}F-FDG PET/CT检查前，患者禁食6小时以上，测定空腹血糖为4.7mmol/L。按体重由肘静脉注射^{18}F-FDG（3.7 ~ 5.5MBq/kg），注射显像剂后嘱患者静卧休息60分钟后开始扫描，显像前排空小便。自患者颅顶到股骨上段先行低剂量CT扫描（管电压120kV，电流251mA，层厚4mm），然后行PET三维扫描（采集10 ~ 11个床位，40秒/床位）。采集完毕用CT进行衰减校正，然后进行迭代法重建，将重建后的图像数据传入工作站，由后处理软件得到矢状位、冠状位、轴位、PET/CT融合图像和全身MIP图。对于胸部区域采用HRCT扫描，层厚为1mm。

检查图片（病例13图1、病例13图2）：

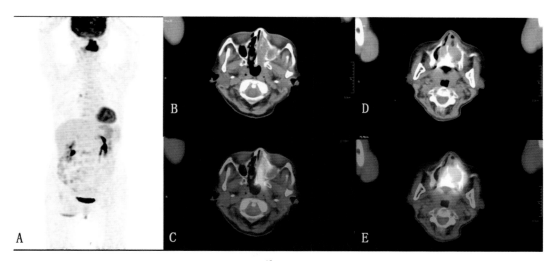

病例13图1　横断位^{18}F-FDG PET/CT融合图

（A）鼻腔部位见团块状FDG代谢增高灶，CT断层（B、D）及融合图（C、E）见鼻腔内团块状软组织密度影，FDG代谢增高。左侧颈部Ⅱ区小淋巴结影（E），FDG代谢轻度增高。

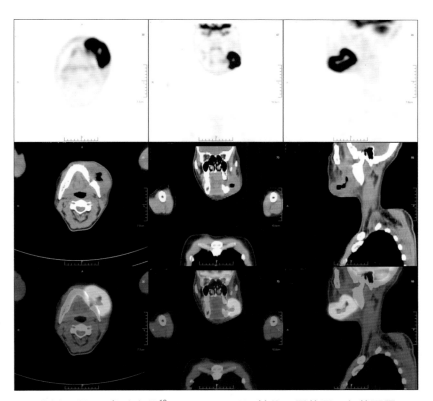

病例13图2　鼻腔占位^{18}F-FDG PET/CT轴位、冠状面、矢状面图

鼻腔内见大块状软组织密度影，向上侵及左侧筛窦、向下侵及鼻中隔、下鼻甲、左侧上颌窦内侧壁、硬腭。

检查所见：左侧鼻腔内见大块状软组织密度影，病灶边界欠清晰，累及左侧鼻道、上颌窦、左侧筛窦、硬腭，病灶范围约 57mm×48mm×36mm，PET 于相应部位见放射性浓聚影，SUVmax 23.1。左侧颈部Ⅱ区见多个小淋巴结影，最大者为 6mm×5mm，PET 于相应部位见放射性浓聚影，SUVmax 2.8。

检查意见：鼻腔软组织肿块，FDG 代谢增高，考虑为淋巴瘤侵犯可能；左侧颈部小淋巴结影，FDG 代谢轻度增高，多考虑为淋巴瘤病灶。

病理结果：（左侧鼻腔肿物及上颚肿物活检）NK/T 细胞淋巴瘤，鼻型。免疫组化结果：CD3（+），CD56（+），TIAI（+），CD30（+，30%～40%），Ki-67（+，80%～90%）。原位杂交结果：肿瘤细胞 EBER（+）。

三、相关知识

NK/T 细胞淋巴瘤是血液系统的恶性肿瘤，可分为两种亚型：鼻型和非鼻型。在我国，NK/T 细胞淋巴瘤是除了弥漫大 B 细胞淋巴瘤外最常见的非霍奇金淋巴瘤。NK/T 细胞淋巴瘤多见于中青年男性患者。多数 NK/T 细胞淋巴瘤患者为局限性病灶，并且鼻腔是最常见受累部位，常见表现为面部肿胀、鼻塞和鼻出血等症状，易伴发噬血细胞综合征。除常见于鼻腔外，也可见于皮肤、胃肠道、脾脏和睾丸等部位。EB 病毒与 NK/T 细胞淋巴瘤的发生发展密切相关。NK/T 细胞淋巴瘤的诊断主要依靠组织病理和免疫组化。NK/T 细胞淋巴瘤的预后较差。NK/T 细胞淋巴瘤对放疗较为敏感，但对于化疗完全缓解率较低。

鼻型 NK/T 细胞淋巴瘤早期在 CT 上表现仅表现为鼻黏膜增厚或咽壁增厚，进展期表现为鼻腔及鼻旁窦阻塞、鼻腔弥漫性受侵，增强呈轻 - 中度强化。常伴有邻近骨质破坏，其中鼻甲、鼻中隔、上颌窦内侧壁及硬腭最常受累，呈虫蚀样破坏。

结外 NK/T 细胞淋巴瘤分期是基于中国南方肿瘤临床研究协会和亚洲淋巴瘤协作组分期系统，简称 CA 分期，CA 分期将结外 NK/T 细胞淋巴瘤分为Ⅰ～Ⅳ期，见病例 13表 1。

病例13表1　NK/T细胞淋巴瘤分期

分期	描述
Ⅰ期	病灶侵犯鼻腔或鼻咽，不伴肿瘤局部侵犯（皮肤、骨、鼻窦旁）
Ⅱ期	非鼻型病变或病灶侵犯鼻腔或鼻咽，伴有局部侵犯（皮肤、骨、鼻窦旁）
Ⅲ期	病灶伴有区域淋巴结侵犯
Ⅳ期	非区域淋巴结侵犯或横膈上下淋巴结侵犯或广泛播散性病灶

^{18}F–FDG是葡萄糖2位羟基被^{18}F取代后得到的葡萄糖类似物，在体内经己糖激酶催化后，^{18}F–FDG二位的羟基缺失，生成^{18}F–FDG–6–磷酸，^{18}F–FDG–6–磷酸不能进一步代谢生成果糖–6–磷酸，从而在细胞内残留不能进一步被代谢。^{18}F–FDG是目前最常用的PET/CT显像剂，它能显示肿瘤细胞对葡萄糖的利用情况，在一定程度上能反映肿瘤的增生活跃程度。PET/CT常规进行全身显像，能清楚地显示肿瘤病变的全身侵犯情况，进行准确分期。NK/T细胞淋巴瘤病灶大量摄取^{18}F–FDG，从而在PET图像上显示为高代谢病灶，可指导临床选择合适的穿刺部位。标准摄取值（SUV）是PET/CT显像中重要的半定量参数，是描述病灶代谢活性的指标，具有可重复性，在临床实际应用中常测量病灶的SUVmax来反映肿瘤代谢情况。因此，^{18}F–FDG PET/CT在NK/T细胞淋巴瘤的诊断、分期及疗效评价等方面有明显优势。

鼻型NK/T细胞淋巴瘤需与以下疾病鉴别：①鼻腔癌：是指原发于鼻腔内的恶性肿瘤，多见于中老年人，好发于鼻腔，常侵犯鼻窦、眼眶、颅底等，CT表现为不规则软组织肿块，边缘不光滑，鼻窦骨质多呈侵袭性、溶骨性骨质破坏（病例13图3、病例13图4）；②鼻腔内翻乳头状瘤：是一种临床较为常见鼻腔鼻窦良性肿瘤，多见于中老年男性，好发于鼻腔外侧壁中后部、多单侧发病，CT表现为规则或不规则软组织影，边界清楚（病例13图5）。

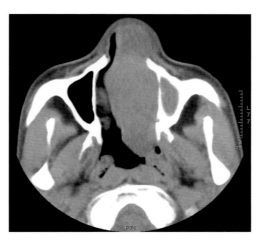

病例13图3　CT平扫示左侧鼻道不规则软组织肿块影

患者男性，51岁，主因"鼻塞、反复鼻出血1个月余"就诊。CT平扫示左侧鼻道不规则软组织肿块影，范围约37mm×75mm×46mm，CT值47HU。

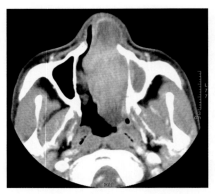

病例13图4   CT增强示病灶呈不均匀明显强化

增强扫描 CT 值 101HU，病理：（左侧鼻腔肿物）符合恶性黑色素瘤。

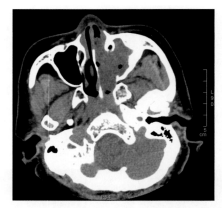

病例13图5   CT平扫示左侧上颌窦及筛窦黏膜增厚，内见软组织密度填充

患者女性，63 岁，主因"左侧鼻塞流涕 1 年余"就诊。CT 值 37HU，病理：内翻状乳头状瘤。

四、病例点评

本病例为典型的鼻腔 NK/T 细胞淋巴瘤，病灶局限在鼻腔并侵及相邻上颌窦，病灶边界清楚，[18]F-FDG 代谢明显增高。NK/T 细胞淋巴瘤好发部位除了易出现上呼吸道外，鼻外型最常见的是皮肤和肠道。对于 NK/T 细胞淋巴瘤患者 ^{18}F-FDG PET/CT 显像，我们不仅要观察病灶局部侵犯范围，还要观察患者全身情况了解有无淋巴瘤远处侵犯，以便进行准确的分期，为患者制订合适的治疗计划。

五、延伸阅读

例 1：NK/T 细胞淋巴瘤侵犯皮肤

患者男性，59 岁，主因"发现双下肢大腿肿物半个月余"就诊。[18]F-FDG PET/CT

示右侧大腿下段、左侧大腿及左侧小腿中段皮下脂肪组织见多发斑片状软组织密度影，FDG 代谢增高，SUVmax 9.3（病例 13 图 6）。病理：（左侧大腿皮肤活检）符合 NK/T 细胞淋巴瘤。

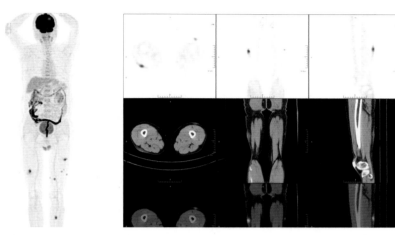

病例13图6 右侧大腿下段、左侧大腿及左侧小腿中段皮下脂肪组织见多发斑片状软组织密度影，FDG代谢增高

横断、冠状、矢状位 ^{18}F-FDG PET/CT 融合图。

例2：NK/T 细胞淋巴瘤侵犯颌面部

患者男性，42 岁，主因"左侧面部胀痛 7 天"就诊。^{18}F-FDG PET/CT 示左侧颌面部块状软组织占位，病灶范围 83mm×51mm×59mm，FDG 代谢明显增高，SUVmax 28.9，病灶内见少量气体密度影，并侵及相邻下颌骨（病例 13 图 7、病例 13 图 8）。病理：（左下颌肿物）符合 NK/T 细胞淋巴瘤。

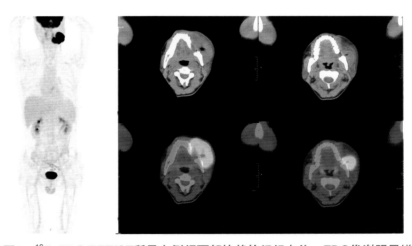

病例13图7 ^{18}F-FDG PET/CT所见左侧颌面部块状软组织占位，FDG代谢明显增高

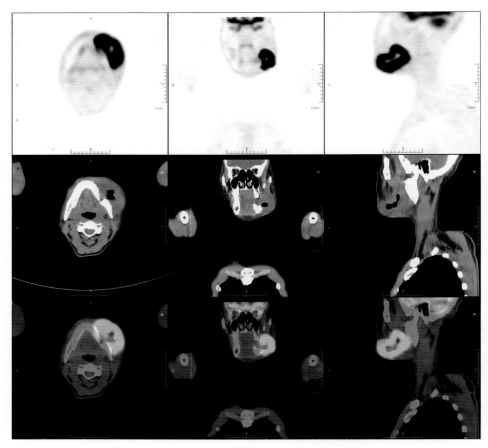

病例13图8　横断、冠状、矢状位^{18}F–FDG PET/CT融合图

左侧颌面部块状软组织占位，病灶范围约83mm×51mm×59mm，FDG代谢明显增高，SUVmax 28.9。

（病例提供者：伍　杨　卢彦祺　桂林医学院附属医院

黄斌豪　段晓蓓　江门市中心医院）

例3：

患者女性，53岁，于1个月余前无明显诱因出现眼部肿胀，不能视物，就诊于"吉林市某某医院"，行相关检查后诊断为"鼻窦炎"，并行手术治疗。

术后眼部肿胀未见好转且加重，病程中伴有右侧持续性鼻塞、流清涕、嗅觉减退，偶有右侧头痛。后就诊于我院耳鼻喉科，行鼻窦CT检查，提示：鼻窦术后，双侧眼睑、右侧颊面部、鼻背部、额部及右侧颌部软组织影增厚。

为进一步明确诊断行^{18}F–FDG（fluorodeoxyglucose，FDG）PET/CT显像。PET提示：筛窦、蝶窦、上颌窦、鼻咽部、双侧鼻腔高代谢软组织影，侵及周围骨质，考虑恶性，淋巴瘤可能性大（病例13图9）。

根据 PET/CT 提示，患者行鼻腔内病灶穿刺活检，病理提示：（右侧鼻腔及软腭）送检大部分为坏死组织，内见少量残存挤压变形异型细胞，结合形态学特征及免疫组化染色结果支持结外 NK/T 细胞淋巴瘤。免疫组化染色结果：Ⅰ：CK（AE1/AE3）（−），Vimentin（＋），CD20（−），CD3（部分＋），CD2（＋），CD5（−），EBER（＋），TIA-1（＋），CD56（＋），Ki-67（阳性率60%），CgA（−），Syn（−），INSM1（−），Desmin（−），CD99（−），Nkx2.2（−），S-100（−）。

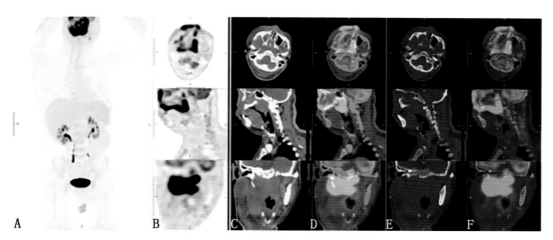

病例13图9　^{18}F-FDG PET/CT显像

A：最大密度投影（MIP）图示：鼻咽部 FDG 摄取增高；B～F：分别病灶 PET，病灶软组织窗、软组织床窗 PET/CT 融合图、病灶骨窗及骨窗 PET/CT 融合图。提示筛窦、蝶窦、上颌窦、鼻咽部、双侧鼻腔见斑片状软组织密度影，伴放射性浓聚，SUVmax 29.04，局部窦壁可见骨质吸收。左侧筛窦、蝶窦及上颌窦黏膜增厚，无异常放射性浓聚。

（病例提供者：赵银龙　吉林大学白求恩第二医院）

例4：

患者男性，45岁，因"鼻塞半年"入院。患者半年前无明显诱因出现鼻塞，未行诊断及治疗，后逐渐加重，外院检查提示鼻腔占位，考虑恶性病变，病理检查提示：鼻腔 NK/T 细胞淋巴瘤。化疗2周期、6周期后分别行 ^{18}F-FDG（fluorodeoxyglucose，FDG）PET/CT 显像。化疗后2周期 PET 显像示鼻腔内未见 FDG 代谢异常增高灶。化疗6周期后 PET 显像示：鼻腔内见不规则形软组织密度肿物，FDG 代谢异常增高，SUVmax 约为17.09（病例13图10）。

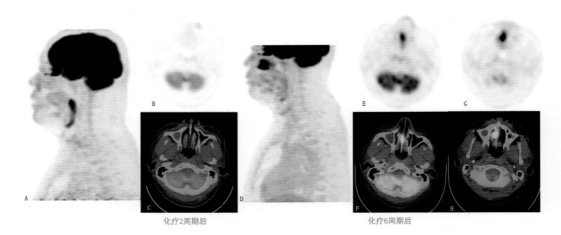

病例13图10　化疗2周期、6周期后PET显像

　　A～C：化疗2周期后 ^{18}F–FDG PET/CT 显像图。A：最大密度投影（MIP）图；B、C：PET 及 PET/CT 融合图示鼻腔内未见 FDG 代谢异常增高灶。D～H：化疗6周期后 ^{18}F–FDG PET/CT 显像图。D.最大密度投影（MIP）图；E～H：PET 及 PET/CT 融合图示鼻腔内见不规则形软组织密度肿物，FDG 代谢异常增高，SUVmax 约为17.09。

（病例提供者：孙莹莹　孙夕林　哈尔滨医科大学附属第四医院）

参考文献

[1]伍杨，吴湖炳，王全师，等.不同病理亚型T和NK/T细胞淋巴瘤的 ^{18}F–FDG PET/CT影像分析[J].中华核医学杂志，2017，37（8）：464–469.

[2]Tse E，Zhao WL，Xiong J，et al.How we treat NK/T–cell lymphomas[J].Journal of Hematology & Oncology，2022，15（1）：74.

[3]Wang H，FU BB，Gale RP，et al.NK–/T–cell lymphomas[J].Leukemia，2021，35（9）：2460–2468.

^{18}F–FDG PET/CT显像显示左颈部鳞癌

一、病历资料

患者男性，72岁，主因"发现左侧颈部肿物半年"非急诊入院。患者2020年2月无意中发现左侧颈部肿物，渐进性增大，不痛不痒，无抽吸性血痰，无吞咽及呼吸困难，无发热、畏寒，无咳嗽、咳痰，无腹痛、腹胀等。遂就诊于我院耳鼻喉头颈外科，电子喉镜示鼻咽咽囊、左侧舌根肿物、左侧梨状窝饱满。既往高血压病史，控制可，余无特殊。为协助诊查行^{18}F–FDG PET/CT全身显像。

二、检查过程

^{18}F–FDG PET/CT检查：

检查方法：^{18}F–FDG由回旋加速器生产并通过自动合成模块合成，放射化学纯度大于99%。检查前患者禁食6小时以上，控制血糖低于11.1mmol/L；根据患者体质量于平静状态下经肘注射^{18}F–FDG，注射剂量为3.7MBq/kg，待患者静卧1小时后行常规PET/CT检查。先进行CT扫描，管电压120kV，自动管电流（15～180mA），管球旋转速度0.8s/rot，扫描层厚3.3mm；随后行PET发射扫描，采用三维采集模式，采集8～9个床位，每个床位采集3分钟。全身扫描范围为双侧大腿根部以上至头顶部。采用有序子集最大期望迭代法重建图像，通过麦迪克斯工作站对图像进行融合及后处理。

检查图片（病例14图1至病例14图4）：

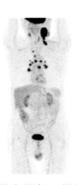

病例14图1　全身PET MIP影像（见左颈部、纵隔多组淋巴结异常放射性浓聚影）

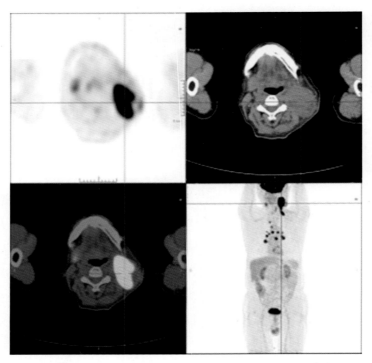

病例14图2　横断位^{18}F-FDG PET/CT融合图：左颈动脉鞘淋巴结肿大，FDG代谢增高

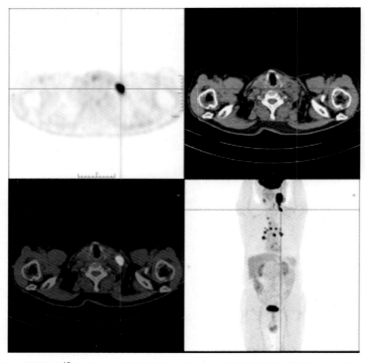

病例14图3　横断位^{18}F-FDG PET/CT融合图：左侧颈部淋巴结肿大，FDG代谢增高

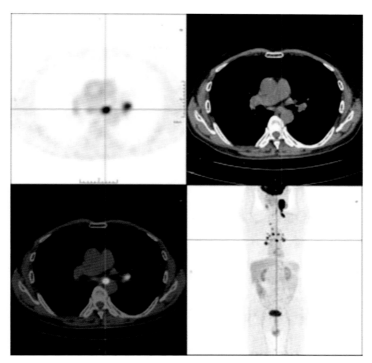

病例14图4　横断位¹⁸F–FDG PET/CT融合图：纵隔淋巴结肿大，FDG代谢增高

检查所见：左侧梨状窝变浅，PET于相应部位见放射性浓聚影，SUVmax 4.2；右侧颈部（Ⅰb区）、左侧颈部（Ⅱ区、Ⅴ区）及左侧锁骨上区见多发淋巴结增大影，最大者为6.3cm×3.0cm，PET于相应部位见放射性浓聚影，SUVmax 19.4。纵隔（2R、4R、5、8组）及双侧肺门见多个淋巴结增大影，部分淋巴结密度稍增高，最大者为1.7cm×1.6cm，PET于相应部位见放射性浓聚影，SUVmax 10.4。

检查意见：①左侧梨状窝变浅，FDG代谢增高，考虑恶性病变可能性大，请结合内镜及病理；②右侧颈部（Ⅰb区）、左侧颈部（Ⅱ区、Ⅴ区）及左侧锁骨上区多发淋巴结转移灶；③纵隔及双侧肺门多发淋巴结增大，FDG代谢增高，多考虑为淋巴结反应性增生。

随访治疗等临床资料：患者随后进行了左颈部肿物穿刺活检，病理回报：左颈部肿物：灰白灰红组织两块，共大1cm×0.5cm×0.5cm，全包。（左颈部肿物）浸润性鳞状细胞癌。

免疫组化结果：肿瘤细胞CK5/6（＋），Ki-67（＋，约50%），P53（＋，约70%）。

三、相关知识

头颈部鳞癌是全世界发病率第六的恶性肿瘤，其治疗方式的选择主要依赖于肿瘤的部位和分期。早期的头颈部鳞癌的治疗方式较为单一，如手术或放疗。然而，晚期的头颈部鳞癌通常采用多种联合治疗手段，如手术联合放化疗等。因此，对头颈部鳞癌患者其治疗前的精准分期是至关重要的。^{18}F-FDG PET/CT 通过提供恶性肿瘤的葡萄糖代谢情况及病灶的解剖学情况，可以准确地对头颈部鳞癌进行分期以及评估其全身累及情况。

四、病例点评

本病例为老年男性，初发症状为左颈部肿物，由于 PET/CT 显像对全身扫描的优势，结合同机 CT，临床较为容易鉴别诊断，且对病灶显像的定位及定性均有帮助，后结合病理结果，考虑为头颈部鳞癌伴颈部淋巴结转移。颈部肿物根据来源不同，影像学表现亦有不同。

五、延伸阅读

例 1：

患者男性，48 岁，主因"因颈部肿物 2 个月余入院"，肿物进行性增大，伴有隐痛，1 个月前发现右侧颈部可触及肿物，约拇指大小。后前往我科行 PET/CT 全身显像（病例 14 图 5 至病例 14 图 7）。

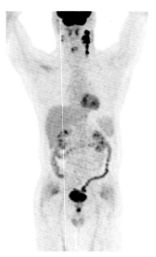

病例14图5　全身PET/CT最大密度投影（MIP）：见左颈部Ⅱ、Ⅴ区肿大淋巴结

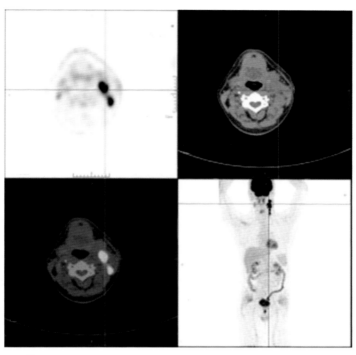

病例14图6　横断位¹⁸F–FDG PET/CT融合图：左侧颈部淋巴结Ⅲ区淋巴结肿大，FDG代谢增高

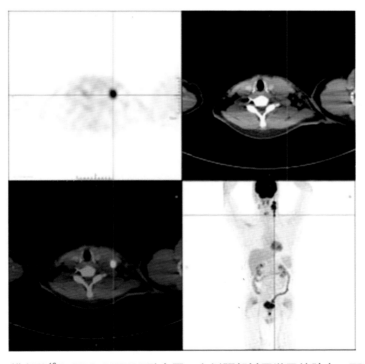

病例14图7　横断位¹⁸F–FDG PET/CT融合图：左侧颈部Ⅴ区淋巴结肿大，FDG代谢增高

检查所见：鼻咽部右后壁黏膜稍增厚，双侧咽鼓管及咽隐窝尚存在，PET 示放射性摄取增高，SUVmax 3.4。左颈部 Ⅱ ~ Ⅴ 区及右颈部 Ⅱ ~ Ⅲ 区见多发肿大淋巴结，部分融合成团，较大者位于左侧 Ⅱ a 区，与邻近胸锁乳突肌分界欠清，大小约 24mm×18mm，PET 示放射性摄取增高，SUVmax 17.0；左胸锁乳突肌稍肿大。

检查意见：①鼻咽部右后壁黏膜稍增厚，FDG 代谢轻度增高，不除外鼻咽癌可能，建议结合鼻咽镜或 MRI 考虑；②左颈部 Ⅱ ~ Ⅴ 区及右颈部 Ⅱ ~ Ⅲ 区多发肿大淋巴结，伴 FDG 代谢增高，结合病理，符合淋巴结转移表现。

后行颈部淋巴结活检病理，结果回报：（颈部淋巴结）淋巴结转移性非角化性未分化型癌。免疫组化结果：癌组织 CK（+），CK5/6（+），CD3、CD20（+）示淋巴细胞，Ki-67（+，90%）；原位杂交结果：EBER（+）。补充免疫组化结果：EGFR 总蛋白，克隆号 EP22（+）。

（病例提供者：毛景松　牟兴宇　李　猛　桂林医学院附属医院
刘　韬　桂林市中西医结合医院）

例 2：

患者男性，55 岁，主因"左耳闷堵半年余，左侧颈部淋巴结无痛性肿大 1 个月"入院，患者半年前无明显诱因出现左耳闷胀感，呈持续性加重，1 个月前扪及左侧颈部结节。

实验室检查：EB 病毒 Rta 蛋白抗体 IgG 阳性，尿酸 446μmol/L（208 ~ 428μmol/L）↑，丙氨酸氨基转移酶 51.9U/L（参考值：9 ~ 50U/L）↑，血常规：嗜碱性粒细胞 0.09×10^9/L［参考值：（0 ~ 0.06）×10^9/L］↑，淋巴细胞比率 17.3%（参考值：20% ~ 50%）↓；肾功能、电解质均未见异常。

鼻咽部 MRI 提示：鼻咽左后壁占位，鼻咽癌待排、左侧颈部淋巴结转移可能。为明确全身情况，行 ^{18}F-FDG（fluorodeoxyglucose，FDG）PET/CT 显像示：鼻咽左后壁不规则软组织肿块影，边界不清，左侧咽隐窝消失，侵及左侧翼内肌、翼外肌，FDG 代谢异常增高，SUVmax 17.2；左侧颈部多发肿大淋巴结影，FDG 代谢增高，SUVmax 14.2（病例 14 图 8）。后患者行颈部淋巴结穿刺活检，病理结果：组织形态学符合恶性肿瘤，倾向转移性肿瘤，请结合临床及影像学检查查找原发灶，必要时免疫组化协助诊断。

患者后又行鼻咽镜检查，（左鼻咽部增生物活检）鳞状细胞原位癌，局灶考虑浸润性鳞状细胞癌，请结合临床。

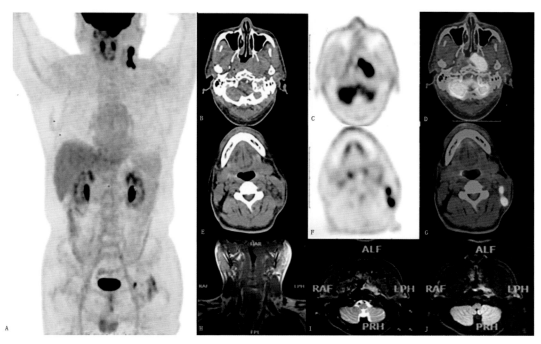

病例14图8　左侧鼻咽部鳞癌伴左颈部淋巴结转移18F-FDG PET/CT显像
与鼻咽部鼻咽部MRI所见

　　A：最大密度投影（MIP）图；B～D：CT、PET及PET/CT融合图示鼻咽左后壁不规则软组织肿块影，边界不清，左侧咽隐窝消失，侵及左侧翼内肌、翼外肌，FDG代谢异常增高；E～G：左侧颈部多发肿大淋巴结影，FDG代谢增高图；H-J：鼻咽部MRI、T_1、T_2fs、DWI图。

（病例提供者：王亮亮　临沂市人民医院）

参考文献

[1]Wiggins RH，Hoffman JM，Fine GC，et al.PET-CT in Clinical Adult Oncology-V.Head
　　and Neck and Neuro Oncology[J].Cancers（Basel），2022，14（11）：2726.doi：
　　10.3390/cancers14112726.

动脉瘤伴椎体骨质破坏

一、病历资料

患者男性，59 岁，主因"腰痛 2 年，加重伴双下肢胀痛、麻木 2 个月"就诊。患者自诉 2 年前无明显诱因下出现腰部疼痛，未予重视，2 个月前症状较前加重伴双下肢疼痛、麻木，左侧较重，疼痛以大腿前侧、后侧及小腿后侧为主。休息时缓解，活动时加重，间歇性跛行（＜50 米）。本院腰椎平扫示：腹主动脉下段异常改变，假性动脉瘤？ L_3 椎体邻近骨质吸收，建议 CTA 进一步检查。腹主动脉＋下肢动脉 CTA 示：腹主动脉下段动脉瘤并附壁血栓形成；腹主动脉下段、右侧髂外动脉、左侧髂总动脉、左侧髂内髂外动脉多发溃疡、混合斑块形成，相应管腔不同程度狭窄。肿瘤指标：CA724 13.07U/ml（参考值：0.2 ~ 6.9U/ml）。血常规：白细胞 13.4×10^9/L。患者既往肺结核病史，临床怀疑椎体结核可能，为进一步明确肿块性质及骨质破坏原因，遂行 ^{18}F-FDG PET/CT 全身显像。

二、检查过程

^{18}F-FDG PET/CT检查：

检查方法：扫描设备为 PET/CT 扫描仪，^{18}F-FDG 为我科医用回旋加速器生产，放化纯＞95%。行 ^{18}F-FDG PET/CT 检查前，患者禁食 6 小时以上，测定血糖为 6.9mmol/L。按体质量由肘静脉注射 ^{18}F-FDG（3.7 ~ 5.5MBq/kg），注射显像剂后嘱患者静卧休息 45 ~ 60 分钟开始扫描，显像前排空小便。自患者颅顶到股骨上段先行低剂量 CT 扫描（管电压 120kV，电流 251mA，层厚 4mm），然后行 PET 三维扫描（采集 10 ~ 11 个床位，40 秒/床位）。采集完毕用 CT 进行衰减校正，然后进行迭代法重建，将重建后的图像数据传入工作站，由后处理软件得到矢状位、冠状位、轴位、PET/CT 融合图像和全身 MIP 图。对于胸部区域采用 HRCT 扫描，层厚为 1mm。

检查图片（病例 15 图 1 至病例 15 图 3）：

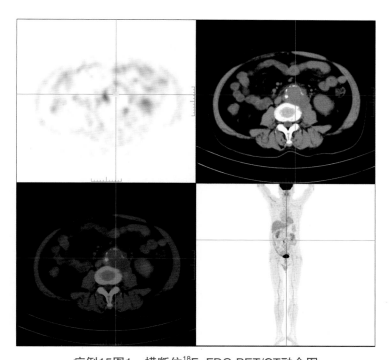

病例15图1　横断位^{18}F–FDG PET/CT融合图

L$_{3\sim4}$椎体前缘见一不规则形软组织肿块包绕腹主动脉，伴放射性摄取增高。

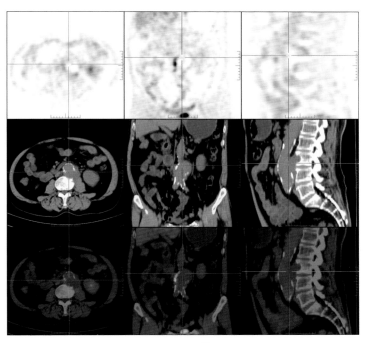

病例15图2　横断、冠状、矢状位^{18}F–FDG PET/CT融合图：
腹主动脉钙化环在L$_{3/4}$椎间隙层面开放

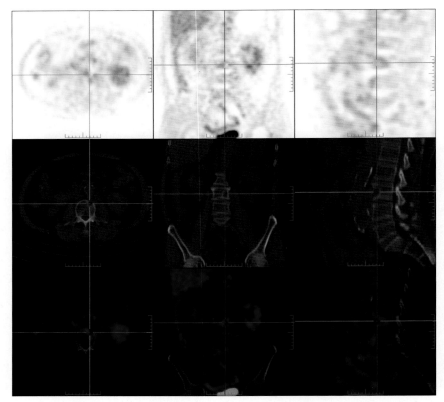

病例15图3　横断、冠状、矢状位^{18}F–FDG PET/CT融合图：病灶侵蚀相邻L$_3$椎体

检查所见：^{18}F–FDG PET/CT 全身显像示：L$_{3\sim4}$椎体前缘见一不规则形软组织肿块包绕腹主动脉（病例 15 图 1），直径约 54mm，腹主动脉钙化环在 L$_{3/4}$ 椎间隙层面开放（病例 15 图 2），病灶侵蚀相邻 L$_3$ 椎体（病例 15 图 3），PET 于相应部位见不规则放射性浓聚影，最浓处 SUVmax 6.4。除 L$_{3\sim4}$ 椎体病灶外，扫描野内其他脏器、组织未见明显异常 FDG 摄取和（或）结构改变。

检查意见：L$_{3\sim4}$ 椎体前缘不规则软组织肿块，并可见腹主动脉钙化环在 L$_{3/4}$ 椎间隙层面开放，L$_3$ 椎体局灶性骨质破坏，FDG 代谢不均匀增高，考虑慢性包裹性腹主动脉瘤破裂伴椎体侵蚀可能。

随访治疗等临床资料： 患者随后行 CT 引导下腰椎旁软组织肿块活检，（腰椎旁组织）镜下为均质粉染的无结构组织。遂行腹主动脉假性动脉瘤切除术＋腹主动脉 – 左侧髂动脉 – 右侧股动脉人工血管旁路术，术后病理：（腹主动脉瘤）镜下所见均为坏死组织、混合血栓及出血。考虑慢性包裹性腹主动脉瘤破裂（chronic contained rupture of abdominal aortic aneurysm，CCR–AAA）侵犯骨质。

三、相关知识

腹主动脉瘤（AAA）破裂后形成血肿，被周围组织包裹而被局限在腹腔内，即形成慢性包裹性腹主动脉瘤破裂（CCR-AAA）。CCR-AAA常见于老年男性患者，以间歇性、慢性腰背部疼痛为主要症状。CCR-AAA的形成与出血速度（缓慢出血）、周围组织结构的高阻力及动脉瘤穿孔的大小相关。CCR-AAA引起椎体骨质破坏主要是由于动脉瘤对椎体骨质表面的长期压迫及血管搏动造成的创伤。此外局部溢出血液中的炎症因子及蛋白水解酶等引起局部慢性炎症改变，也是引起椎体骨质破坏的重要因素。

动脉CTA可以清晰地显示腹主动脉瘤的大小、形态及动脉瘤与周围组织的关系。本例患者在动脉CTA检查中发现腹主动脉瘤旁软组织肿块及腰椎骨质破坏，因既往右肺结核病史（患者自诉已治愈），临床怀疑椎体结核可能，为进一步明确肿块性质及骨质破坏原因，遂行 ^{18}F-FDG PET/CT全身显像。椎体结核PET/CT显像常表现为椎体骨质破坏，椎间隙狭窄及椎旁软组织肿块FDG代谢增高。本例患者PET/CT图像显示：$L_{3\sim4}$ 椎体前缘不规则软组织肿块包绕腹主动脉，腹主动脉钙化环在 $L_{3/4}$ 椎间隙层面开放，肿块大部分未见异常FDG浓聚，仅局部见FDG浓聚灶，提示动脉瘤溢出血液慢性机化、钙化形成软组织肿块，而局部慢性炎症存在少量FDG摄取。病灶侵蚀相邻 L_3 椎体，L_3 椎体呈溶骨性骨质破坏，局部未见异常FDG摄取，提示椎体骨质破坏且无显著骨质重塑。

四、病例点评

临床常见椎体骨质破坏原因包括骨肿瘤、肿瘤骨转移、骨感染性病变等。本病例慢性包裹性腹主动脉瘤破裂（CCR-AAA）较为少见，但结合患者病史、动脉CTA及相关辅助检查不难诊断。

五、延伸阅读

腰椎感染性病变（急性化脓性炎）病例分享：患者女性，69岁，主因"腰部疼痛加重1个月余"来诊。^{18}F-FDG PET/CT表现为：L_3 椎体下缘、L_4 椎体上缘可见"虫蚀样"骨质破坏，相应椎间隙变窄，伴椎旁软组织肿胀，PET示相应区域放射性异常浓聚，SUVmax 18.0（病例15图4至病例15图6）；考虑为骨感染性病变。随后临床取腰椎活检，病理结果为：符合急性化脓性炎。

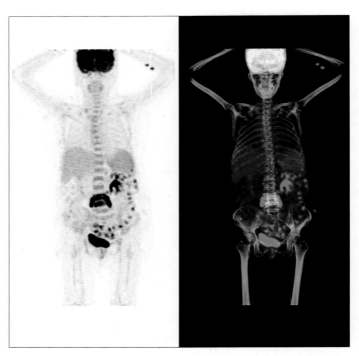

病例15图4　全身PET/CT最大密度投影（MIP）：L$_3$、L$_4$椎体见放射性异常浓聚灶

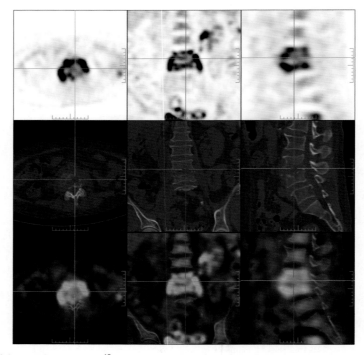

病例15图5　横断、冠状、矢状位^{18}F–FDG PET/CT融合图：骨窗示L$_3$椎体下缘、L$_4$椎体上缘所见可见"虫蚀样"骨质破坏，相应椎间隙变窄，伴放射性异常浓聚。

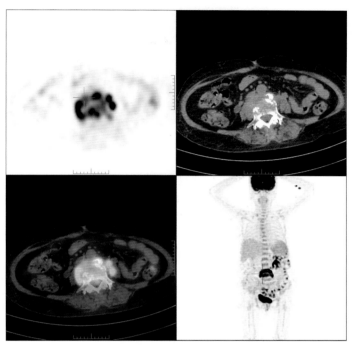

病例15图6　横断位^{18}F-FDG PET/CT融合图：
软组织窗示伴椎旁软组织肿胀，PET示相应区域放射性异常浓聚

（病例提供者：王珍珍　张　蕾　桂林医学院附属医院

王　旭　滨州医学院附属医院）

参考文献

[1]Arici V，Rossi M，Bozzani A，er al.Massive Vertebral Destruction Associated With Chronic Rupture of Infrarenal Aortic Aneurysm[J].Spine，2012，15（26）：1665-1671.

朗格汉斯细胞组织细胞增生症^{18}F-FDG PET/CT误诊

一、病历资料

患者男性，58 岁，自诉 2 年前（约 2019 年）无明显诱因下开始出现咳嗽、咳痰，痰为灰白色，无发热、头晕、头痛不适，无胸闷、气促等不适，遂至外院完善肺部 CT 示：肺结节（3mm），具体治疗不详。后定期复查肺部 CT 未见明显变化，2021 年 3 月 10 日复查肺部 CT 示肺部结节（6mm），肿瘤标记未见明显异常。2021 年 6 月，患者因"右臀部疼痛"至外院住院治疗，考虑骶骨右侧椎弓骨质破坏，并送检考虑不排外肿瘤性病变（免疫组化结果未回），肺部 CT 提示结节较前增大。

既往史：高血压病史 20 余年，最高血压达 170mmHg，长期口服厄贝沙坦氢氯噻嗪 15mg 1 次 / 日、苯磺酸左旋氨氯地平 2.5mg 1 次 / 日，血压控制可；有腰椎间盘突出病史（具体不详）；有前列腺钙化病史，规律服用坦索罗辛，效果不详；既往诊断心肌肌桥、冠状动脉粥样硬化，长期口服阿托伐他汀 10mg 1 次 / 日。否认糖尿病病史，否认有"肝炎、结核"等传染病病史，无输血史。有右手骨折手术史，有青霉素过敏史，否认食物过敏史。吸烟 40 余年，每日 1 包 / 日，已戒烟。无饮酒嗜好。

辅助检查：肺部肿瘤组合：非小细胞肺癌相关抗原 3.62ng/ml ↑（参考值：0.1 ～ 3.3ng/ml），神经元特异性烯醇化酶 20.22ng/ml ↑（参考值：0.05 ～ 16.3）；血常规检查、肝功能、肾功能、心肌酶组合、电解质、超敏 C- 反应蛋白、血糖、呼吸 -D 二聚体、全自动大便常规分析、凝血四项、尿常规、一般细菌涂片检查、结核菌涂片检查、快速输血前四项检查、肺炎支原体血清学实验＋滴度、结核抗体（TB-Ab）、细菌毒素 G- 脂多糖定量检测、呼吸 - 痰三项、呼吸 - 细菌抗体（hx）均未见异常。肺部 CT：①两肺多发结节，可能为转移瘤；②两肺上叶及右肺中叶肺气肿；③肝囊肿；双肾囊肿；④两侧肾上腺增粗，请结合临床。

二、检查过程

^{18}F–FDG PET/CT检查：

检查方法：扫描设备为PET/CT扫描仪，[18]F–FDG为我科医用回旋加速器生产，放化纯＞95%。行[18]F–FDG PET/CT检查前，患者需禁食6小时以上，测定血糖6.1mmol/L。按体重由肘静脉注射[18]F–FDG（3.7 ~ 5.5MBq/kg），注射显像剂后嘱患者静卧休息45 ~ 60分钟开始扫描，显像前排空小便。自患者颅顶到股骨上段先行低剂量CT扫描（管电压120kV，电流251mA，层厚4mm），然后行PET三维扫描（采集10 ~ 11个床位，40秒 / 床位）。采集完毕用CT进行衰减校正，然后进行迭代法重建，将重建后的图像数据传入工作站，由后处理软件得到矢状位、冠状位、轴位、PET/CT融合图像和全身MIP图。对于胸部区域采用HRCT扫描，层厚为1mm。

检查图片（病例16图1至病例16图5）：

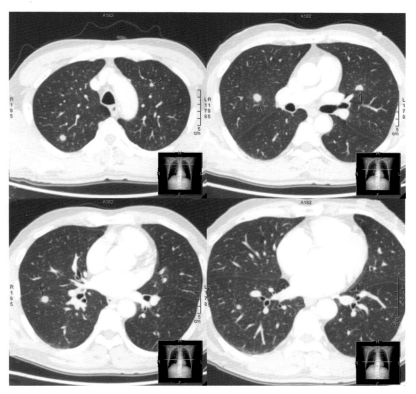

病例16图1　胸部CT平扫：双肺内多发实性结节，边界清

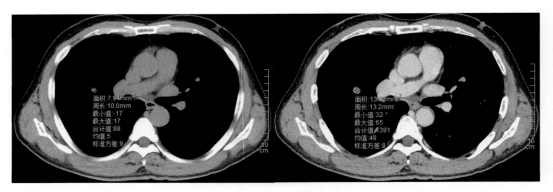

病例16图2　增强扫描：肺结节明显强化

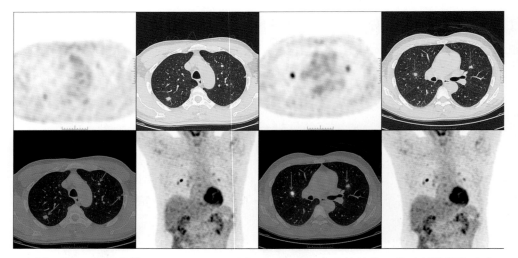

病例16图3　横断位^{18}F-FDG PET/CT融合图：双肺多发实性结节，伴放射性摄取增高

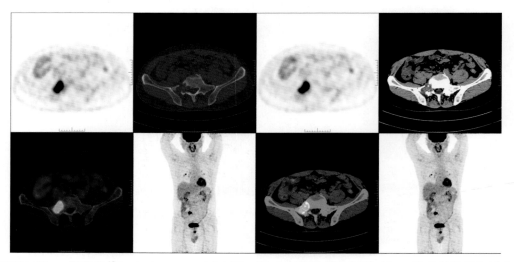

病例16图4　横断位^{18}F-FDG PET/CT融合图：骶₁右侧见溶骨性骨质破坏，伴放射性摄取增高

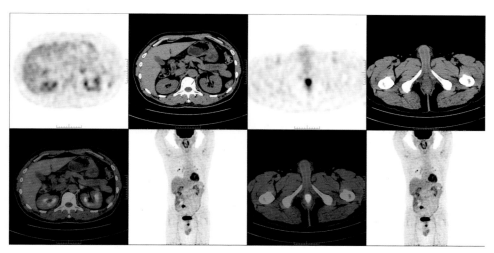

病例16图5　横断位¹⁸F–FDG PET/CT融合图：
左肾上腺稍增粗，伴放射性摄取轻度增高；直肠下段局部放射性浓聚灶

检查所见：¹⁸F–FDG PET/CT 显像结果示：直肠下段见一结节状放射性浓聚影，大小约 22mm×21mm×22mm，SUVmax 10.4，CT 于相应部位见软组织影。双肺见多发类圆形结节影，最大者位于右肺上叶后段，大小约 10mm×11mm，PET 于相应部位见放射性浓聚影，SUVmax 7.1。左侧肾上腺增粗，PET 于相应部位见放射性浓聚影，SUVmax 3.3。骶骨右侧见溶骨性骨质破坏，PET 于相应部位见放射性浓聚影，SUVmax 13.9。除上述病灶外，扫描野内其他脏器、组织未见明显异常 FDG 摄取和（或）占位性病变。

检查意见：①直肠下段高代谢病灶，不除外恶性病变可能，建议活检明确；②双肺多发结节，部分结节代谢明显增高，考虑为双肺多发转移瘤；③骶骨右侧溶骨性病变，代谢增高，考虑为骨转移瘤；④左侧肾上腺增粗，代谢轻度增高，多考虑为肾上腺转移瘤，建议必要时行 MRI 检查。

随访诊疗等临床资料：腰₅椎体横突活检：考虑朗格汉斯细胞组织细胞增生症。直肠多发息肉（已钳除），（直肠活检）增生性息肉。（右肺结节活检）纤维结缔间见组织细胞和朗格汉斯细胞增生，伴大量嗜酸性粒细胞、淋巴细胞和浆细胞浸润，考虑朗格汉斯细胞组织细胞增生症。另见部分肺泡上皮，肺泡间隔增宽，伴炎细胞浸润，待组化协助诊断。

三、相关知识

朗格汉斯细胞组织细胞增生症（langerhans cell histiocytosis，LCH）是一种起源于骨

髓树突状前体细胞的罕见造血系统肿瘤，其发病机制仍不清楚。虽然LCH多见于儿童，男性多于女性，但也可出现在任何年龄，并伴有不同程度的全身受累。组织细胞学会（HS）根据受累器官的数量和类型对LCH的临床表现进行了分类：单系统（SS）受累（单灶或多灶），多系统（MS）受累（有或没有受累危险器官）。骨、皮肤、肺和脑下垂体是最常见的病变部位，淋巴结、肝、脾、肠和中枢神经系统（CNS）的病变较少见。临床表现因所涉组织不同而不同，病程从自限性到慢性缓解和复发。累及危险器官（骨髓、中枢神经系统、肝脏或脾脏）与预后差有关，不乏见到广泛播散致死的病例报道。

LCH累及肺部改变被称为肺朗格汉斯细胞组织细胞增生症（pulmonary Langerhans cell histiocytosis，PLCH），可为单独的肺部发病，也可为LCH累及的多个器官之一，后者多见于儿童。PLCH的肺部CT表现与其病理过程有关，结节影、囊腔影等不同时期的病变可同时存在。早期朗格汉斯细胞浸润支气管和血管周围的肺间质和小叶间隔形成结节状肉芽肿，浸润、破坏细支气管壁，CT表现为肺内结节，结节分布于小叶中心及细支气管周围，被正常肺组织包围。朗格汉斯细胞形成肉芽肿后演变形成空洞，周围纤维组织牵拉中央的细支气管形成囊腔，囊腔也可能是细支气管受累阻塞并继发性扩张的结果。LCH晚期，病变进展累及肺泡壁，致双肺广泛纤维化呈蜂窝样改变（病例16图6）。

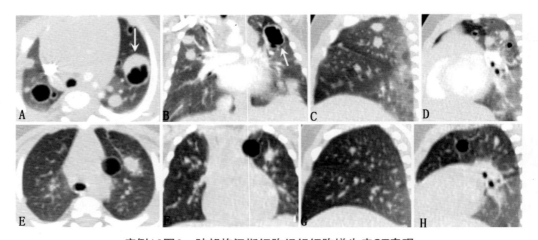

病例16图6　肺朗格汉斯细胞组织细胞增生症CT表现

图片为2个月男婴，A～D：双肺见散在结节及囊腔，结节边界清楚，大小不等，囊腔呈大小不等薄壁囊腔，部分囊腔位于结节内（图A、图B箭头）；结节及囊腔以双肺上叶及中外带靠近胸膜下分布较多；E～H：2个月后复查，结节及气囊影缩小、减少。

骨朗格汉斯细胞组织细胞增生症（bone Langerhans cell histiocytosis，BLCH）可发生在颅骨、椎体及四肢骨，以扁骨多见。BLCH进程分为三期：朗格汉斯细胞聚齐期、肉芽肿期、退缩期。病理表现为朗格汉斯细胞增生浸润，逐渐形成肉芽肿侵犯骨质，最终不同程度的骨质破坏。病变早期表现以溶骨性骨质破坏为主，伴软组织肿胀，边缘不光整，后期病灶可出现硬化边（病例16图7）。

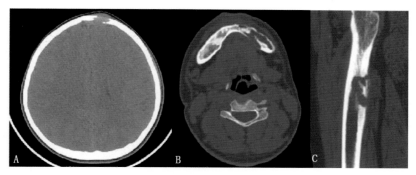

病例16图7　BLCH病变

　　A：额骨"穿凿样"骨质破坏；B：下颌骨体部骨质破坏，边缘可见硬化边；C：左股骨上中段内侧骨质破坏，其内有分隔，病灶突破骨皮质，骨内外膜增生，局部软组织稍肿胀。

　　LCH中的朗格汉斯细胞、淋巴细胞和嗜酸性粒细胞具有高的葡萄糖亲和力，因此，病变在^{18}F-FDG PET/CT表现为高代谢灶。研究表明FDG PET/CT能够检测到常规成像模式无法检测到的LCH病变，比如：①CT显示骨无异常密度改变，但是PET于相应部位呈高代谢；②常规影像淋巴结长径未大于10mm，但代谢异常增高，另外FDG PET/CT能够区分代谢活性疾病和非活性疾病，这对于预后和避免潜在不必要的治疗都是至关重要的。当然了，FDG PET/CT对受累的肺囊性病变或间质改变、部分皮肤和中枢神经系统可出现阴性，因此，仍需要MRI和诊断性CT的辅助。总之，FDG PET/CT对LCH的分型、分期、治疗决策及疗效评估至关重要。

四、病例点评

　　本例患者误诊恶性肿瘤并肺及骨转移，主要因为：①患者为中老年，而LCH多见于儿童；②肺部病变为实性结节，未见囊腔病变，符合恶性肿瘤肺转移表现；③肿瘤骨转移亦可表现为溶骨性骨质破坏伴软组织肿块形成；④直肠末端（肛门）见异常高代谢灶，根据文献报道，此处高代谢灶可以是恶性病变、炎性（如痔疮）或生理性，遗憾的是未做延迟显像，因此不能除外恶性病变。

五、延伸阅读

例1：LCH累及骨骼（单灶或多灶）

　　患儿男性，4岁，因"头痛"就诊。CT示：枕骨肿物，考虑朗格汉斯细胞组织细胞增生症。病理确诊为 LCH。PET 见枕骨溶骨性骨质破坏并软组织肿块形成，伴代谢增高（病例 16 图 8）。

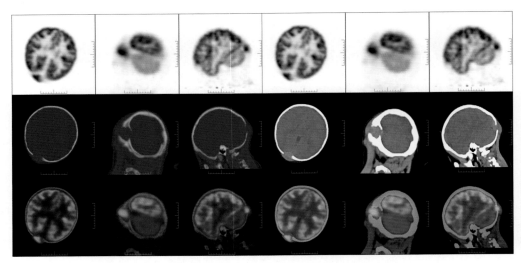

病例16图8　横断、矢状位^{18}F–FDG PET/CT融合图：
枕骨溶骨性骨质破坏并软组织肿块形成，伴代谢增高

例 2：

患者女性，19 岁，主因"胸骨区疼痛肿胀 2 个月余"就诊。我院胸部 CT 提示胸骨占位。后病理确诊为 LCH。PET 见胸骨溶骨性骨质破坏并软组织肿块形成，伴代谢增高，另见邻近纵隔淋巴结肿大伴代谢增高（病例 16 图 9）。

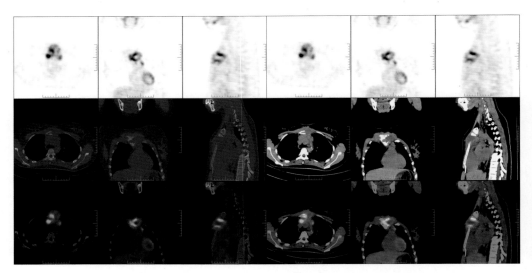

病例16图9　横断、冠状、矢状位^{18}F–FDG PET/CT融合图
胸骨溶骨性骨质破坏并软组织肿块形成且伴代谢增高，邻近纵隔淋巴结肿大伴代谢增高。

例 3:

　　患者 16 岁男孩，主因"全身骨痛"就诊，病理为 LCH。PET 见颈胸腰椎、胸骨及髂呈骨溶骨性骨质破坏并软组织肿块形成，伴代谢增高（病例16 图 10 ）。

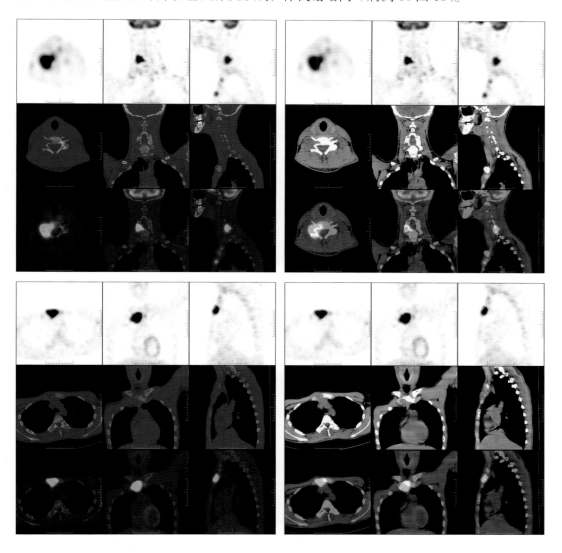

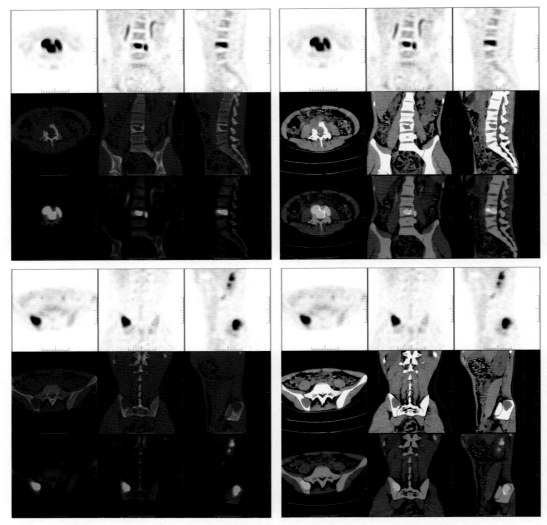

病例16图10　颈胸腰椎、胸骨及髂呈骨溶骨性骨质破坏并软组织肿块形成并伴代谢增高横断、冠状、矢状位 ^{18}F-FDG PET/CT 融合图。

（病例提供者：黎祖国　付　巍　桂林医学院附属医院

张实来　韦琳琳　广西医科大学附属肿瘤医院）

例 4：

患者男性，22 岁，主因"右肱骨上段肿胀 4 年余"急诊入院。患者近期自觉局部肿物肿大明显，行中医外敷治疗（具体不详），症状无好转就诊。

入院查体：体温 36.5℃，脉搏 72 次 / 分，呼吸 20 次 / 分，血压 112/67mmHg。神志清，颈部、腋窝、腹股沟可触及淋巴结肿大，眼周可见疣状皮疹。胸骨无压痛，两肺呼吸音清，未闻及干湿性啰音。心率 72 次 / 分，律齐，各瓣膜听诊区未闻及杂音。

腹平软，无压痛、反跳痛，肝无肿大，脾无肿大，移动性浊音（-），肝肾区无叩痛；肠鸣音正常，4次/分。右肱骨上段肿胀，覆盖纱布，双下肢无水肿。神经系统查体未见阳性体征。

实验室检查：红细胞定型＋血常规（含网织红细胞计数）：血小板（PLT）417.00×10⁹/L↑；平均红细胞血红蛋白浓度（MCHC）307.00g/L↓；平均红细胞血红蛋白含量（MCH）19.90pg↓；平均红细胞体积（MCV）64.80fl↓；血红蛋白（HGB）122.00g/L↓；中性粒细胞（NEUT）9.69×10⁹/L↑；白细胞（WBC）12.39×10⁹/L↑。2018年5月5日8：34降钙素原（PCT）0.04ng/ml。2018年5月5日9：14凝血五项：血浆纤维蛋白原测定（Fib）4.37g/L↑；活化部分凝血活酶时间（APTT）41.50秒↑。2018年5月5日9：41尿液检查：尿葡萄糖（干化学）（GLU）-。2018年5月5日10：06铁蛋白测定（Ferritin）50.80ng/ml。粪便检查：隐血试验（OB）（粪便）阴性（-），血清白蛋白测定（ALB）38.2g/L↓；超敏C-反应蛋白（CRP）17.2mg/L↑。

肝脏回声未见明显异常。CDFI：血流色彩及频谱多普勒未见异常。胆囊及胆道回声未见明显异常。脾脏大小及回声未见异常。胰腺回声未见明显异常。

胸部CT：①两肺支气管-血管束粗多、模糊、紊乱，左肺下叶炎症？左下侧胸膜增厚，建议复查；②右肱骨上段、右肩胛骨内局部骨质缺损并见内软组织密度影，并周围软组织明显肿胀，感染性病变？肿瘤？取病变部位进行活检：符合朗格汉斯细胞组织细胞增生症，免疫组化结果：CD1a（+），CD68（+），S-100（+）。

全身骨显像（病例16图11）：

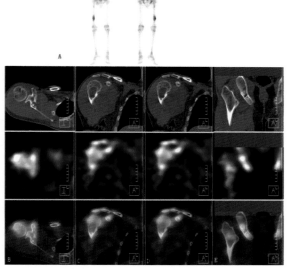

病例16图11　朗格汉斯细胞组织细胞增生症患者全身骨显像

A～E：右侧肩胛骨、右侧肱骨、右侧股骨、右侧耻骨骨质破坏，局部显像剂摄取增加。

（病例提供者：张雪辉　北海市人民医院）

例5：

患者女性，34岁，主因"右髋部疼痛20天"入院。患者20天前无明显诱因下出现右髋部持续性钝痛，不能忍受，无放射痛，无畏寒、发热，无恶心、呕吐等不适，自行服"布洛芬"，效果不佳。

实验室检查：癌胚抗原、甲胎蛋白、CA19-9、CA15-3、血清铁蛋白均正常；血常规、尿常规、大便常规、肝功能、肾功能、电解质均未见异常。

骨盆MRI平扫＋增强：右侧髂骨局部骨质破坏，其周围骨质、右侧髂腰肌、臀中肌及周围皮下脂肪层改变，性质待定，感染性病变？肿瘤性病变？建议活检（病例16图12）。

为明确全身情况，行 ^{18}F-FDG（fluorodeoxyglucose，FDG）PET/CT显像示：右侧髂骨局部骨质破坏伴周围软组织肿胀，边缘硬化，未见瘤骨及骨膜反应，FDG代谢增高，SUVmax 16.77（病例16图13）。

后患者行右侧髂骨病灶穿刺活检，病理结果：（右侧髂骨周围病灶软组织）符合朗格汉斯细胞组织细胞增生症，免疫组化：CK（P）（-），EMA（-），CD1a（+），langerin（+），S-100（+），CD68（部分+），CD138（-），CD20（部分+），CD3（部分+），Ki-67（约20%+），特殊染色结果：PAS-D（-），抗酸（-）。

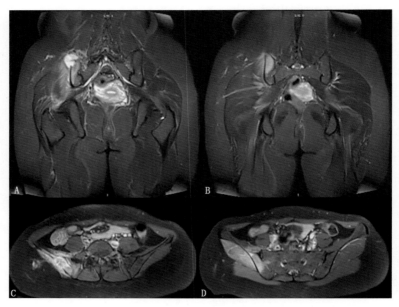

病例16图12　骨盆增强MRI

T$_2$抑脂增强图示右侧髂骨局部骨质破坏，周围骨质见斑片状、大片状高信号影，增强扫描明显强化。

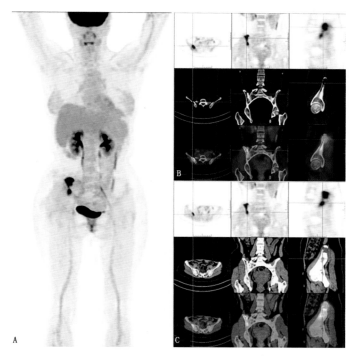

病例16图13　右侧髂骨朗格汉斯组织细胞增生症患者¹⁸F-FDG PET/CT显像图

A：最大密度投影（MIP）图示：右侧髂骨团状 FDG 摄取增高灶；B、C：PET 及 PET/CT 融合图示右侧髂骨地图样溶骨性破坏，边缘呈线状硬化，FDG 摄取明显增高，SUVmax 16.77。

（病例提供者：陆邓露　邓燕云　柳州市工人医院）

例6：

患者男性，24 岁，主因"腰背部疼痛 2 周"入院。患者于 2 周前无明显诱因出现间断性腰背部疼痛伴有腹部放射痛，休息时缓解，运动时加重，自行口服止痛药无明显缓解，余无明确异常。自述无接触牛羊，无发热，否认外伤史、骨折病史。

实验室检查：CRP 升高 20.17mg/L（参考值：0 ~ 6.00mg/L），碱性磷酸酶（ALP）142U/L（参考值：25 ~ 90U/L），尿酸（UA）515.5mmol/L（参考值：150.0 ~ 440.0mmol/L），细菌抗体测定（结核分枝杆菌）TB-Ab 阳性，活化部分凝血活酶时间测定（APTT）45.3Sec（参考值：26.0 ~ 42.0Sec）；血常规、癌胚抗原、甲胎蛋白、CA125、CA199、CA153、鳞状细胞癌相关抗原均正常；尿常规、乙型病毒性肝炎、丙型病毒性肝炎、HIV、梅毒、布氏杆菌、新型冠状病毒核酸均阴性。

胸椎 CT 平扫提示：T₉ 椎体右侧及椎弓根骨质破坏伴软组织肿胀，椎间孔变窄，硬膜囊受压，转移瘤待除外。胸椎 MRI 平扫及增强提示：T₉ 椎体右侧及椎弓根骨质异常信号及强化，考虑占位性病变，不除外感染性病变。行 ^{18}F-FDG（fluorodeoxyglucose，FDG）PET/CT 显像示：T$_9$ 椎体及右侧椎弓骨质破坏伴随局部软组织团块，FDG 代谢增高，SUVmax 14.4；额骨左侧、枕骨左侧多发局限性骨质破坏，FDG 代谢未见异常增高（病例 16 图 14）。

后患者行胸椎肿瘤全椎切除椎体重建术，病理结果：（胸椎椎骨）朗格汉斯细胞组织细胞增生症，请结合临床及影像学检查其他部位有无病变，注意随诊。免疫组化结果显示：CD207（+），S-100（+），CD1a（+），CD68（-），Ki-67（10%）。

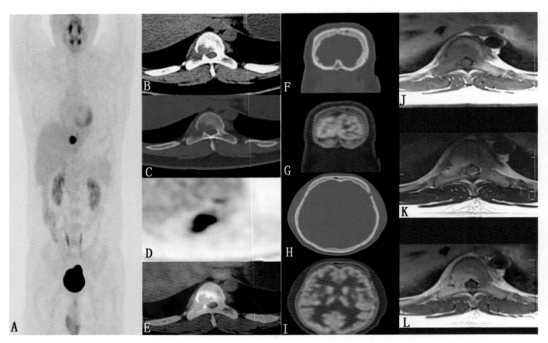

病例16图14 ^{18}F-FDG PET/CT显像与胸椎平扫及增强MRI所见

A～E：胸椎朗格汉斯细胞组织细胞增生症患者 ^{18}F-FDG PET/CT 显像图。A：最大密度投影（MIP）图示：胸椎局部 FDG 摄取增高灶；B、C：CT 软组织窗及骨窗图示 T$_9$ 椎体右侧及椎弓根骨质破坏伴软组织肿胀；D、E：PET 及 PET/CT 融合图示 T$_9$ 椎体右侧及椎弓根骨质破坏伴软组织肿胀，FDG 代谢增高，SUVmax 14.4。

F～I：头颅 ^{18}F-FDG PET/CT 显像图。F、G：CT 骨窗冠状位及 PET/CT 融合图示左侧顶骨局部骨质密度减低，FDG 代谢未见增高；H、I：CT 骨窗轴位及 PET/CT 融合图示额骨左侧局部骨质密度减低，FDG 代谢未见增高。

J～L：胸椎平扫及增强 MRI 图。J：T$_1$WI 示 T$_9$ 椎体及右侧椎弓根略低信号伴周围部分软组织肿胀；K：T$_2$WI 示 T$_9$ 椎体及右侧椎弓根略高信号伴周围软组织肿胀；L：T$_1$WI 增强示 T$_9$ 椎体及右侧椎弓根明显、均匀强化，周围肿胀软组织明显、均匀强化。

（病例提供者：张极峰　李　萍　哈尔滨医科大学附属第二医院）

例7：

患者男性，8岁，主因"右锁骨疼痛1个月"入院。患者于1个月前无明显诱因出现右锁骨按压痛，无发热，无上肢活动障碍。1个月来右侧锁骨按压痛未缓解。查血常规、凝血常规未见异常。行胸部CT示右锁骨中段骨质不规则破坏，局部骨皮质不连续，并见软组织肿块影，增强扫描呈轻度不均匀强化，为明确全身情况，行 ¹⁸F–FDG（fluorodeoxyglucose，FDG）PET/CT 显像示：右锁骨中段形态不规整，可见骨质破坏及软组织肿块形成，FDG 代谢增高，SUVmax 6.9（病例16图15）。

后患者行经皮骨穿刺活检，病理结果：朗格汉斯细胞组织细胞增生症，免疫组化：CD1a（＋），S100（＋），CD207（＋），CD68（＋），CD163（±），Ki–67（＋，30%～40%）。

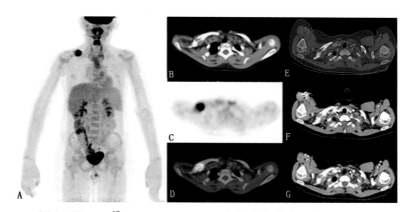

病例16图15　¹⁸F–FDG PET/CT显像与胸部骨窗及增强CT所见

A～D：¹⁸F–FDG PET/CT 显像图。A：最大密度投影（MIP）图示：右侧锁骨区 FDG 异常摄取；B～D：平扫 CT、PET 及 PET/CT 融合图像示右侧锁骨骨质破坏，FDG 明显摄取增高，SUVmax 6.9。

E～G：胸部骨窗及增强CT图。E：CT骨窗显示右侧锁骨溶骨性骨质破坏，破坏中心可见残存骨。F、G：增强 CT 显示右侧锁骨破坏骨质周围见软组织肿块影，增强后呈轻中度强化。

（病例提供者：董有文　高建英　济宁医学院附属医院）

例8：朗格罕细胞组织细胞增生症多系统受累

患者男性，16岁，6个月前无明显诱因下发现左侧下颌骨肿大，肿物似鹌鹑蛋大小，质韧，较固定，持续性肿大，伴右侧上颌牙龈肿胀、皮肤发红，伴有疼痛，张口进食时疼痛明显，无破溃、出血，自行考虑智齿，未进一步诊治。后牙龈肿痛明显，伴有牙齿松动，于当地人民医院口腔科考虑智齿，予以拔牙齿，疼痛无改善。2个月后行 CT 检查提示下颌骨左侧局部骨质缺损伴周围软组织肿胀，右内侧皮质欠光滑，考虑炎性改变可能性大。

实验室检查：补体 C3 2.12（参考值：0.83 ~ 1.82），补体 C4 0.465（参考值：0.105 ~ 0.404），生长激素 0.065（参考值：0.077 ~ 10.8），C- 反应蛋白 38.13mg/L（参考值：0 ~ 10mg/L），白介素 -6 28.92（参考值：0 ~ 7）。血、尿、便均未见异常。

后患者全身麻醉下行"左侧下颌骨部分切除术＋左侧下颌骨钛板内固定术＋复杂牙拔除术"。

病理结果：（左侧下颌骨、左侧下颌骨 2）送检组织有较多非典型细胞，核折叠、凹陷或分叶状，部分细胞有核沟，核透亮核仁明显，可见核分裂，侵犯周围骨组织，伴有大量嗜酸性粒细胞及淋巴细胞浸润，并见嗜酸性脓肿形成，结合组织学形态及免疫组化检测结果，符合朗格罕细胞组织细胞增生症。（左颌下）淋巴结 1 枚，可见病变累及。

免疫组化结果：CK（-），CK5/6（-），P63（-），CD68（+），CD20（-），CD3（-），CD38（-），CD138（-），CD30（-），CD1a（-），S-100（+），Langerin（灶状 +），LCA（-），Ki-67（1%+），Vimentin（+）。

^{18}F-FDG PET/CT 显像与 MRI 增强所示见病例 16 图 16。

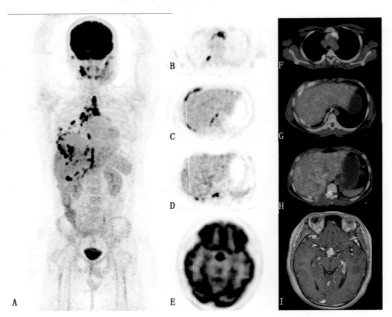

病例16图16　^{18}F-FDG PET/CT 显像与 MRI 增强所见

A：最大密度投影图（MIP）图示：纵隔内、右侧胸膜、右侧部分肋骨、腹腔内多发异常浓聚影。B、C：前纵隔软组织影伴异常放射性浓聚，SUVmax 15.5。D、E：右侧胸膜增厚伴异常放射性浓聚，SUVmax 17.9。F ~ G：右侧第 10/11 椎间孔区软组织影伴异常放射性浓聚，局部突入椎管内，SUVmax 14.1。H：下丘脑区见结节状放射性浓聚，SUVmax 23.1。I：MRI 增强示下丘脑结节明显强化。

（病例提供者：龚　伟　海南省肿瘤医院）

参考文献

[1]Ferrell J，Sharp S，Kumar A，et al.Discrepancies between F-18-FDG PET/CT findings and conventional imaging in Langerhans cell histiocytosis[J].Pediatr Blood Cancer，2021，68（4）：e28891.doi：10.1002/pbc.28891.

[2]牟东云，张艳金，杨舟，等.骨朗格汉斯组织细胞增生症诊断难点分析[J].中国肿瘤临床，2022，49（11）：558-563.

[3]Georgakopoulou D，Anastasilakis AD，Makras P.Adult Langerhans Cell Histiocytosis and the Skeleton[J].J Clin Med，2022，11（4）：909.doi：10.3390/jcm11040909.

[4]Liao F，Luo Z，Huang Z，et al.Application of ^{18}F-FDG PET/CT in Langerhans Cell Histiocytosis[J].Contrast Media Mol Imaging，2022，2022：8385332.doi：10.1155/2022/8385332.

[5]Jessop S，Crudgington D，London K，et al.FDG PET-CT in pediatric Langerhans cell histiocytosis[J].Pediatr Blood Cancer，2020，67（1）：e28034.doi：10.1002/pbc.28034.

[6]张黎，何玲，陈欣，等.儿童肺朗格汉斯细胞组织细胞增生症的CT表现[J].中国中西医结合影像学杂志，2020，18（04）：418-420.

胆囊癌

一、病历资料

患者男性，65岁，主因"右上腹痛"来诊。患者5天前无明显诱因出现右上腹剧痛，伴呕吐、厌食、消化不良，于当地医院就诊。增强CT：肝门区，胆囊窝形态不规则，软组织密度影。入院后行PET/CT（FDG及FAPI）检查：胆囊底增厚呈异常放射性浓聚，与肝脏密接，考虑为胆囊癌。

二、检查过程

PET/CT（FDG及FAPI）检查：

检查方法：扫描前，所有患者需禁食6~8小时并进行血糖检测，要求血糖低于11.0mmol/L进行图像采集。在静脉接受3.75MBq/kg剂量的^{18}F-FDG（或^{18}F-FAPI-04）后，嘱患者在休息室静卧1小时后进行扫描。螺旋CT体部图像应用管电压120kV、管电流200mA、3.75mm的切片厚度、重建间隔3.27mm、矩阵尺寸512×512、视野700mm。头部图像应用管电压140kV、管电流350mA、3.75mm的切片厚度、重建间隔3.27mm、矩阵尺寸512×512、视野300mm。接下来，在3D模式下进行PET成像，平均每个床位采集时间约90秒，通常扫描6~7个床位，患者扫描期间需保持静止状态。最后使用三维有序子集期望最大化算法（2次迭代和17个子集）进行图像重建。

^{18}F-FDG PET/CT检查图片（病例17图1至病例17图3）：

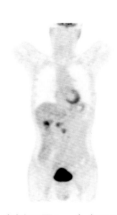

病例17图1　全身FDG PET/CT影像：胆囊底见异常FDG代谢增高

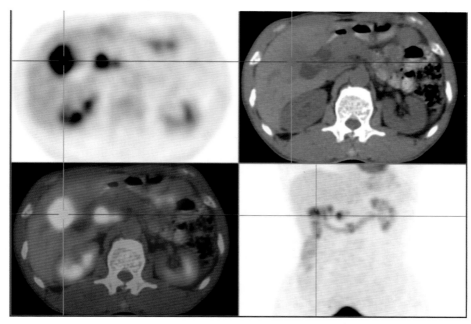

病例17图2　¹⁸F-FDG PET/CT影像图：胆囊底病灶

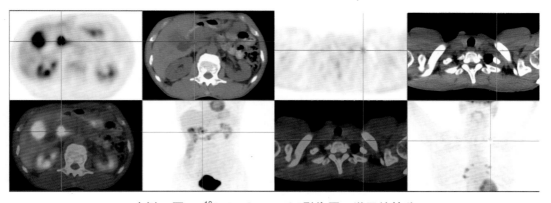

病例17图3　¹⁸F-FDG PET/CT影像图：淋巴结转移

检查所见：¹⁸F-FDG PET/CT 显像结果示：左侧锁骨上多发小淋巴结，直径约0.7cm，PET 上呈异常放射性浓聚，SUVmax 3.2；双肺胸膜下多发结节，直径约0.7cm，PET 上呈轻度放射性浓聚，SUVmax 1.6。胆囊底不均匀增厚，与肝脏密接，PET 上呈异常放射性浓聚，SUVmax 9.6；右后肋膈脚、胰头后、腹主动脉旁多发肿大淋巴结，较大者大小约1.7cm×1.7cm，PET 上呈异常放射性浓聚，SUVmax 5.6。

检查意见：胆囊底增厚呈异常放射性浓聚，与肝脏密接，考虑为胆囊癌；左侧锁骨上、右右后肋膈脚、胰头后及腹主动脉旁多发浓聚淋巴结，考虑为淋巴结转移；双肺及胸膜下浓聚结节，考虑为肺转移可能。

^{18}F-FAPI PET/CT检查图片（病例17图4至病例17图7）：

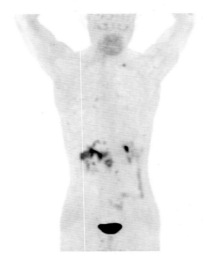

病例17图4   全身FAPI PET/CT影像：胆囊底见异常FAPI代谢增高

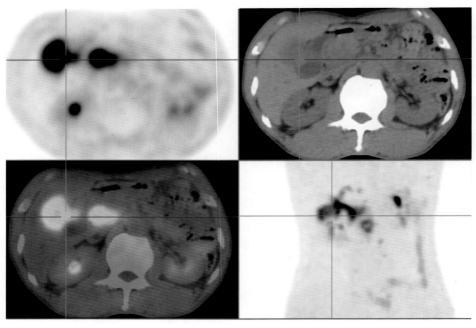

病例17图5 ^{18}F-FAPI PET/CT影像图：胆囊底病灶

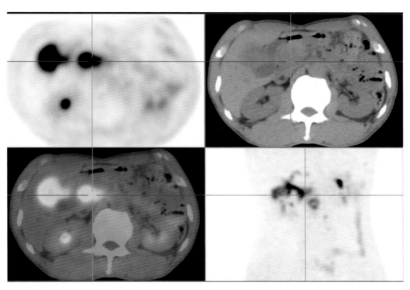

病例17图6　^{18}F-FAPI PET/CT影像图：门脉癌栓

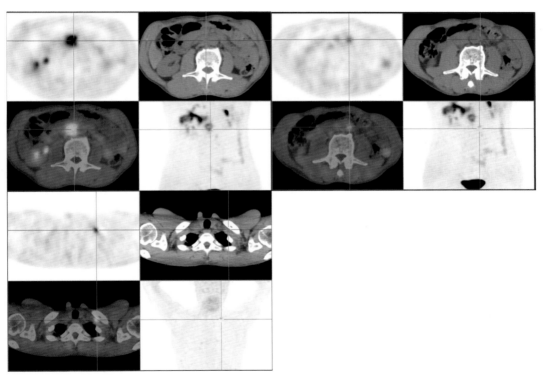

病例17图7　^{18}F-FAPI PET/CT影像图：淋巴结转移

检查所见：左侧锁骨下区可见小淋巴结影，短径约0.6cm，可见异常放射性浓聚，SUVmax 5.4。双肺及胸膜可见多发等密度小结节影，部分可见轻度异常放射性浓聚，较大者位于右肺下叶胸膜下直径约 0.6cm，SUVmax 1.4；右肺门区可见多发钙化灶。右侧膈肌脚区可见小淋巴结影，短径约 0.6cm，SUVmax 3.9；胆囊底壁不规则增厚，可见肿物形成，范围约 3.9cm×3.4cm，SUVmax 9.5，与邻近肝实质及门脉分界不清；腹主动脉周围可见多发肿大淋巴结影，部分融合成团，较大者短径约 2.0cm，SUVmax 7.5。

检查意见：胆囊底占位，可见异常放射性浓聚，考虑胆囊癌可能，建议增强检查；腹主动脉周围多发肿大淋巴结，部分融合成团，可见异常放射性浓聚，考虑转移可能；左侧锁骨下区及右膈肌脚区小淋巴结，可见异常放射性浓聚，倾向转移可能；双肺及胸膜多发小结节，部分可见轻度放射性摄取，倾向转移可能。

随访治疗等临床资料： 穿刺活检：胆囊低分化腺癌；IHC：CK（部分＋），CK7（大部分＋），CK19（大部分＋），Vimentin（局灶＋）；肿瘤标志物：CA125 轻度升高。病理及肿瘤标志物的检查证实了 PET 的诊断。

三、相关知识

胆囊癌为胆系最常见的恶性肿瘤，易发于中老年，女性高发、预后极差，由于临床缺乏特异性的症状和体征，临床表现与胆囊炎、胆绞痛相似，早期诊断困难。一经发现，大多已处于疾病的晚期，中位生存时间为 6 个月左右，5 年生存率仅为 1.0%～5.0%。病因尚不明确，可能与胆囊结石或慢性胆囊炎的长期刺激有关，70%～90% 的病例合并胆石症。肿瘤多发生在胆囊底部或颈部，80%～90% 为腺癌，少数为鳞癌。80% 肿瘤为浸润性生长，20% 的肿瘤呈乳头状生长。根治性外科切除术是无转移的胆囊癌患者最有效的治疗方法。

胆囊癌的 CT 表现分为 4 种类型：①胆囊壁增厚型：表现为胆囊壁的不规则或规则增厚；②腔内型：表现为乳头状、单发或多发腔内肿块，基底部胆囊壁增厚，增强后，肿块明显强化；③肿块型：表现为胆囊窝的软组织肿块，胆囊大部或完全消失；④弥漫浸润型：少见，易误诊为胆囊炎。

^{18}F-FDG PET/CT 诊断胆囊癌的准确率＞90%。FDG PET 在诊断常规影像学发现的胆囊壁增厚的性质方面具有优势，FDG 摄取增高可以用来鉴别超声、CT 和 MRI 发现的胆囊壁增厚的良恶性。

胆囊癌 FDG PET 显像表现为局灶性放射性浓聚，病变浓聚的边界相对清楚光滑；侵犯邻近组织或脏器时放射性浓聚明显超出正常胆囊大小，呈不规则状，可以表现为均匀一致的高代谢病灶，中心也可出现放射性不均匀改变，区域淋巴结转移显示为小结节状高代谢灶，部分可相互融合。

但需要注意的是，急性胆囊炎也可表现为放射性浓聚，需结合临床表现、化验及综合影像加以鉴别。延迟扫描对于鉴别也有参考意义，与常规早期扫描，延迟显像 T/N 比也增高，病灶显示更为清晰。此外有研究发现 FDG PET/CT 在判断没有远处转移的胆囊癌可切除性的准确率比多层螺旋 CT 略高（91.6% vs 87.5%）。

四、病例点评

本病例为男性，以右上腹痛来诊，需鉴别是肝脏原发肿瘤、胆囊其他恶性肿瘤、良性占位及其他炎症等。胆囊癌的 FDG 及 FAPI 摄取以鲜明的对比度被发现，对病灶的定位及定性均有帮助，增强 CT 或 MRI 检查有助于病变与周围组织关系，判断血管受侵情况。

五、延伸阅读

患者女性，48 岁，出现不明原因的上腹痛。^{18}F-FDG PET/CT 显示在胆囊有较强的 FDG 摄取（SUVmax 15.0）（病例 17 图 8A）；肝脏左内叶见局限性结节状放射性浓聚（SUVmax 8.4）（病例 17 图 8B）；右侧股骨下端见呈异常放射性浓聚（SUVmax 17.2）（病例 17 图 8C）。

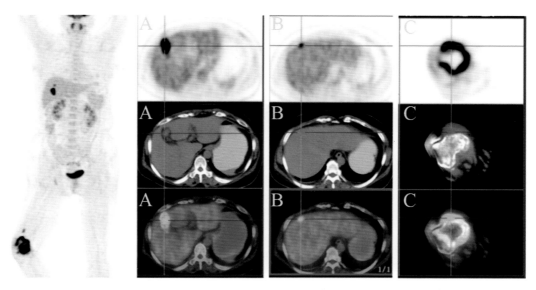

病例17图8　^{18}F-FDG PET/CT检查所见

（病例提供者：姜智允　王可铮　哈尔滨医科大学附属肿瘤医院

曾鸿毅　南宁市第一人民医院　杨文定　柳州市人民医院）

参考文献

[1]Guo C，Peng D，Liu Y，et al.The Superiority of ^{68}Ga-FAPI-04 over ^{18}F-FDG in a Case of Gallbladder Cancer[J].Nucl Med Mol Imaging，2022，56（5）：252-255.doi：10.1007/s13139-022-00763-5.Epub 2022 Aug 5.PMID：36310830；PMCID：PMC9508301.

[2]Humeres P，Gonzá lez P，Gonzá lez J，et al.Carcinoma vesicular de cé lulas en anillo de sello：diseminació n poco frecuente：Reporte de un caso con tomografí a computada por emisió n de positrones con fluor 18-deoxiglucosa[Bone metastases of a gallbladder carcinoma detected by positron emission tomography/computed tomography：Case report][J].Rev Med Chil，2017，145（4）：527-532.Spanish.doi：10.4067/S0034-98872017000400013. PMID：28749000.

[3]Sasaki F，Nakamoto R，Tokunaga K，et al.^{18}F-FDG PET/CT Findings of G-CSF-Producing Gallbladder Cancer[J].Clin Nucl Med，2022，47（4）：e368-e369.doi：10.1097/RLU.0000000000004054.PMID：35044962.

回盲部黏液癌伴腹膜多发转移瘤

一、病历资料

患者男性，65岁，主因"发现右下腹肿物1个月余"就诊。无明显诱因，肿物质软，无压痛，伴排便习惯改变，大便不成形，稀便，便频3~4次/天，全腹CT及肝脏增强MRI影像会诊提示：回盲部低密度，假性黏液瘤可能（低度恶性），腹膜弥漫性结节影转移可能，右肺上叶陈旧性肺结核。CA199 2800U/ml。为协助临床明确诊断行 ^{18}F-FDG PET/CT 及 ^{18}F-FAPI PET/CT 检查。

二、检查过程

^{18}F-FDG PET/CT及 ^{18}F-FAPI PET/CT检查：

检查方法：扫描前，患者需禁食6~8小时并进行血糖检测，要求血糖低于11.0mmol/L进行图像采集。在静脉接受3.75MBq/kg剂量的 ^{18}F-FDG后，嘱患者在休息室静卧1小时后进行扫描。螺旋CT体部图像应用管电压120kV、管电流200mA、3.75mm的切片厚度、重建间隔3.27mm、矩阵尺寸512×512、视野700mm。头部图像应用管电压140kV、管电流350mA、3.75mm的切片厚度、重建间隔3.27mm、矩阵尺寸512×512、视野300mm。接下来，在3D模式下进行PET成像，平均每个床位采集时间约90秒，通常扫描6~7个床位，患者扫描期间需保持静止状态。最后使用三维有序子集期望最大化算法（2次迭代和17个子集）进行图像重建。

^{18}F-FDG PET/CT检查图片（病例18图1至病例18图4）：

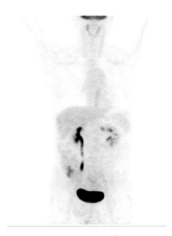

病例18图1 全身 ^{18}F-FDG PET/CT影像：右侧回盲部见异常FDG代谢增高

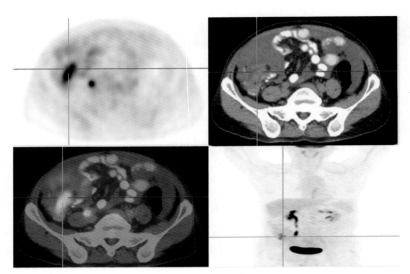

病例18图2 ^{18}F-FDG PET/CT影像图：阑尾区囊实性肿块影

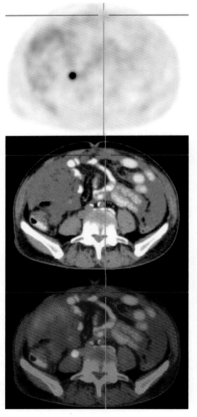

病例18图3 ^{18}F-FDG PET/CT影像图：小网膜囊浑浊、增厚，大网膜明显增厚，见多发结节影

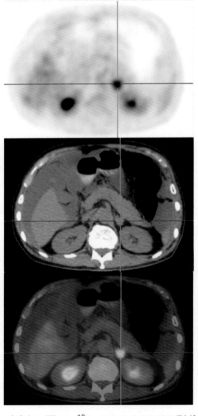

病例18图4 ^{18}F-FDG PET/CT影像图：左侧肾上腺结节影

检查所见：^{18}F-FDG PET/CT 显像结果示：阑尾区囊实性肿块影，大小约 4.0cm×3.0cm，实性部分放射性浓聚，SUVmax 7.7（病例 18 图 2）。小网膜囊浑浊、增厚；大网膜明显增厚，见多发结节影，部分层面饼状增厚，SUVmax 2.2（病例 18 图 3）。腹腔内见积液。左侧肾上腺结节影，大小约 1.5cm×1.3cm，SUVmax 6.0（病例 18 图 4）。

检查意见：阑尾区肿物 FDG 代谢增高伴腹膜改变和腹腔积液，考虑恶性病变；左侧肾上腺放射性浓聚结节，不除外转移。

^{18}F-FAPI PET/CT检查图片（病例18图5至病例18图9）：

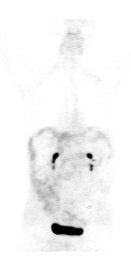

病例18图5　全身^{18}F-FAPI PET/CT MIP影像

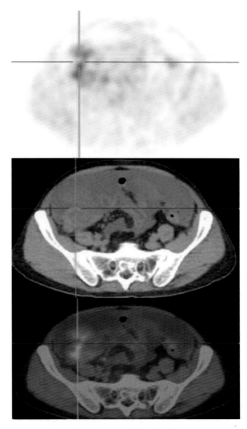

病例18图6　^{18}F-FAPI PET/CT 影像图：阑尾区囊实性肿物影，实性部分放射性浓聚

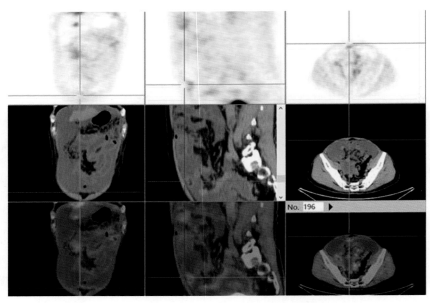

病例18图7　^{18}F-FAPI PET/CT 影像图：小网膜囊浑浊、增厚；
大网膜明显增厚，见多发结节影，部分层面饼状增厚

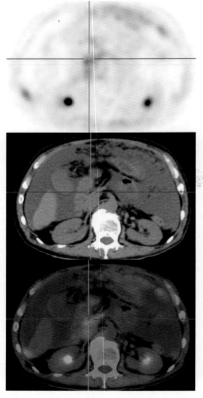

病例18图8　^{18}F-FAPI PET/CT 影像图：门腔间隙及胰腺勾突周围可见异常放射性浓聚结节影

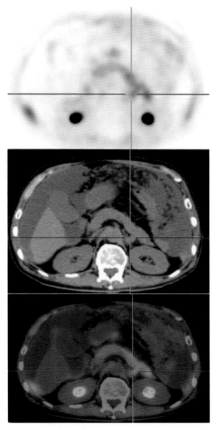

病例18图9 ^{18}F-FAPI PET/CT 影像图：左侧肾上腺结节影

^{18}F-FAPI PET/CT显像结果示：阑尾区囊实性肿物影，大小约6.0cm×5.2cm，实性部分放射性浓聚，SUVmax 3.8（病例18图6）。小网膜囊浑浊、增厚；大网膜明显增厚，见多发结节影，部分层面饼状增厚，SUVmax 2.2（病例18图7）。门腔间隙及胰腺勾突周围可见异常放射性浓聚结节影，SUVmax 3.6（病例18图8），腹腔内见积液。左侧肾上腺结节影，大小约1.5cm×1.3cm，SUVmax 5.0（病例18图9）。

检查意见：阑尾区囊实性肿块影，符合恶性占位表现（印戒细胞癌与黏液细胞癌混合癌）；多发腹膜增厚，结节，符合腹膜多发转移表现伴腹腔大量积液；门腔间隙及胰腺勾突周围异常放射性浓聚结节，考虑转移可能性大；左侧肾上腺等密度结节，倾向肾上腺腺瘤可能，不除外转移。

随访治疗等临床资料：患者随后于2021年7月8日在本院行腹腔镜探查术、大网膜切除术、小肠及横结肠造口术。术中见可见腹、盆腔大量大黄色腹腔积液（病例18图10），大肠、小肠系膜、腹壁、大网膜、盆腔、双侧结肠旁沟可见满布转移结节（病例 18 图 11），其中下腹前壁可见一较大转移肿物（病例 18 图 12）。术中冰冻病理回报大网膜见腺癌累及（低分化、印戒细胞癌）。术后病理显示大网膜黏液腺癌。

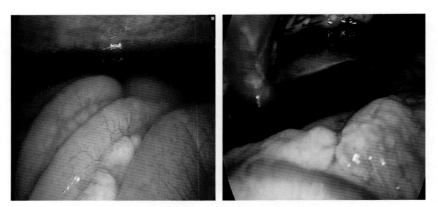

病例18图10　腹腔镜探查术：腹、盆腔大量积液

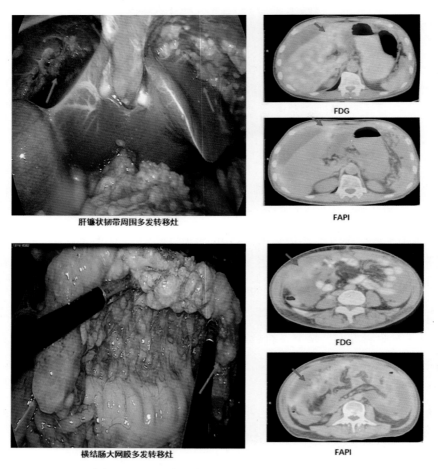

病例18图11　腹腔镜探查术：腹腔多发转移灶

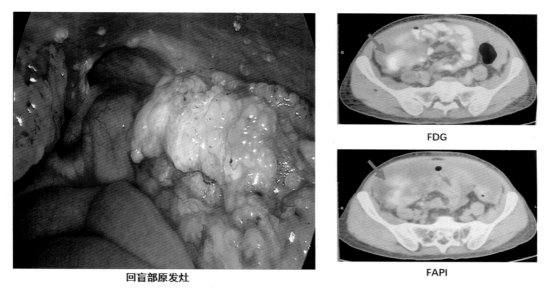

FDG

FAPI

回盲部原发灶

病例18图12　腹腔镜探查术：回盲部原发灶

三、相关知识

结直肠癌（colorectal cancer，CRC）是全世界癌症相关死亡的主要原因之一。结直肠癌最常见的组织学亚型是腺癌，其中黏液腺癌是一种独特的亚型，其特征是含有丰富的黏液成分，至少占肿瘤体积的50%。统计数据表明，10% ~ 20% 的 CRC 患者属于黏液亚型，但这种疾病亚型在亚洲国家发生比例较低，在西方国家较高。临床病理学方面，黏液性结直肠腺癌在近端结肠中比在直肠或远端结肠中更常见，好发于女性和青年人。此外，黏液性结直肠腺癌在晚期阶段更常被诊断出来，并且与非黏液性腺癌相比，它们通常对化疗的反应较差。

CT 是诊断黏液囊肿和区分黏液囊肿与疑似疾病的常用方式。虽然 CT 上黏液囊肿壁不规则或软组织增厚的存在可能提示恶性肿瘤，但术前很难将单纯黏液囊肿、锯齿状息肉或黏液性阑尾肿瘤与黏液性腺癌区分开来。肿瘤标志物 CEA 和 CA199 在晚期黏液肿瘤中有升高，本例患者 CA199 有升高，对本病的正确诊断有帮助。CT 和超声不能区分肿瘤性和非肿瘤性黏液病变，MRI 在检测腔外黏蛋白和腹膜病灶上有优势，超声内镜可以对阑尾病变的鉴别诊断有帮助，但经皮穿刺活检是禁忌证，因其有腹膜播散的风险。近期使用 ¹⁸F-FDG PET/CT 在评估胃肠道恶性疾病方面越来越重要，并且被证明可以识别原发性肿瘤、区域淋巴结和远处转移，对原发性和复发性结直肠癌具有很高的诊断准确性。有研究证实，SUVmax 对于诊断黏液腺癌的敏感性、特异性、阳性预测值和阴性预测值分别为 100%、80%、57% 和 100%，截断值为 2.5。肿瘤相关成纤维细胞（cancer associated fibroblasts，CAFs）是肿瘤微环境中最丰富的一类细胞，其表面特异性表达成纤维细胞活化蛋白（fibroblast activating protein，FAP），FAPI PET/CT 可对肿瘤进行靶向识别及精准定位。FAPI PET/CT 有助于结直肠癌原发灶、淋巴结转移灶、肝脏及腹膜转移灶的发现与诊断，精准评估 TNM 分期，辅助临床医师制订合理诊疗策略。

四、病例点评

本病例为老年男性，以左下腹疼痛来诊，经病理证实为乙状结肠癌，此病仍需与胃肠道黏液腺癌、印戒细胞癌和腹腔结核鉴别，女性需要与卵巢来源的黏液性肿瘤鉴别。

五、延伸阅读

例 1：

患者男性，73 岁，体检发现肝多发占位，未做过其他检查，考虑肝转移瘤，原发灶不明确，建议进一步进行 PET/CT 影像学检查（病例 18 图 13 至病例 18 图 16）。

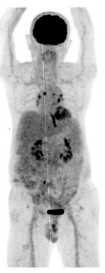

病例18图13　全身^{18}F-FDG PET MIP像（正前位）

可见结肠区域肝脏多发及部分肋骨、右侧髂骨多发结节状、点片状高代谢灶，以肝脏、结肠区域分布为主。

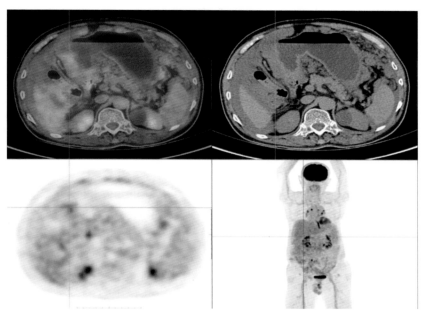

病例18图14　^{18}F-FDG PET/CT影像图：乙状结肠中上段不均匀肠壁增厚最厚约 1.7cm，SUVmax 9.7。

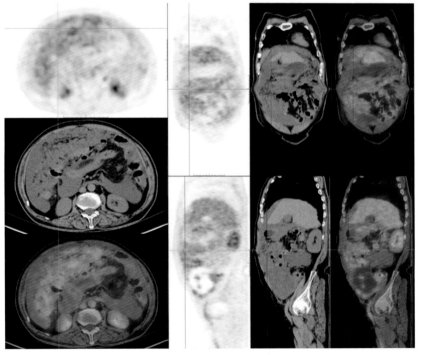

病例18图15　^{18}F-FDG PET/CT影像图：肝脏多发略低密度结节，边界不清较大者 4.8cm×2.3cm，结节状及环状，SUVmax 8.7。

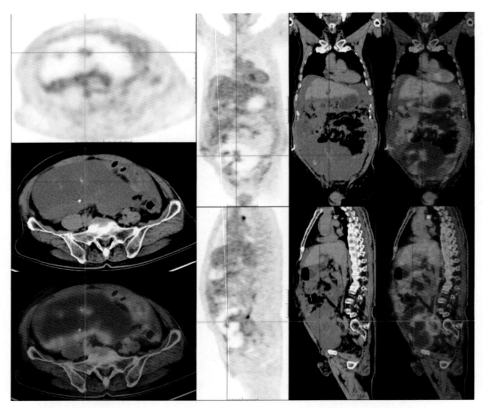

病例18图16　^{18}F-FDG PET/CT影像图：右侧髂骨体结节状放射性浓聚，
SUVmax 8.1，CT局部密度轻微增高

（病例提供者：姜智允　王可铮　哈尔滨医科大学附属肿瘤医院

黄文坛　刘　凯　广西壮族自治区民族医院）

例2：

患者男性，76岁，入院前半年余无明显诱因出现右下腹闷痛，呈间歇性，疼痛持续时间不等，约数分钟至数小时，未予重视，未治疗，但症状反复。5天前外院肠镜示：回盲部见菜花样肿物，肝曲、横结肠、降结肠另见多发大小0.3～0.5cm扁平息肉。腹部CT示：回盲部占位，考虑为MT，累及浆膜面伴周围多发增大淋巴结，大网膜多发结节肿块影，考虑肿瘤播散。肠镜病理：（回盲部）黏液腺癌。进一步行 ^{18}F-FDG（fluorodeoxyglucose，FDG）PET/CT 显像示（病例 18 图 17 至病例 18 图 20）：回盲部升结肠起始部管壁增厚，FDG 摄取增高，最厚处约 2.2cm，SUVmax 8.7，病灶累及外膜，邻近脂肪间隙模糊，散在索条小斑片影。腹腔回盲部周围见多发淋巴结，FDG 轻度摄取增高，大者短径约 1.0cm，SUVmax 3.4。腹腔网膜及肠管间隙见多发软组织增厚影，FDG 摄取增高，大者范围约 4.4cm×3.5cm，SUVmax 3.5。

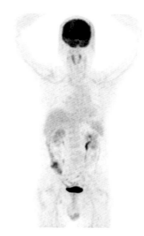

病例18图17　回盲部黏液腺癌患者^{18}F–FDG PET/CT显像

最大密度投影（MIP）图示：升结肠起始部局灶性不均质FDG摄取异常增高。

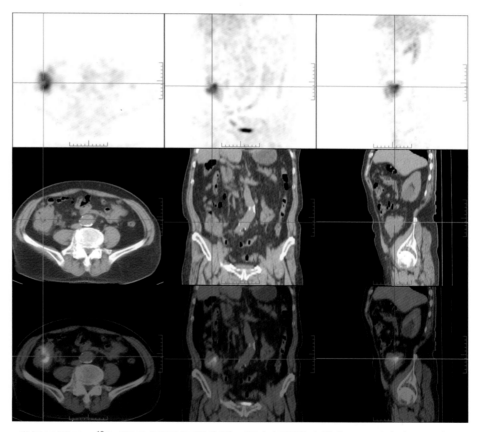

病例18图18　^{18}F–FDG PET/CT影像图：回盲部原发病灶多平面重建（MPR）图

回盲部升结肠起始部管壁增厚，FDG摄取增高，最厚处约2.2cm，SUVmax 8.7，病灶邻近脂肪间隙模糊，散在索条小斑片影。

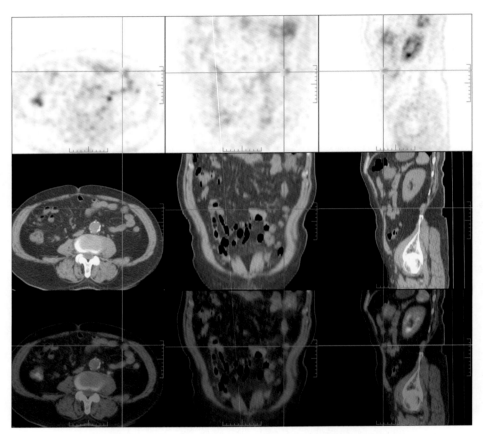

病例18图19　^{18}F–FDG PET/CT影像图：腹腔种植灶MPR图

左上腹处的横结肠系膜内结节，大小约 4.4cm×3.5cm，FDG 摄取增高，SUVmax 3.5。

　　于 FOLFOX 方案化疗 8 周期后行 "腹腔镜根治性右半结肠联合横结肠切除术＋粘连松解术"，术中探查：癌肿位于回盲部结肠起始部，大小约 4.0cm×6.0cm，质硬，侵及浆膜外并累及局部腹壁侧腹膜；大网膜可见多处胶冻状、鱼肉样转移性癌结节，大小不一，其中于左上腹处的横结肠系膜内见明显种植结节，大小约 5.0cm×4.0cm，质硬，侵及结肠脾曲；肿物部位肠周、回结肠血管根部、结肠右血管根部、结肠中血管根部见数枚肿大淋巴结，大者直径约 1.0cm，部分见融合。术后病理示：（右半结肠＋横结肠）回盲部溃疡型黏液腺癌（肿物大小 6.0cm×4.0cm），肿瘤穿透浆膜层，TRG：2 级；结肠溃疡型黏液腺癌（肿物大小 5.0cm×4.0cm），肿瘤穿透浆膜层，TRG：2 级。脉管内见癌栓，神经未见明显侵犯。标本肠管两切端未见癌，网膜组织及另送 "右侧盆壁组织" 见癌浸润，淋巴结 3/27 见转移癌（肠周 LN3/10、"回结肠动脉根部" LN0/8、"右结肠动脉根部" LN0/5、"结肠深中动脉根部" LN0/4 见转移癌），另肠周查见 8 枚癌结节。

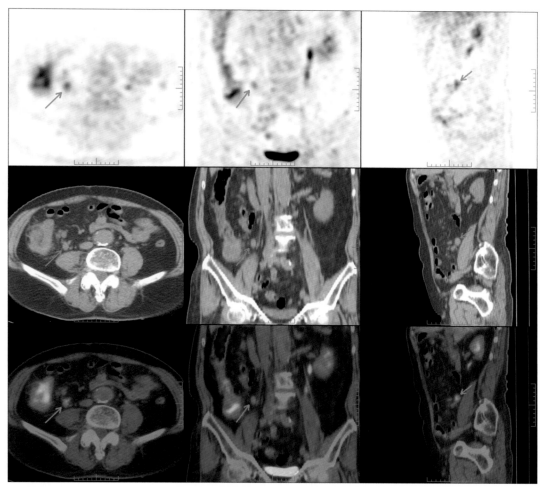

病例18图20　^{18}F-FDG PET/CT影像图：腹腔淋巴结转移灶多平面重建（MPR）图

腹腔回盲部周围见多发淋巴结，FDG 轻度摄取增高，大者短径约 1.0cm，SUVmax 3.4。

（病例提供者：林端瑜　张杰平　福建省肿瘤医院

凌彩霞　广西医科大学附属武鸣医院）

例3：回盲部黏液癌伴腹膜多发转移

患者男性，43 岁，既往因"右下腹疼痛"入院行阑尾炎切除术，术后病理示阑尾低级别黏液性肿瘤。现下腹部偶有隐痛行腹部 CT 检查发现腹膜增厚。

实验室检查：癌胚抗原（CEA）：10.6ng/ml（参考值：0～5ng/ml），糖类抗原（carbohydrate antigen，CA）125：72.5U/ml（参考值：0～35U/ml），糖类抗原（carbohydrate antigen，CA）724：39.7U/ml（参考值：0～6.9U/ml）；甲胎蛋白、CA199、PSA、NSE、

SCC 均正常；C- 反应蛋白 9.79mg/L（参考值：0 ~ 8mg/L）；血常规、尿常规、大便常规、肾功能、电解质均未见异常。

　　电子胃镜、结肠镜（－）。全腹部 CT 增强提示：腹膜及网膜饼样增厚并腹、盆腔积液。为明确全身情况，行 ^{18}F-FDG（fluorodeoxyglucose，FDG）PET/CT 显像示：①阑尾残端局灶性 FDG 代谢增高灶，SUVmax 7.7；②胃体部、窦部外周低密度影包饶，FDG 代谢轻度增高，SUVmax 3.5；③腹膜、大网膜弥漫性不均匀增厚，FDG 代谢轻度增高，SUVmax 3；④少量腹腔积液、盆腔积液（病例 18 图 21）。后患者行腹腔穿刺活检查见无细胞黏液，大网膜病损送检组织内查见黏液腺癌。

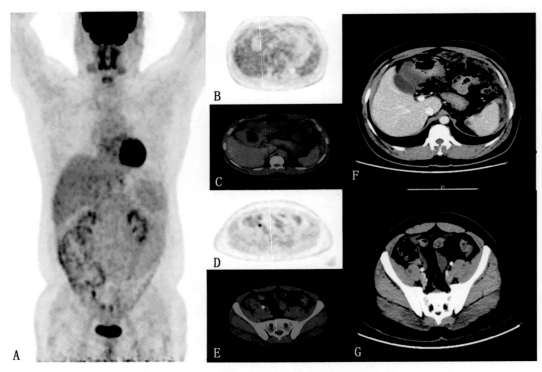

病例18图21　阑尾残端黏液癌伴腹膜假黏液瘤、腹膜种植转移 ^{18}F-FDG PET/CT显像与腹部增强CT所见

　　A：最大密度投影（MIP）图示：阑尾残端局灶性 FDG 代谢增高灶，腹腔腹膜弥漫性 FDG 轻度摄取；B、C：PET 及 PET/CT 融合图示：胃体部、窦部外周低密度影包饶，腹膜、大网膜弥漫性不均匀增，FDG 轻度摄取，SUVmax 3；D、E：阑尾残端局灶性 FDG 代谢增高灶，SUVmax 7.7；F：上腹部增强 CT 图示：腹腔腹膜弥漫不均匀增厚，轻度强化。G：下腹部增强图示：阑尾区未见异常强化。

　　　　　　　　　　　　　　　　　　（病例提供者：周云燕　临沂市人民医院）

参考文献

[1] Luo C，Cen S，Ding G，et al.Mucinous colorectal adenocarcinoma：clinical pathology and treatment options[J].Cancer Commun（Lond），2019，39（1）：13.doi：10.1186/s40880-019-0361-0.PMID：30922401；PMCID：PMC6440160.

[2] Kaneko M，Kawai K，Nozawa H，et al.Utility of computed tomography and ^{18}F-fluorodeoxyglucose with positron emission tomography/computed tomography for distinguishing appendiceal mucocele caused by mucinous adenocarcinoma from other pathologies[J].Colorectal Dis，2020，22（12）：1984-1990.doi：10.1111/codi.15308IF：3.917 Q1.Epub 2020 Sep 7.PMID：32780478.

病例19

霍奇金淋巴瘤

一、病历资料

患者女性，24岁，主诉无明显诱因发现左颈部肿物并进行性增大2个月余，大小约4cm×4cm，质韧，活动性差，不伴有明显疼痛、盗汗、乏力及皮肤瘙痒等症状。半个月前于当地医院就诊，未见明显好转，于颌下、腋下、右颈部出现多发淋巴结肿大。行左侧腋下淋巴结穿刺活检，病理回报：（左腋窝异常淋巴结）穿刺组织，霍奇金淋巴瘤，混合细胞型。免疫组化结果：大细胞CD30（＋），CD15（＋），PAX5（＋），MUM1（＋），LCA（－），Ki-67（＋），Oct2（－），BOB1（－），CD3（－），CD20（－），原位杂交EBER（个别＋）。为求进一步诊治来我院就诊。

二、检查过程

^{18}F-FDG PET/CT检查：

检查方法：扫描前，患者需禁食6～8小时并进行血糖检测，要求血糖低于11.0mmol/L进行图像采集。在静脉接受3.75MBq/kg剂量的^{18}F-FDG后，嘱患者在休息室静卧1小时后进行扫描。螺旋CT体部图像应用管电压120kV、管电流200mA、3.75mm的切片厚度、重建间隔3.27mm、矩阵尺寸512×512、视野700mm。头部图像应用管电压140kV、管电流350mA、3.75mm的切片厚度、重建间隔3.27mm、矩阵尺寸512×512、视野300mm。接下来，在3D模式下进行PET成像，平均每个床位采集时间约90秒，通常扫描6～7个床位，患者扫描期间需保持静止状态。最后使用三维有序子集期望最大化算法（2次迭代和17个子集）进行图像重建。

1. 治疗前基线PET/CT（病例19图1至病例19图6）：

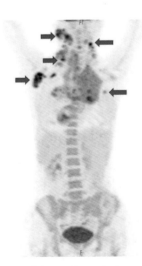

病例19图1　全身
^{18}F-FDG PET/CT影像
图：多发淋巴结摄取

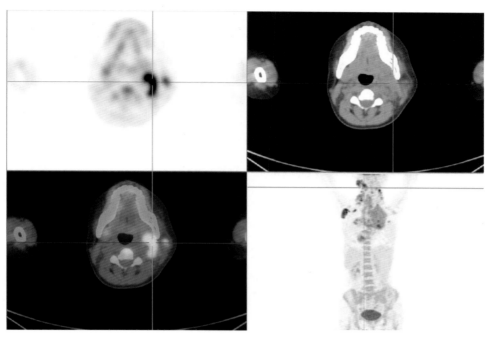

病例19图2　全身^{18}F-FDG PET/CT影像图：左颌下病灶

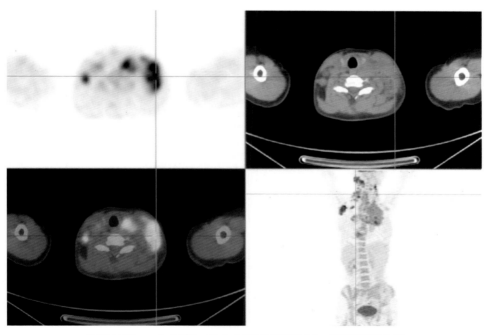

病例19图3　全身^{18}F-FDG PET/CT影像图：双侧颈部病灶

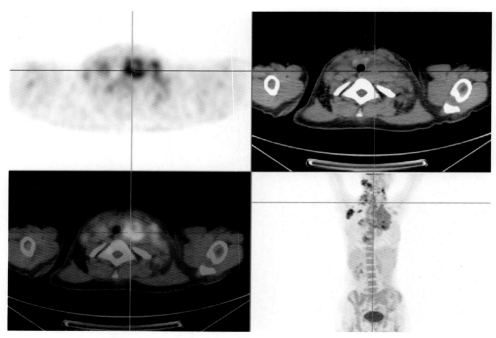

病例19图4　全身¹⁸F-FDG PET/CT影像图：左锁上病灶

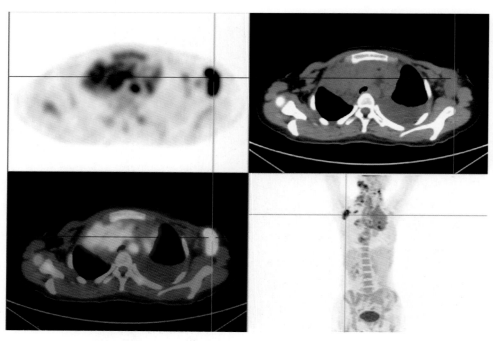

病例19图5　全身¹⁸F-FDG PET/CT影像图：左腋下病灶

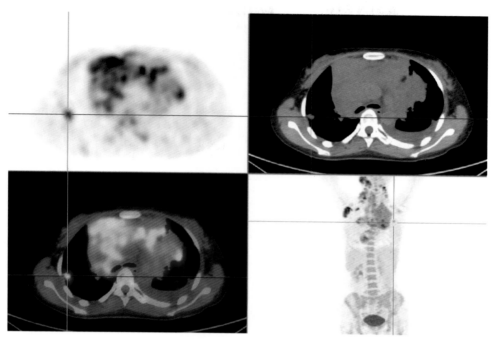

病例19图6　全身^{18}F-FDG PET/CT影像图：右肺上叶病灶

检查所见：左侧颌下、颏下、左侧颈静脉间隙及颈后间隙、右侧中下颈静脉间隙、双侧锁骨上、双侧腋窝多发淋巴结肿大，部分融合成团，异常放射性浓聚，SUVmax 10.0，大者 4.7cm×2.5cm。

前纵隔增宽，前纵隔间隙见等密度肿块，包埋大血管，挤压双肺上叶，异常放射性浓聚，SUVmax 7.1；中纵隔气管前、气管旁及双肺上叶支气管周围多发淋巴结肿大融合，异常放射性浓聚，SUVmax 6.0。左肺上叶斑块实变与肺门分界不清，异常放射性浓聚 SUVmax 6.3；右肺上叶外带类圆形结节，直径 1.3cm，异常放射性浓聚，SUVmax 5.3。

检查意见：①前纵隔肿块，中纵隔、双肺门、双侧颈部、双侧腋下、左侧腮腺多发淋巴结肿大，异常放射性浓聚，考虑为淋巴瘤；②左肺上叶斑块实变，右肺上叶类圆形结节，异常放射性浓聚，考虑为淋巴瘤肺浸润；③左侧胸腔中量积液，左肺上叶后肋胸膜小结节增厚伴放射性浓聚，考虑为淋巴瘤胸膜侵犯；④心包大量积液，壁层心包略不均匀增厚，轻微放射性浓聚，考虑为淋巴瘤心包侵犯。

2. ABVD 方案（治疗 4 周期后）　治疗前 PET/CT（上）vs 治疗第 4 周期 PET/CT（下）（病例 19 图 7 至病例 19 图 11）。

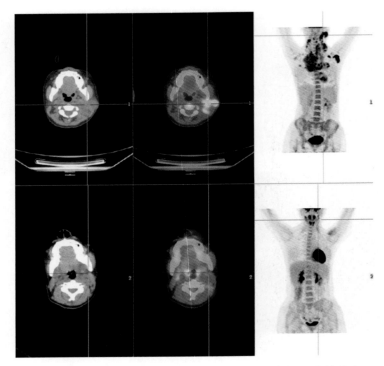

病例19图7　全身^{18}F-FDG PET/CT影像图：左颌下病灶缩小

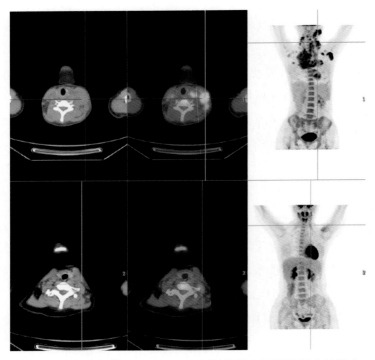

病例19图8　全身^{18}F-FDG PET/CT影像图：双侧颈部病灶缩小

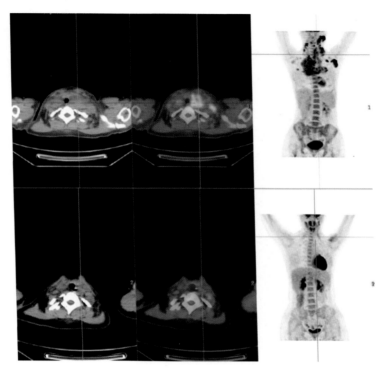

病例19图9　全身¹⁸F-FDG PET/CT影像图：左锁上病灶缩小

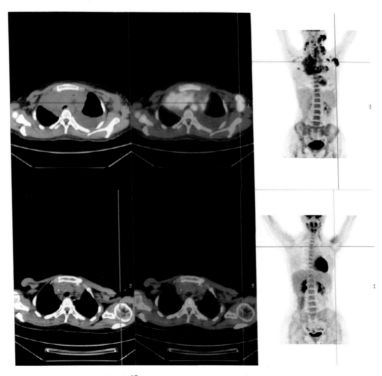

病例19图10　全身¹⁸F-FDG PET/CT影像图：左腋下病灶缩小

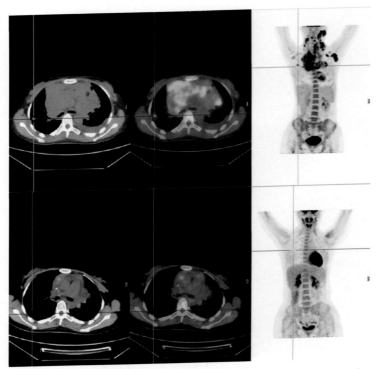

病例19图11　全身^{18}F-FDG PET/CT影像图：右肺上叶病灶消失

检查所见：双侧颈部淋巴结，较大者大小约1.1cm×1.0cm，SUVmax 5.7；甲状腺大小、形态正常，未见异常放射性浓聚。

左肺上叶不规则斑片影，PET上呈轻度放射性浓聚，SUVmax 1.7；双肺散在磨玻璃密度斑片影，PET上未见异常放射性浓聚；前纵隔见不规则絮状影，形态不规则，与心包密接，PET上呈斑片样浓聚，SUVmax 1.8；心脏大血管正常显影，心包内见积液影；左侧腋下淋巴结，较大者大小约1.7cm×0.9cm，SUVmax 1.2。

检查意见：淋巴瘤治疗后，双颈部浓聚淋巴结，左肺上叶斑片，前纵隔不规则絮状影，左侧腋下、双锁上淋巴结，病灶体积缩小、数量减少。

3．ABVD方案（治疗6周期后）　治疗第4周期PET/CT（上）vs治疗第6周期PET/CT（下）（病例19图12、病例19图13）。

检查所见：淋巴瘤治疗后，左颌下、双侧颈部及锁上区、左腋下淋巴结，大者短径约0.9cm，SUVmax 1.9；前纵隔轻度摄取斑絮状实变影，SUVmax 2.2，纵隔内及左肺门区多发淋巴结，大者短径约1.2cm，部分淋巴结异常摄取，SUVmax 3.5，上述部分病灶与周围毗邻界限欠清晰；左肺上叶条片状实变，轻度摄取，SUVmax 2.2，与纵隔胸膜及肺门区界限不清，伴临近前段支气管扩张。

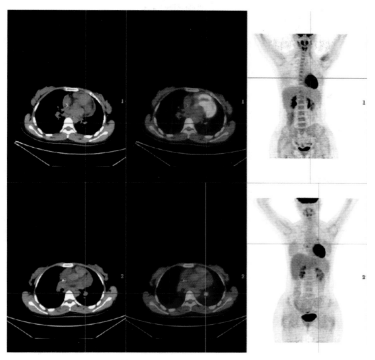

病例19图12　全身^{18}F-FDG PET/CT影像图：左肺门新发病灶

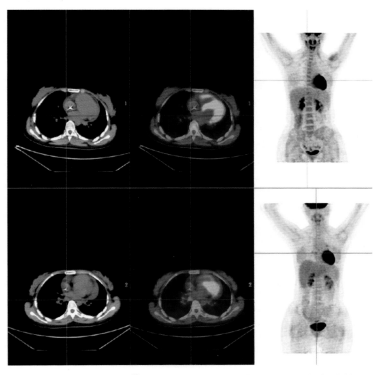

病例19图13　全身^{18}F-FDG PET/CT影像图：纵隔新发病灶

检查意见：5-PS：5分，纵隔SUVmax 2.0，肝脏SUVmax 3.7。①纵隔区淋巴结较前代谢增高，左肺门区出现新发摄取灶；②左颌下、双颈部、双锁上及左腋下见轻度摄取淋巴结，较前代谢减低，部分灶减小；③CD30单抗联合AVD方案化疗3周期、CD30单抗维持治疗2周期、PD-1联合CD30单抗化疗维持治疗1周期后复查PET/CT。

4. 调整方案前（第6周期后）PET/CT（上）vs 3次调整方案后PET/CT（下）（病例19图14、病例19图15）。

检查所见：左侧颌下区、双侧颈部及锁上区、左腋下淋巴结，大者短径约0.5cm，PET上未见明显异常放射性浓聚；左肺上叶条片状实变，PET上未见明显异常放射性浓聚，与纵隔胸膜及肺门区界限不清，伴临近前段支气管扩张；双肺斑索及小叶间隔增宽，左侧胸膜增厚，未见明显摄取；前纵隔轻度摄取斑絮状实变影，SUVmax 1.8，纵隔内及左肺门区多发淋巴结，大者短径约0.8cm，PET上未见明显异常放射性浓聚。

检查意见：5-PS：1分；Lugano评分：考虑mCR；纵隔SUVmax 2.1；肝脏SUVmax 3.6。①左侧颌下区、双侧颈部及锁上区、左腋下淋巴结，未见异常放射性浓聚，无著变；②前纵隔轻度摄取斑絮状实变，纵隔内及左肺门区多发淋巴结，未见异常放射性浓聚，无著变。

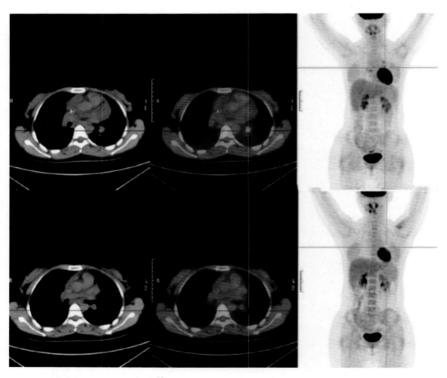

病例19图14　全身^{18}F-FDG PET/CT影像图：左肺门病灶缩小

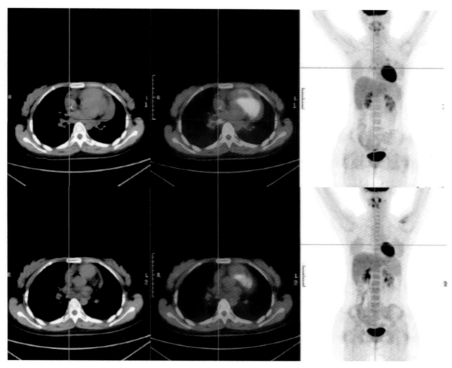

病例19图15　全身^{18}F-FDG PET/CT影像图：纵隔病灶缩小

随访治疗等临床资料：病情分析：患者诊断为霍奇金淋巴瘤，混合细胞型。患者无明显症状，受累淋巴结大于3个部位，血液学检查LDH及β$_2$微球蛋白未见异常，白细胞＞15×10^9/L，结合PET/CT综合评估，考虑该患者临床分期为ⅣA期。

治疗过程：①根据该诊断结果，临床医生采取ABVD方案化疗。在治疗第4及第6周期予以PET/CT复查。在第6周期复查时发现，相较于第4周期（病例19图7至病例19图11），于纵隔区淋巴结较前代谢增高，考虑左肺门区出现新发摄取灶（病例19图12、病例19图13）；左颌下、双颈部、双锁上及左腋下淋巴结代谢减低，部分灶减小，综合评估考虑病情进展，提示临床调整治疗方案；②临床考虑到患者治疗前病理免疫组化结果CD30（＋），予以CD30单抗联合AVD方案化疗3周期，再次复查PET/CT，5-PS评分减低接近CR。CD30单抗维持治疗2周，PET/CT提示淋巴结较前略有缩小，但仍有小淋巴结存在，遂增加PD-1联合CD30单抗化疗维持治疗，定期复查。整个诊疗过程充分体现了PET/CT对于评估淋巴瘤治疗效果、指导调整治疗方案的重要作用。

三、相关知识

应用 ^{18}F-FDG PET 显像评估淋巴瘤疗效，通常需要在治疗前、后分别行 PET 显像，将治疗后的扫描与治疗前的基线扫描进行比较，进而判断疗效、评估疾病是否缓解或进展。对于两次或多次 PET 图像对比判读，目前有肉眼法、量表评分法、SUV 值对比评估等多种方法。

PET/CT 淋巴瘤分期和反应评估，包括治疗的早期评估、中期 PET/CT（interim PET）和治疗结束（EoT PET）时的反应评估。中期 PET 成为预测淋巴瘤（尤其是弥漫大 B 细胞淋巴瘤和霍奇金淋巴瘤）治疗效果的有力工具。

首届淋巴瘤中期 PET 国际研讨会就基于视觉评分的简单、可重复的中期 PET 解释标准达成共识，使用 Deauville 5 分量表（5-point scale，5-PS）标准化解释扫描结果。Deauville 5-PS 在霍奇金淋巴瘤、弥漫大 B 细胞淋巴瘤和滤泡性淋巴瘤的反应评估中具有良好的观察者间的一致性。

早期和中期反应评估具有双重目的：①及早识别对治疗反应不足的患者，及时采取强化治疗方案，帮助患者从中获益；② PET 显像阴性患者及时调整治疗方案，降低患者治疗负担。

但淋巴瘤 interim PET 的视觉评估中，不同评估者导致评估结果具有一定差异，特别是在多中心情况下，其中22%的病例因在 Deauville 的得分不一致导致需进一步讨论。因此，有研究开发了定量 PET（qPET），这是一种半自动定量方法，将多维尔标准有序的准则扩展至一个连续的范围，更便于在实际应用中精准、可重复性使用。

四、病例点评

本病例为青年女性，以混合细胞型霍奇金淋巴瘤来诊。该患者分期晚，侵及部位较多，但多集中于横膈以上。采用常规 ABVD 化疗方案进行治疗，中期 PET/CT 提示 CMR，但 6 周期 ABVD 化疗后提示疾病进展。更换 CD30 单抗联合 AVD 化疗方案，PET/CT 提示 CMR。由此可见，在霍奇金淋巴瘤诊疗过程中 PET/CT 起到关键的决策作用，多次图像的对比能实现患者的动态化、个性化管理。

五、延伸阅读

例 1：

患者女性，51 岁，NK/T 细胞淋巴瘤鼻中隔局灶性放射性浓聚（病例 19 图 16A、病例19图16C）。综合治疗后，鼻中隔病灶摄取未见异常摄取，考虑为CMR（Deauville ＝ 2 ~ 3）（病例19图16B、病例19图16D）。

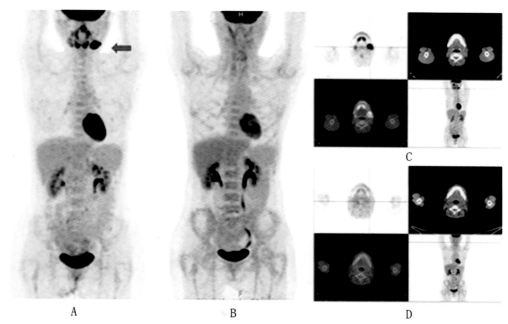

病例19图16　全身^{18}F-FDG PET/CT影像图

（病例提供者：姜智允　王可铮　哈尔滨医科大学附属肿瘤医院

陈济来　贺州市人民医院）

例2：

患者女性，29岁，主因"体检发现纵隔肿物5天"在我院心胸外科住院。既往史、个人史均无特殊。

实验室检查：糖类抗原（carbohydrate antigen，CA）：CA199、CA153、CA125、CA724、HE-4、癌胚抗原、甲胎蛋白均正常；血常规、尿常规、大便常规、肾功能均未见异常。

为明确诊断，行^{18}F-FDG（fluorodeoxyglucose，FDG）PET/CT显像示：双侧颈部、锁骨区、纵隔内多发肿大淋巴结，FDG代谢增高，SUVmax 6.4；前纵隔胸腺区软组织肿块，FDG代谢增高，SUVmax 8.4（病例19图17）。

后患者行颈部淋巴结活检，术后病理：符合经典型霍奇金淋巴瘤，结节硬化型（NSCHL）。免疫组化结果：散在大细胞CD45（LcA）（－），Bob.1（－），CD10（－），CD79α（＋），CyclinD1（－），CD5（－），EMA（－），MUM-1（＋），Oct2（－），Pax-5（弱

+），CD15（+），CD30（+），CD20（+），CD3（−），CD21（FDC+），CD23（FDC+），Bcl-2（−），Bcl-6（−），Ki-67（60%+）。原位杂交：EBER（−）。PD-1（−），PD-L1（克隆号 22C3，阴性质控合格）表达阳性：CPS = 90。

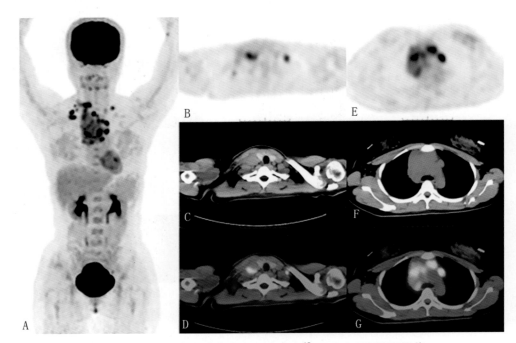

病例19图17　全身霍奇金淋巴瘤患者^{18}F–FDG PET/CT显像

A：最大密度投影（MIP）图示双侧颈部、纵隔多发肿物伴 FDG 摄取增高；B ～ D：PET、CT 及 PET/CT 融合图示双侧锁骨区多发肿大淋巴结，FDG 摄取增高，SUVmax 6.4；E ～ G：PET、CT 及 PET/CT 融合图示前纵隔胸腺区及纵隔内多发结节、肿块，FDG 摄取增高，SUVmax 8.4。

（病例提供者：杨贵生　黄伟鹏　广东省揭阳市人民医院）

参考文献

[1]Texte Edgar，Lequesne Justine，Tilly Hervé，et al.SUV-based assessment of PET response shows a superior specificity to Deauville criteria for predicting recurrence in Hodgkin's lymphoma[J].Leuk Lymphoma，2021，62（5a6）：1088-1097.

[2]Al-Ibraheem Akram，Anwer Farah，Juweid Malik E，et al.Interim FDG-PET/CT for therapy monitoring and prognostication in Hodgkin's Lymphoma[J].Sci Rep，2022，12：17702.

胶质瘤术后复发

一、病历资料

患者男性，50岁，主因"间断性肢体抽动伴意识不清2个月，视物模糊1个月"入院。既往有"脑胶质瘤"病史，曾于2020年6月9日在上海某医院行"左额叶胶质瘤切除术"，术后放疗30次，化疗"5天方案，6个疗程"。

患者入院前2个月无明显诱因出现肢体抽动伴意识不清，发作持续约3小时，缓解后恢复正常，遂被家人送至当地医院行头部CT检查示左额叶异常占位，考虑水肿可能。近1个月出现视物模糊，以右侧视力为著。

我院门诊完善头部MRI示左额叶异常占位，考虑胶质瘤术后复发。遂收入院。现欲明确病变及全身情况，于2022年9月6日和7日分别行 ^{18}F-FDG 和 ^{11}C-MET PET/CT 双示踪剂显像。

二、检查过程

^{18}F-FDG和 ^{11}C-MET PET/CT双示踪剂显像检查：

检查方法： ^{18}F-FDG：扫描前，患者需禁食6～8小时并进行血糖检测，要求血糖低于11.0mmol/L进行图像采集。在静脉接受3.75MBq/kg剂量的 ^{18}F-FDG后，嘱患者在休息室静卧1小时后进行扫描。螺旋CT体部图像应用管电压120kV、管电流200mA、3.75mm的切片厚度、重建间隔3.27mm、矩阵尺寸512×512、视野700mm。头部图像应用管电压140kV、管电流350mA、3.75mm的切片厚度、重建间隔3.27mm、矩阵尺寸512×512、视野300mm。接下来，在3D模式下进行PET成像，平均每个床位采集时间约90秒，通常扫描6～7个床位，患者扫描期间需保持静止状态。最后使用三维有序子集期望最大化算法（2次迭代和17个子集）进行图像重建。

^{11}C-MET：在MET扫描前，未对患者进行特殊饮食指导进行图像采集。静脉注射7.4MBq/kg剂量的 ^{11}C-MET，20分钟后进行全身CT扫描。螺旋CT体部图像应用管电压120kV、管电流200mA、3.75mm的切片厚度、重建间隔3.27mm、矩阵尺寸512×512、视野700mm。头部图像应用管电压140kV、管电流350mA、3.75mm的切片厚度、重建间

隔3.27mm、矩阵尺寸512×512、视野300mm。接下来，在3D模式下进行PET成像，平均每个床位采集时间约90秒，通常扫描6~7个床位，患者扫描期间需保持静止状态。最后使用三维有序子集期望最大化算法（2次迭代和17个子集）进行图像重建。

检查图片（病例20图1至病例20图6）：

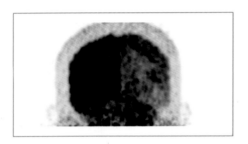

病例20图1　头部^{18}F-FDG PET/CT MIP影像

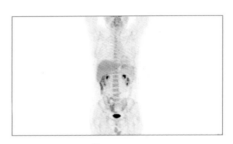

病例20图2　全身^{18}F-FDG PET/CT MIP影像

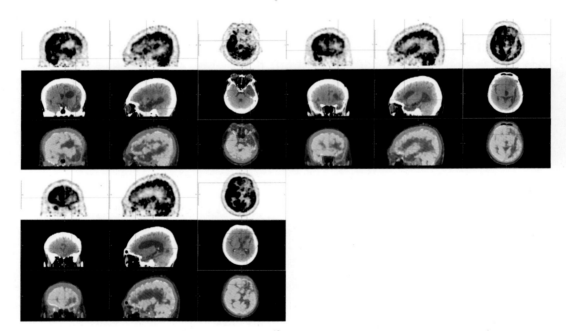

病例20图3　头部^{18}F-FDG PET/CT影像

左侧额叶、顶叶及颞叶密度减低，呈弥漫性放射性分布稀疏。

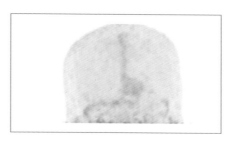

病例20图4　头部^{11}C-MET PET/CT MIP影像

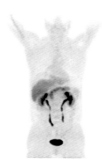

病例20图5　全身^{11}C-MET PET/CT MIP影像

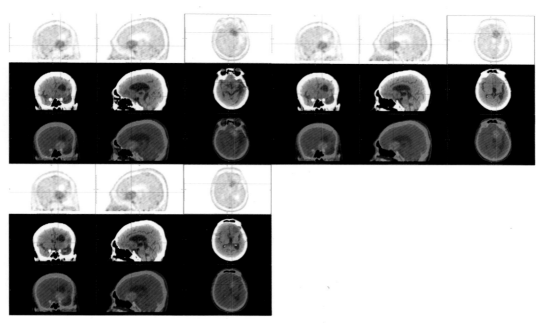

病例20图6　头部 ^{11}C-MET PET/CT影像

左额叶混杂密度灶，PET上呈团块状异常放射性浓聚。

检查所见：^{18}F-FDG PET/CT 显像结果示：左脑术后改变，左额颞部骨质不连续，左侧额叶、顶叶及颞叶见脑实质密度弥漫性减低，PET上弥漫性放射性分布稀疏；左侧侧脑室及第三脑室扩张，周围见多发片状囊状稍低密度影，局部似见与左侧侧脑室下角连通，放射性分布稀疏；左额叶直回区脑实质肿胀，局部脑沟未见显示，局部密度混杂，PET 上呈斑片状异常放射性浓聚，SUVmax 13.1，低于对侧额区脑实质本底放射性摄取，SUVmax 16.1，但高于左侧额叶水肿区放射性摄取，SUVmax 7.8；双侧基底神经节见点状低密度结节，放射性分布稀疏；中脑及大脑脚略受牵拉。

检查意见：脑胶质瘤术后及放化疗后改变，左额颞部骨质不连续，左侧额顶颞叶弥漫性糖代谢活性减低，左额叶直回区脑实质肿胀，局部脑沟未显示，局部密度混杂，PET 上呈斑片状异常放射性浓聚，低于对侧额区脑实质本底放射性摄取，但高于左侧额叶水肿区放射性摄取，结合本院 MRI 增强及功能成像显示局部花环状异常强化、MRS 及 DTI 结果，需高度怀疑脑胶质瘤局部复发可能性大，请结合蛋氨酸 –PET/CT 检查结果；脑内多发缺血灶；脑白质退行性改变。

显像结果示：^{11}C–MET PET/CT 显像结果示：左脑术后改变，左额颞部骨质不连续，左侧额叶、顶叶及颞叶见脑实质密度弥漫性减低，PET 上弥漫性放射性分布稀疏；左侧侧脑室及第三脑室扩张，周围见多发片状囊状稍低密度影，局部似见与左侧侧脑室下角连通，放射性分布稀疏；左额叶直回区脑实质肿胀，局部脑沟未见显示，局部密度混杂，PET 上呈团块状异常放射性浓聚，SUVmax 3.78，范围约 3.6cm×3.3cm，AT/N = 2.1，MTV = 35.8cm^3，TLG = 72.7。双侧基底神经节见点状低密度结节，放射性分布稀疏；中脑及大脑脚略受牵拉。

检查意见：脑胶质瘤术后及放化疗后改变，左额颞部骨质不连续，左侧额顶颞叶弥漫性糖代谢活性减低，左额叶直回区脑实质肿胀，局部脑沟未显示，局部密度混杂，^{11}C–MET PET 上呈团块状异常放射性浓聚，结合本院 MRI 增强及功能成像显示局部花环状异常强化、MRS 及 DTI 结果，高度怀疑脑胶质瘤局部复发，请结合术后病理结果；脑内多发缺血灶；脑白质退行性改变。

随访治疗等临床资料： 患者随后进行了手术治疗，术后病理示＜左额叶＞弥漫型星形细胞瘤。ICH：IDH1（＋），ATRX（灶＋），GFAP（＋），VEGF（部分＋），EGFR（＋），Olig-2（＋），S-100（＋），Ki-67 指数约 15%。

术后病理与 MET 分子影像学结果高度吻合。术后定期返院化疗及靶向治疗，目前情况尚可。

三、相关知识

脑胶质瘤是颅内最常见的肿瘤之一，患者预后通常较差。常规结构成像提供的信息有限，而分子影像尤其是核医学分子影像的快速发展为了解胶质瘤的生物学特性提供了独特的视角，能进一步增进医师对胶质瘤的理解。

原发性中枢神经系统淋巴瘤的常规 CT 和 MRI 影像学表现容易与高级别胶质瘤尤其是胶质母细胞瘤混淆，有许多基于 ^{18}F-FDG PET 显像的研究显示，其半定量参数最大标准社区值和靶本底浓度比值对它们的鉴别效果良好，当 TBR 的截断值定为 2 时，其准确率为 91.1%。

由于脑对葡萄糖的摄取较高，而氨基酸类显像剂本底摄取值低，有良好的组织对比，其在胶质瘤和非肿瘤性疾病的鉴别诊断中效果优于 ^{18}F-FDG。临床使用比较成熟的氨基酸类 PET 显像剂有 O-（2-［^{18}F］- 氟代乙基）-L- 酪氨酸｛O-（2-［^{18}F］-fluoroethyl）-L-tyrosine，^{18}F-FET｝、［18］F-L-6- 氟 -3，4- 二羟基苯丙氨（6-［^{18}F］fluoro-L-3，4-dihydroxypheny—lalanine，^{18}F-FDOPA）和 ^{11}C- 蛋氨酸（^{11}C-methionine，^{11}C-MET）等。

不同级别的胶质瘤在治疗方式的选择以及患者的预后上差异有统计学意义，术前及时获得胶质瘤级别的信息无论对临床医师还是患者都大有裨益。核医学 PET 显像与肿瘤的级别表现出一定的相关性，是术前确定胶质瘤级别的有力备选工具之一。现有的一些研究，多从视觉分析或半定量参数入手来研究不同显像剂在胶质瘤分级中的作用，复旦大学附属华山医院的一项研究提示，^{11}C-MET 显像半定量参数（SUVmax、SUVpeak、TBR）对术前脑胶质瘤有很好的分级判断效能。

病理学的发展和病理检测技术的进步使得胶质瘤的遗传背景和发生发展机制逐渐清晰，在此过程中越来越多的分子生物学标志物被证实在胶质瘤分级、分类、治疗、预后等方面有着独特的作用。自从 WHO 在 2017 年的《中枢神经系统肿瘤分类》（第四版修订版）中首次引入分子分型以来，2021 年《中枢神经系统肿瘤分类》（第五版）更加凸显了分子标志物在胶质瘤诊疗中的作用。受此影响，核医学分子影像因其独特的成像原理而受到研究者们的大量关注。IDH 基因突变被认为是胶质瘤发生的早期遗传事件，有研究报道 ^{11}C-MET 显像的半定量参数 SUVmax 预测胶质瘤 IDH1 基因突变的效能最佳。

胶质瘤瘤内异质性大，常规 MRI 增强扫描仅能反映肿瘤区域血 - 脑屏障的破坏程度，不能提示肿瘤增生活性最强的区域，在活检、手术或者术后复查时容易给病变性质的确定带来阻碍，而 PET 及 SPECT 扫描由于成像原理的优越性，对肿瘤轮廓的确定以及瘤内不同区域性质的判断具有常规 MRI 无可比拟的优势。^{18}F-FET、^{11}C-MET、^{11}C-Cho 等 PET 显像剂在术前评估肿瘤范围或者选择活检区域的时候已经达到了让人满意的效果。

高级别胶质瘤患者术后通常会进行放疗，术后放疗的重要步骤是放疗靶区的勾画，有研究指出，使用 ^{11}C-MET 图像勾画放疗靶区的患者其中位生存期要明显长于仅使用常规 MRI 图像勾画的患者。

现有的研究已经从不同角度证实了核医学分子影像预测胶质瘤患者预后中的可行性。有研究指出，^{11}C-MET 摄取高的患者比摄取低的患者预后更差。除了基于半定量参数的研究，一些使用影像组学方法的研究也层出不穷。Li 等提取 127 例患者的 ^{18}F-FDG 图像的影像组学特征再结合 2 个临床特征建立了预测患者 OS 的综合模型，该模型的 AUC 达到了 0.900。

在未来，随着 PET/CT、PET/MRI 等高级核医学显像设备的逐渐普及、越来越多 PET 和 SPECT 显像剂的研发应用以及多模态影像学技术的联合使用，核医学分子影像会在胶质瘤的诊疗中发挥更大作用。同时，在人工智能以及图像分析技术的蓬勃发展下，医工交叉将会使传统的医学影像研究迸发出新的活力，进一步助力胶质瘤的诊疗。

四、病例点评

本病例为中年男性，以肢体抽动、意识模糊等症状入院，既往有脑胶质瘤切除病史，入院后 MRI、MRS、DTI 等影像学检查怀疑脑胶质瘤术后复发，患者下一步治疗方案无法明确。^{11}C-MET PET/CT 显像，弥补了 FDG 显像在脑肿瘤诊疗中的局限性，不仅成功鉴别了肿瘤术后复发与肿瘤假性进展、术后放疗后的放射性坏死，而且明确了肿瘤复发病灶的范围，为患者手术及放疗靶区的勾画等提供了精确指导。术后病理也与 MET 显像结果高度吻合。

（病例提供者：姜智允　王可铮　哈尔滨医科大学附属肿瘤医院

孙　龙　厦门大学附属第一医院）

参考文献

[1]He Q，Zhang L，Zhang B，et al.Diagnostic accuracy of ^{13}N-ammonia PET，^{11}C-methionine PET and ^{18}F-fluorodeoxyglucose PET：a comparative study in patients with suspected cerebral glioma[J].BMC Cancer，2019，19（1）：332.doi：10.1186/s12885-019-5560-1.PMID：30961564；PMCID：PMC6454631.

[2]徐洋，王凯，陈嫱，等.核医学分子影像在胶质瘤诊疗中的研究进展[J].首都医科大学学报，2022，43（6）：6.

[3]van de Weijer T，Broen MPG，Moonen RPM，et al.The Use of ^{18}F-FET-PET-MRI in Neuro-Oncology：The Best of Both Worlds-A Narrative Review[J].Diagnostics（Basel），2022，12（5）：1202.Published 2022 May 11.doi：10.3390/diagnostics12051202.

[4]周维燕，华逢春，肖见飞，等.^{11}C-MET PET显像对术前脑胶质瘤分级判断及对IDH1基因突变的预测价值[J].中华核医学与分子影像杂志，2020，40（3）：6、153-158.

[5]Louis DN，Perry A，Wesseling P，et al.The 2021 WHO Classification of Tumors of the Central Nervous System：a summary[J].Neuro Oncol，2021，23（8）：1231-1251.doi：10.1093/neuonc/noab106.

[6]蒋健，张学凌，周俊林.胶质瘤异柠檬酸脱氢酶基因型与影像学研究进展[J].磁共振成像，2021，12（5）：4.

[7]Lohmann P，Stavrinou P，Lipke K，et al.FET PET reveals considerable spatial differences in tumour burden compared to conventional MRI in newly diagnosed glioblastoma[J].Eur J Nucl Med Mol Imaging，2019，46（3）：591-602.doi：10.1007/s00259-018-4188-8.

[8]Takahashi M，Soma T，Mukasa A，et al.Pattern of FDG and MET Distribution in High-and Low-Grade Gliomas on PET Images[J].Clin Nucl Med，2019，44（4）：265-271.doi：10.1097/RLU.0000000000002460.

[9]Longfei Li，Wei Mu，Yaning Wang，et al.A Non-invasive Radiomic Method Using ^{18}F-FDG PET Predicts Isocitrate Dehydrogenase Genotype and Prognosis in Patients With Glioma[J].Frontiers in oncology，2019，9：1183.

胰腺癌

一、病历资料

患者男性，43岁，主因"发现胰腺占位性20天"来我院就诊。1个月前，患者无明显诱因出现腰背部疼痛，进行性加重，1个月内体重减轻约5kg，20天前于当地医院就诊，腹部平扫CT提示：脂肪肝，肝内低密度，胰腺尾部形态饱满；腹部增强CT提示：胰尾占位性病变，未进行进一步诊治，于5天前来我院就诊。MRI提示：胰尾占位，考虑胰腺癌可能，肝脏弥漫性病变（脂肪肝），肝囊肿，胆囊结石，肿瘤标志物CEA、CA199正常范围。为协助临床明确诊断，予以 ^{18}F-FDG PET/CT 和 ^{18}F-FAPI-04 PET/CT检查。

二、检查过程

^{18}F-FDG PET/CT和^{18}F-FAPI-04 PET/CT检查：

检查方法：扫描前，患者需禁食6~8小时并进行血糖检测，要求血糖低于11.0mmol/L进行图像采集。在静脉接受 3.75MBq/kg 剂量的 ^{18}F-FDG（或 ^{18}F-FAPI-04）后，嘱患者在休息室静卧1小时后进行扫描。螺旋CT体部图像应用管电压120kV、管电流200mA、3.75mm的切片厚度、重建间隔3.27mm、矩阵尺寸512×512、视野700mm。头部图像应用管电压140kV、管电流350mA、3.75mm的切片厚度、重建间隔3.27mm、矩阵尺寸512×512、视野300mm。接下来，在3D模式下进行PET成像，平均每个床位采集时间约90秒，通常扫描6~7个床位，患者扫描期间需保持静止状态。最后使用三维有序子集期望最大化算法（2次迭代和17个子集）进行图像重建。

^{18}F-FDG PET/CT检查图片（病例21图1至病例21图4）：

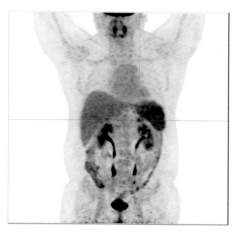

病例21图1　全身^{18}F-FDG PET/CT影像：胰腺尾部见异常FDG代谢增高

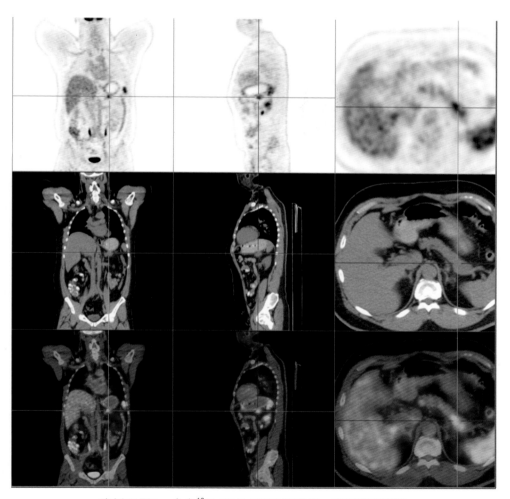

病例21图2　全身^{18}F-FDG PET/CT影像：胰腺尾部病灶

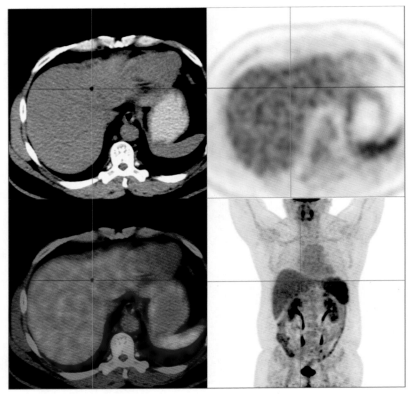

病例21图3　全身^{18}F-FDG PET/CT影像：肝囊肿

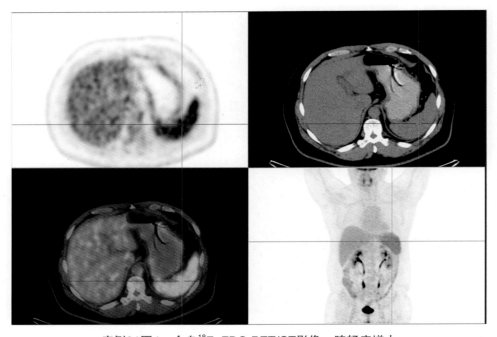

病例21图4　全身^{18}F-FDG PET/CT影像：脾轻度增大

检查所见：^{18}F-FDG PET/CT 显像结果示：胰腺尾部增粗肿胀，其内密度稍低，平扫 CT 值约 29HU，邻近胰腺导管未见扩张，PET 上呈中度异常放射性浓聚，SUVmax 5.9，浓聚范围约 30mm×11mm（病例21图2）；肝脏形态、大小未见异常，肝内见多枚小囊状液性低密度影，较者位于肝 S4 段，直径约 5mm，放射性分布未见明显异常；脾略大，约 7 个肋单元，密度均匀，PET 上呈弥漫性中度异常放射性浓聚，SUVmax 6.5；胆囊不大，壁轻度增厚，放射性分布未见明显异常。

检查意见：①胰腺尾部增粗肿胀，其内密度稍低，邻近胰腺导管未见扩张，PET 上呈中度异常放射性浓聚，结合既往 MRI 检查结果及肿瘤标志物检查结果为阴性，符合胰腺占位性表现，建议进一步检查鉴别恶性（胰腺癌或肿块型胰腺炎可能）；②脾轻度增大，PET 上呈弥漫性中度异常放射性浓聚，优先考虑脾糖代谢活跃，结合脾功能及自身免疫抗体进一步检查；③肝囊肿，胆囊不大，壁增厚，放射性分布未见明显异常，考虑为胆囊炎。

^{18}F-FAPI-04 PET/CT检查图片（病例21图5至病例21图9）：

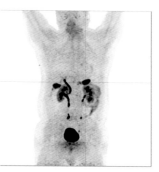

病例21图5　全身 ^{18}F-FAPI-04 PET/CT影像：胰腺尾部见异常FAPI代谢增高

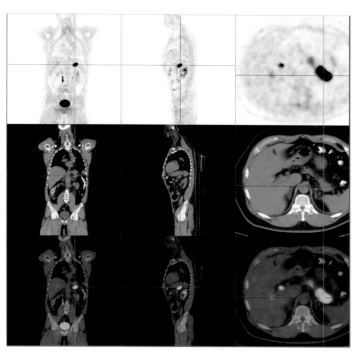

病例21图6　^{18}F-FAPI-04 PET/CT影像图：胰腺尾部病灶

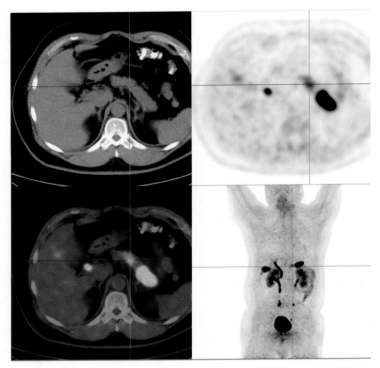

病例21图7　^{18}F-FAPI-04 PET/CT影像图：胰腺体部异常摄取

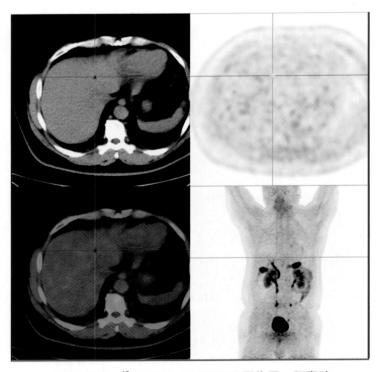

病例21图8　^{18}F-FAPI-04 PET/CT影像图：肝囊肿

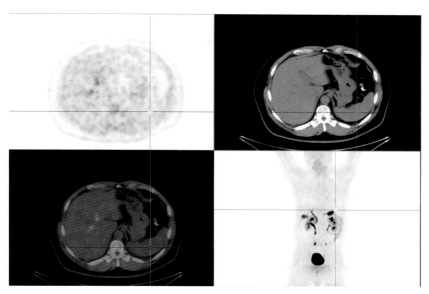

病例21图9　^{18}F-FAPI-04 PET/CT影像图：脾轻度增大

检查所见：^{18}F-FAPI PET/CT 显像结果示：胰腺尾部增粗肿胀，其内可见类圆形稍低密度影，边缘模糊，邻近胰腺导管未见扩张，与周围血管及胃后下缘关系密切，PET上呈高度异常放射性浓聚，SUVmax 25.3，浓聚范围约49mm×27mm（病例21 图 6）。病变边缘至胰腺体部（肠系膜上静脉边缘）见斑片状及结节状异常放射性浓聚（病例21 图 7），SUVmax 5，同层胰体部CT平扫未见明显异常。病变周围未见肿大淋巴结影，PET上未见异常放射性浓聚。肝脏形态、大小未见异常，肝内见多枚小囊状液性低密度影，较大者位于肝S4 段，直径约 5mm，放射性分布未见明显异常；胆囊不大，其内可见生理性放射性浓聚，壁轻度增厚，放射性分布未见明显异常；脾略大，约 7 个肋单元，密度均匀，PET上未见异常放射性浓聚。

检查意见：①胰尾部占位伴明显高度异常放射性浓聚，结合病史，考虑恶性占位；胰腺体部异常放射性浓聚，考虑炎性改变；②脾轻大，PET上未见明显异常放射性浓聚；③肝多发小囊肿；胆囊炎。

随访治疗等临床资料：患者随后进行了腹腔镜辅助下脾、胰体尾切除术。术中：肿瘤位于胰腺尾部直径 5cm，因胰腺粗大、与周围组织粘连严重，导致分离困难，遂转为开腹手术。术后病理：镜下所见：肉眼所见：送检腺内见一 4cm×3cm×2cm 质稍韧区。光镜所见：异型腺体呈浸润性生长。病理诊断：＜胰腺＞中分化导管腺癌，侵及外膜；胰腺断端（－）；部分网膜组织；脾组织。胰旁淋巴结 0/1。

患者术后 15 个月复查胰腺术后改变，余未见异常。

三、相关知识

胰腺癌通常发病隐匿，早期无典型症状，大部分患者发现时已处于疾病中晚期。根据 2020 年癌症数据库的统计，胰腺癌发病率为 2.7%，占全部恶性肿瘤发病的第 14 位，死亡率为 4.1%。虽然发病率较低，但由于缺乏具有敏感性和特异性的肿瘤标志物，导致早期诊断困难而致死率高、预后极差，5 年生存率小于 8%。因此，早发现、早诊断、早治疗对于提高患者生存质量及生存期具有重要意义。

胰腺占位常规影像学检查包括腹部超声、CT、MRI 及磁共振胰胆管成像等检查。由于胰腺位于后腹膜、位置较深，受肠道气体干扰可能影响超声检查效果。CT 及 MRI 可以有效检出多数胰腺病变，但 CT 对于直径 < 20mm 的胰腺原发肿瘤、肝转移灶、腹膜转移灶及远处转移灶的诊断具有一定的局限性，MRI 对远处转移灶的诊断效能同样有限。

PET/CT 是一种全身性、高敏感性的显像技术，通过形态解剖学结合代谢特点有助于发现并诊断胰腺病变。研究表明，^{18}F-FDG PET/CT 对于诊断胰腺癌的敏感性较高可达 85% ～ 90%，特异性为 55.6% ～ 94%。相较于常规 CT 和 MRI 检查，^{18}F-FDG PET/CT 对鉴别胰腺病变良恶性和发现远处转移灶更具优势，但其对于淋巴结转移（30% ～ 49%）、肝转移（43% ～ 88%）和腹膜转移（42.9% ～ 60%）等的检出灵敏度有限。肿瘤相关成纤维细胞（cancer associated fibroblasts，CAFs）是肿瘤微环境中最丰富的一类细胞，其表面特异性表达成纤维细胞活化蛋白（fibroblast activating protein，FAP），FAPI PET/CT 可对肿瘤进行靶向识别及精准定位。胰腺癌的特点是围绕肿瘤细胞发生强烈的基质促结缔组织增生反应，FAPI PET/CT 有助于胰腺癌原发灶、淋巴结转移灶、肝脏及腹膜转移灶的发现与诊断，精准评估胰腺癌 TNM 分期，辅助临床医师制订合理诊疗策略。

四、病例点评

本病例为中年男性患者，以胰腺占位来诊，需鉴别病变性质，明确分期，以指导后续诊疗策略的制订。由于显像中胰腺生理性摄取较低，同时在腹腔、胰腺低摄取的衬托下，胰腺的 FDG 摄取及 FAPI 摄取以鲜明的对比度被发现，对病灶的定位、定性均有明显帮助。与 FDG 对比，FAPI 显像在胰体部可见异常放射性浓聚，结合术前 MRI 检查、术中探查、术后病理结果及随访结果，考虑为假阳性病灶，可能与胰腺炎性改变致成纤维蛋白异常表达有关。尽管许多研究已经证明了正电子发射计算机断层扫描成纤维细胞活化蛋白抑制剂（FAPI-PET）的诊断潜力，但是 FAPI 摄取在癌症患者中仍是具有挑战性的，因为摄取不仅在恶性病变中可见，在良性肿瘤、纤维化、肉芽肿病、瘢痕/伤口、退行性疾病以及炎症性疾病等各种非肿瘤条件下也可以发现FAPI PET的摄取，这使得恶性与非恶性FAPI-PET阳性病变的鉴别具有挑战性。

五、延伸阅读

例1：

患者男性，66岁，本院CT检查提示：胰腺占位，恶性不除外；肝多发结节，囊肿可能。行 ^{18}F-FDG PET/CT（病例21图10、病例21图11）和 ^{18}F-FAPI-04 PET/CT（病例21图12、病例21图13）治疗前检查。

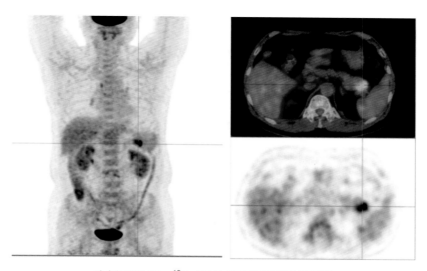

病例21图10　^{18}F-FDG PET/CT胰尾部所见

见类圆形略低密度结节，大小约为2.2cm×2.7cm，密度不均，内见低密度区，PET呈明显异常放射性浓聚，SUVmax 5.7。

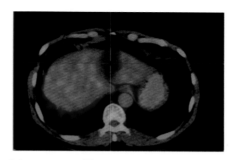

病例21图11　^{18}F-FDG PET/CT肝脏所见

肝脏弥漫性密度减低，CT值约为37HU，肝左叶见多发类圆形低密度结节，大者短径为3.8cm，PET上呈轻度放射性缺损。

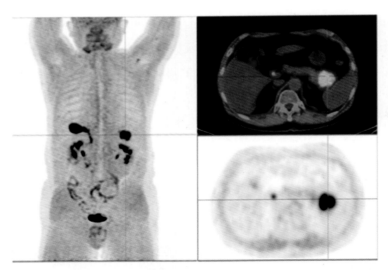

病例21图12 ^{18}F–FAPI–04 PET/CT胰尾部所见

胰尾部见类圆形略低密度结节，大小约为 3.3cm×3.2cm，密度不均，内见低密度区，PET 呈高度异常放射性浓聚，SUVmax 14.3，周围脂肪间隙毛躁。

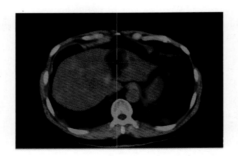

病例21图13 ^{18}F–FAPI–04 PET/CT肝脏所见

肝脏弥漫性密度减低，CT 值约为 37HU，肝左叶见多发类圆形低密度结节，大者短径为 3.8cm，PET 上呈放射性缺损。

^{18}F–FDG PET/CT检查意见：①胰尾部略低密度结节，PET呈异常放射性浓聚，考虑为胰腺癌；②肝脏弥漫性病变；多发肝囊肿。

^{18}F–FAPI–04 PET/CT检查意见：胰尾部占位，PET呈高度异常放射性浓聚，高度怀疑为胰腺恶性占位（癌）可能性大，请结合术后病理或术前结合PET结果行穿刺活检及免疫组化检查以明确病理学类型；肝脏弥漫性病变；多发肝囊肿。

后行"胰体尾切除术＋横结肠脾曲部分切除术＋左肾上腺切除术＋左肾切除术"，术中探查：病灶位于胰尾，大小约 3cm×3cm，质硬，与周围组织界限不清，游离后发现病灶侵及脾、横结肠脾曲系膜、左肾上腺、左肾上极，胃未见异常。

病理诊断：（胰腺）高分化胰腺导管腺癌，癌组织清楚胰腺被膜，累及左侧肾脂肪囊及结肠膜侧脂肪组织，浸润脂肪深度约 1mm，可见神经侵犯脉管癌栓（－）；肿瘤间质为大量增生的纤组织伴胶原变性；淋巴细胞＜5%，其余未见组织，送检淋巴结未见转移 0/6。

患者术后 9 个月 CT 复查显示疾病进展：胰腺术后改变，腹膜多发转移可能，伴上消化道不全梗死可能；肝多发低密度结节，转移瘤可能；肝多发囊肿；双侧胸膜增厚，转移可能；左腋下结节，转移可能。

（病例提供者：姜智允　王可铮　哈尔滨医科大学附属肿瘤医院

陈学展　防城港市第一人民医院）

例 2：

患者女性，54 岁，缘于入院前 3 个月余无明显诱因出现中上腹闷痛，呈间歇性，疼痛持续时间不等，约数分钟至数小时，未予重视，但症状反复。近 1 个月来上腹部不适发作较前频繁，性质同前，无伴反酸嗳气，无呕血、黑便，无眼黄、尿黄、皮肤黄及肝区闷痛，无全身乏力及全身疼痛等不适。

查体：腹平软，无压痛、反跳痛。肠鸣音 5 次 / 分钟。肛诊无异常。

实验室检查：糖类抗原（carbohydrate antigen，CA）199 395.80U/ml（参考值：0 ~ 30U/ml）；CA242 34.8U/ml（参考值：0 ~ 20U/ml）；血常规、凝血四项、生化全套、甲状腺功能三项、免疫九项、心电图、肺功能、心脏彩超未见明显异常。

腹部 CT 提示：胰头钩突部与十二指肠水平段间隙内占位，倾向恶性肿瘤，胰腺癌可能。进一步行 ^{18}F-FDG（fluorodeoxyglucose，FDG）PET/CT 显像示：胰头钩突部局部见稍低密度肿块影，最大截面约 2.9cm×2.4cm，边缘模糊，FDG 摄取增高，SUVmax 8.5，胰管、肝内外胆管无明显扩张，胆囊大小正常（病例 21 图 14）。

完善术前检查后在全身麻醉下行"腹腔镜探查＋姑息性胰十二指肠切除术＋部分横结肠切除术"，病理结果（病例 21 图 15）：（胰腺）中分化导管腺癌（肿物大小约 2.5cm×2cm），侵犯胰周脂肪组织，并累及十二指肠黏膜下层至浆膜层，脉管内见癌栓，神经见癌累及。标本胰腺切端、胆管切端、胃切端、十二指肠两切端、横结肠两切端未见癌。胰腺周围 LN1/1，大弯 LN0/6，十二指肠肠周 LN1/9，横结肠肠周 LN0/9，"8a" LN0/4，"12a" LN0/5 见转移癌。分期 pT$_2$N$_1$M$_0$，ⅡB 期。免疫组化结果：CK7（＋），CK20（－），Villin（局灶＋），CDX-2（－），SMAD4（＋），MUC1（＋），MUC2（－），Ki-67（10%＋），CerbB-2（－），CDH17（－）。

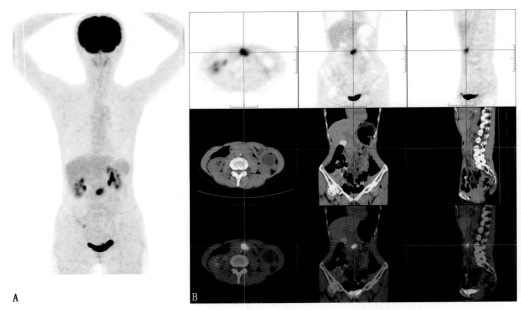

病例21图14　胰腺癌患者¹⁸F–FDG PET/CT显像与多平面重建（MPR）

　　A：最大密度投影（MIP）图示：上腹部中线处局灶性 FDG 摄取异常增高。B：多平面重建（MPR）显示：胰头钩突稍低密度肿块影，最大截面约 2.9cm×2.4cm，边缘模糊，FDG 摄取增高，SUVmax 8.5。

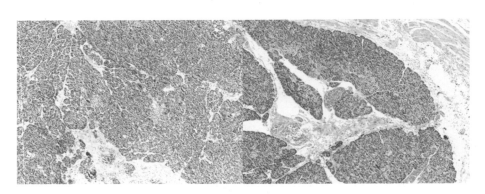

病例21图15　病理所见

（病例提供者：林端瑜　张杰平　福建省肿瘤医院）

参考文献

[1]Bartell N，Bittner K，Vetter MS，et al.Role of Endoscopic Ultrasound in Detecting Pancreatic Cancer Missed on Cross–Sectional Imaging in Patients Presenting with

Pancreatitis：A Retrospective Review[J].Dig Dis Sci，2019，64（12）：3623-3629.doi：10.1007/s10620-019-05807-z.

[2]中华人民共和国国家卫生健康委员会医政医管局.胰腺癌诊疗指南（2022年版）[J].中华消化外科杂志，2022，21（9）：1117-1136.DOI：10.3760/cma.j.cn115610-20220726-00431.

[3]熊慧芳，祝荫.胰腺占位的多学科诊疗模式及经验[J].中华消化内镜杂志，2022，39（8）：616-620.

[4]Zhang L，Sanagapalli S，Stoita A.Challenges in diagnosis of pancreatic cancer[J].World J Gastroenterol，2018，24（19）：2047-2060.doi：10.3748/wjg.v24.i19.2047.

[5]Yeh R，Dercle L，Garg I，et al.The Role of ^{18}F-FDG PET/CT and PET/MRI in Pancreatic Ductal Adenocarcinoma[J].Abdom Radiol（NY），2018，43（2）：415-434.doi：10.1007/s00261-017-1374-2.

[6]Liu Q，Shi S，Liu S，et al.The added value of[^{68}Ga]Ga-DOTA-FAPI-04 PET/CT in pancreatic cancer：a comparison to[^{18}F]F-FDG[published online ahead of print，2023 Feb 21][J].Eur Radiol，2023，10.1007/s00330-023-09445-y.doi：10.1007/s00330-023-09445-y.

[7]Pang Y，Zhao L，Shang Q，et al.Positron emission tomography and computed tomography with [^{68}Ga]Ga-fibroblast activation protein inhibitors improves tumor detection and staging in patients with pancreatic cancer[J].Eur J Nucl Med Mol Imaging，2022，49（4）：1322-1337.doi：10.1007/s00259-021-05576-w.

[8]Kessler L，Ferdinandus J，Hirmas N，et al.Pitfalls and Common Findings in（68）Ga-FAPI PET：A Pictorial Analysis[J].J Nucl Med，2022，63（6）：890-896.doi：10.2967/jnumed.121.262808.

[9]Hotta M，Rieger AC，Jafarvand MG，et al.Non-oncologic incidental uptake on FAPI PET/CT imaging[J].Br J Radiol，2022：20220463.doi：10.1259/bjr.20220463.

[10]Glatting FM，Hoppner J，Kauczor HU，et al.Subclass Analysis of Malignant，Inflammatory and Degenerative Pathologies Based on Multiple Timepoint FAPI-PET Acquisitions Using FAPI-02，FAPI-46 and FAPI-74[J].Cancers（Basel），2022，14（21）：5301.Published 2022 Oct 28.doi：10.3390/cancers14215301.

肝脏上皮样血管内皮瘤（EHE）

一、病历资料

患者女性，49 岁，主因"右上腹部不适 1 个月"来诊。腹部超声提示：肝脏多发占位；肝脏穿刺时大部分为纤维组织，梗死。既往支气管炎、多发子宫肌瘤、肠镜下多发息肉切除史（良性）；无乙型病毒性肝炎或丙型病毒性肝炎病史。肿瘤标志物：CEA 3.83ng/ml（正常值小于 3.4ng/ml）；AFP、CA125 及 CA199 均阴性。为进一步明确诊断行 FDG PET/CT 检查。

二、检查过程

FDG PET/CT检查：

检查方法：按照常规检查方法，无糖尿病患者空腹 6 小时后行静脉注射 ^{18}F-FDG 5.3mCi；静卧 60 分钟后使用设备行头＋躯干部 PET/CT 扫描，CT：我院 PET/CT 的 CT 配置为 16 层；CT 采集参数：120kV，140mAs，pitch 1.35：1，层厚 5mm。

检查图片（病例 22 图 1 至病例 22 图 3）：

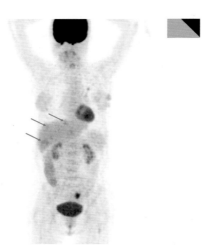

病例22图1　头＋躯干部^{18}F-FDG PET MIP图：肝脏见多个异常FDG摄取增高灶

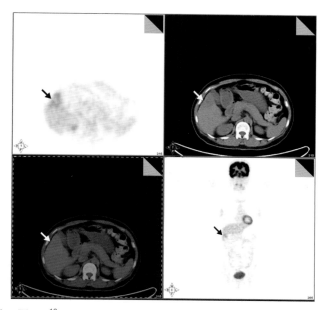

病例22图2 ^{18}F-FDG PET/CT 影像图：肝脏最大病灶SUVmax 2.9

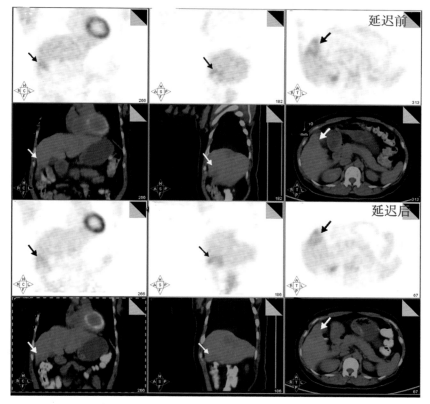

病例22图3 ^{18}F-FDG PET/CT影像图：延迟前后SUVmax无明显变化

上 6 幅图为早期显像，下 6 幅图为延迟显像。

检查所见：^{18}F–FDG PET/CT 显像结果示：肝脏见多发结节状、团块状放射性摄取稍增高影，较大者约 3.4cm×4.5cm，SUVmax 2.9，CT 值 35.7HU，延迟后 SUVmax 3.0。腹腔内、腹膜后及盆腔未见肿大及放射性摄取增高淋巴结。

检查意见：肝脏多发稍高代谢灶，首考虑肝脏上皮样血管内皮瘤（hepatic epithelioid hemangioendotheliom，HEHE），建议结合病理学检查。

随访治疗等临床资料：患者随后进行了肿瘤切除术。术后病理：肝脏上皮样血管内皮瘤；免疫组化：CD34、CD31、Vimentin 免疫染色证实纤维化带内散在阳性的单个、索状、小团上皮样或梭形细胞，有的细胞含空泡样腔，少数其中见红细胞，上述阳性细胞常侵入肝窦及汇管区（病例 22 图 4）。

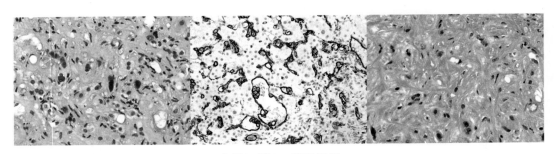

病例22图4　病理显示

三、相关知识

肝脏上皮样血管内皮瘤（epithelioid hemangioendotheliom，EHE）是少见而易诊断为转移癌和其他血管内皮瘤的肿瘤，由 Weiss 等于 1982 年首先报道。本病生长缓慢，恶性程度介于血管瘤和血管肉瘤之间，生物学行为属中度或低度恶性肿瘤。以往报导表明，此病可发生于任何年龄，以成年人多见，该瘤主要发生在成年女性，病因仍不清楚，可能与口服避孕药、孕激素失调、氯乙烯污染、肝创伤和病毒性肝炎等有关。肿瘤可累及实质性脏器如肺、肝、骨等部位。临床表现无特异性且多变，常见为上腹部不适或疼痛，偶见黄疸、发热，最终可伴有体重减轻。其大体上呈多结节并累及整个肝脏，影像学上难与其他肝内肿瘤区别，诊断主要靠病理学检查。

MRI 表现出较为少见的"包膜回缩征"及"棒棒糖"征象（比较有特征）。病灶内纤维化囊性回缩表现为"包膜回缩征"，肝静脉或门静脉终止于病灶，表现为"棒棒糖"征（病例 22 图 5）。

FDG PET/CT 通过一次检查全身成像排除转移灶的可能，结合 MRI、临床生化检查及 FDG 呈现多发病灶的略高或者高 FDG 摄取，可以考虑 HEHE，也可以评价术后有无复发。

HEHE 需与以下几种疾病相鉴别：①上皮样血管肉瘤：是肝窦内皮细胞发生的一种少见的恶性肿瘤，是肝脏最常见的肉瘤。临床症状为腹痛、乏力、消瘦等症状。AFP（-），CEA 可能阳性。多数肝功能异常。CT 表现类似海绵状血管瘤，但是血管肉瘤病变进展迅速；②转移性癌：原发肿瘤主要为消化道恶性肿瘤、乳腺癌、肺癌等，PET/CT全身扫描后可排除；③胆管癌：经常会看到病灶远端胆管扩张；④原发性肝癌：典型表现在增强 CT 上快进快出。多有乙型病毒性肝炎或者丙型病毒性肝炎病史，且生化指标多异常。癌细胞对 CD34、Vimentin 和Ⅷ因子均呈阴性。

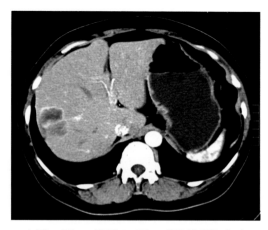

病例22图5　增强CT图："棒棒糖"征象

四、病例点评

本例患者为 EHE，EHE 具有相对特征性的组织形态和免疫组化标记。组织学上，肿瘤由树突状和上皮样细胞组成，常包含代表细胞内腔的空泡，基质由纤维构成，有玻璃样变区域。免疫组化至少对一种内皮标志物呈阳性反应［因子Ⅷ相关抗原、CD34和（或）CD31］，多数病例较易做出病理诊断。肝脏 EHE 生长缓慢，转移率低，预后相对较好，有资料显示 43% 的肝脏 EHE 患者生存期 ≥ 5 年。EHE 对放疗、化疗均不敏感，肝移植对于不能切除的 EHE 是唯一治疗手段。

五、延伸阅读

例1：

患者女性，69 岁，PET/CT 提示肝脏体积增大，表面欠光滑，肝门肝裂不宽，密度不均，见弥漫分布稍低密度结节及团块，大部分病灶放射性摄取未见明显增高，部分小结节及肝右叶较大团块 FDG 摄取增高（病例 22 图 6）。

PET/CT 示肝右叶 FDG 摄取增高团块突出肝轮廓外，较大层面约 8.7cm×14.3cm，SUVmax 18.4，CT 值 21.2 ~ 31.2HU，延迟显像仍高，SUVmax 16.8，病灶中心见液化坏死伴放射性摄取缺失，余肝内病灶 SUVmax 1.9 ~ 6.3。肝脏形态改变，考虑慢性肝损害，肝脏弥漫稍低密度灶伴大部分病灶代谢未见明显异常增高，部分小结节及肝右叶较大病灶代谢明显增高，均考虑恶性，首考虑肝脏上皮样血管内皮瘤。临床随后行肝右叶病灶穿刺活检，证实为肝脏上皮样血管内皮瘤（病例 22 图 7）。

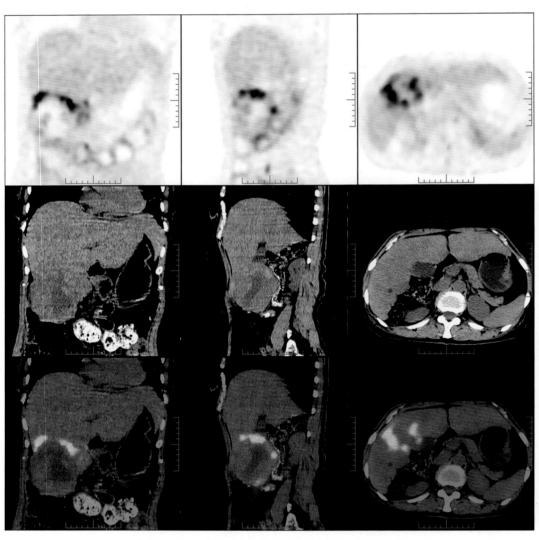

病例22图6　18F-FDG PET/CT影像图：肝脏所见

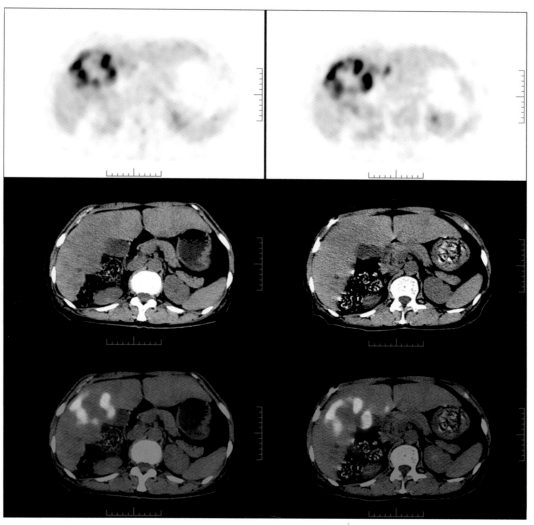

病例22图7　¹⁸F-FDG PET/CT影像图：肝右叶所示（左边延迟显像，右边为早期显像）

（病例提供者：赵红光　林秋玉　林承赫　吉林大学第一医院）

例2：

患者男性，60岁，以"体检发现双肺、肝占位5天"为主诉入院。患者5天前于体检查肺部＋上腹部CT示：双肺多发结节灶，不排除转移瘤，肝内多发低密度灶，不排除转移瘤。

实验室检查：血常规、肝肾功能、电解质均正常。乙肝表面抗体、乙肝核心抗体阳性；生化全套：谷丙转氨酶48U/L（参考值：5～40U/L），谷氨酰转肽酶103U/L（参考值：8～64U/L），碱性磷酸酶111U/L（参考值：34～104U/L）；尿液分析：隐血：阳性（1＋）；血常规、凝血系统、甲状腺功能全套、粪常规＋OB正常。

进一步行 ^{18}F-FDG（fluorodeoxyglucose，FDG）PET/CT
显像示（病例 22 图 8 至病例 22 图 11）：①双肺多发微、小
结节，部分病灶轻微 FDG 摄取增高；②肝脏内多发大小不
等低密度影，较大者约 4.3cm×3.6cm，部分病灶呈环状 FDG
摄取增高，SUVmax 3.6；③双侧肺门散在数毫米大小淋巴
结，FDG 摄取轻度增高，SUVmax 4.1。

（肝穿刺）病理结果：肝穿刺软组织肿瘤，结合 HE 形态
及免疫组化结果，符合上皮样血管内皮瘤，IHC：CK、CK7
（　弱　+）、CD20（-）、CK19（-）、FLi（+）、CD31（+）、
CD34（+）、Vim（+）、F8（+）、SMA（+）、Desmin（-）。
后予"紫杉醇 240mg 第 1 天静脉注射＋顺铂 30mg 第 1～第
4 天静脉注射"方案化疗。

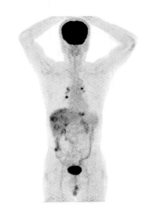

病例22图8　全身
^{18}F-FDG PET/CT显像

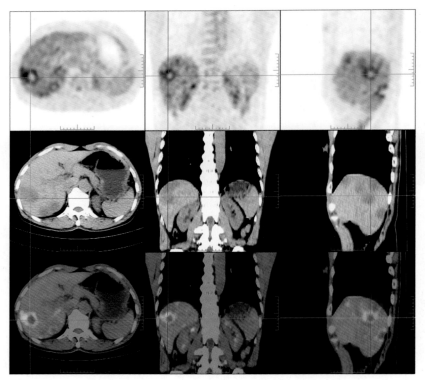

病例22图9　^{18}F-FDG PET/CT影像图：肝内病灶多平面重建（MPR）图

肝脏多发大小不等低密度影，较大者约 4.3cm×3.6cm，部分病灶呈环状 FDG 摄取轻度增高，
SUVmax 3.6。

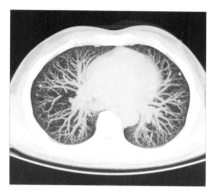

病例22图10　^{18}F-FDG PET/CT影像图：
肺部最大密度投影（MIP）图示：双肺多发微小结节（箭头）

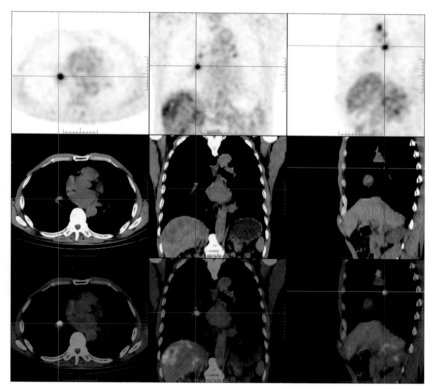

病例22图11　^{18}F-FDG PET/CT影像图：右肺门淋巴结多平面重建（MPR）图

右侧肺门局灶性 FDG 摄取增高，直径约 0.6cm，SUVmax 4.1。

（病例提供者：张杰平　林端瑜　福建省肿瘤医院）

例3：

患者女性，53 岁，主诉"间歇性上腹部不适 1 个月余"。患者于入院前 1 个月余无明显诱因出现间歇性上腹部不适，伴反酸、烧心、嗳气。既往高血压病史。

实验室检查：肿瘤瘤标志物：CA724 7.1U/ml（参考值：0～6.9U/ml），AFP、CEA、CA125、CA199 均（−）；抗 −HBc：阳性；血常规、肝功能等均正常。

胃镜：胆汁反流性胃食管炎；腹部增强 CT 提示：肝右叶囊实性低密度占位，邻近包膜皱缩，增强动脉期边缘线样明显强化，门脉及延迟期实性部分延迟强化，斑片状低密度区未见明显强化；腹部 MRI：肝 S8 段异常信号影，考虑血管源性恶性病变，肝血管肉瘤可能，肝 S5 段小类圆形异常信号，转移不排外。患者为进一步明确病变性质及全身转移情况在我科行 ^{18}F−FDG PET/CT 检查。相关影像图像如下图所示（病例 22 图 12、病例 22 图 13）：

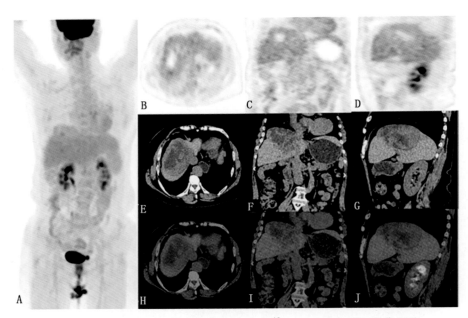

病例22图12　肝上皮样血管内皮瘤患者 ^{18}F−FDG PET/CT显像所见

可见肝右叶以 S8 段为主一较大不规则多房囊实性肿块，大小约 11.1cm×8.0cm×11.3cm，上缘向肝包膜外膨凸，实性部分代谢等同于正常肝实质，SUVmax 3.2，邻近肝中、右静脉及门脉右支部分节段显示欠清。

手术切除后病理提示：

镜下所见：瘤组织部分边界不清，瘤组织由大小不等管腔构成，部分腔内可见红细胞，部分管腔较小，少部分内衬上皮见上皮样，部分区域间质可见部分细胞胞质透亮，部分腔内可见红细胞，呈弥漫排列，部分间质黏液变性，部分区域可见显著坏死，部分区域间质可见多少不等梭形细胞，弥漫排列，组织疏松、水肿，少部分淋巴细胞、浆细胞浸润。免疫组化：TFE3（-），CD31（3+），CD34（2+～3+），CEA（+），CK（Pan）（少部分+），D2-40（-），ERG（3+），INI-1（+），Ki-67（5%），p53（-），Vimentin（3+），CK19（-）。

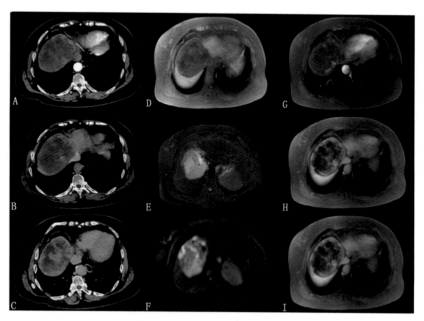

病例22图13　增强CT和MRI所见

A～C：为增强CT动脉期、门脉期及延迟期，可见肝右叶囊实性低密度占位，邻近包膜皱缩，增强动脉期边缘线样明显强化，门脉及延迟期实性部分延迟强化，斑片状低密度区未见明显强化。D～I：分别为MRI、T$_1$WI、T$_2$WI、DWI及增强三期影像图，可见肝右叶团状长T$_1$混杂长T$_2$信号影，周围见结节状异常信号影，弥散不均匀受限，增强动脉期强化不明显，门脉期及延迟期向心性填充。

病理诊断：（右半肝）：血管源性肿瘤，形态学及免疫组化支持上皮样血管内皮瘤，建议进一步基因检测（WWTRI-CAMTAI、YAPI-TFE3）。周围肝组织呈慢性炎、部分肝细胞脂肪变改变，G2S1-2。手术切缘未见瘤组织。

（病例提供者：柳江燕　韩玉萍　田小雪　兰州大学第二医院）

例4：

患者女性，53岁，2018年2月因"右上腹及背部疼痛2年余"入外院检查。胸腹部CT示双肺多发小结节及肝内多发低密度灶，考虑转移瘤，随后至我院住院行肝右后叶病灶活检术，病理考虑肝上皮样血管内皮瘤，予化疗5周期后未继续规律治疗。2019年4月因腹部疼痛加重再次入院，入院查肿瘤标志物CA125升高：39.5U/ml（参考值：0～35U/ml），癌胚抗原、甲胎蛋白、CA19-9、CA15-3均正常。胸腹部CT增强示：

双肺多发大小不等的类圆形结节影，部分结节可见明显强化；肝内多发大小不等的类圆形低密度影灶，增强扫描可见边缘轻度强化。为了解全身情况，于我院行 ^{18}F-FDG PET/CT 显像示：肝脏多发大小不等低密度影，部分融合成团，FDG 摄取增高，SUVmax 6.8；双肺多发大小不等的结节影，大者直径约 8mm，部分结节 FDG 摄取稍增高，SUVmax 1.8；左后纵隔软组织影，FDG 摄取增高，SUVmax 5.9（病例 22 图 14）。

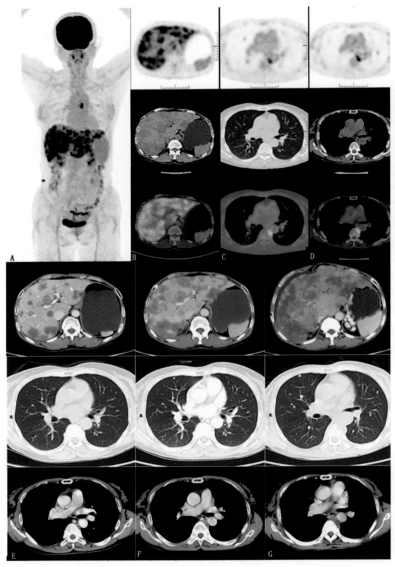

病例22图14　肝、肺、后纵隔上皮样血管内皮瘤患者 ^{18}F-FDG PET/CT图像及胸腹部增强CT

A：最大密度投影（MIP）图；B：肝脏多发低密度灶 FDG 摄取增高，SUVmax 6.8；C：双肺多发结节，部分结节 FDG 摄取稍增高，SUVmax 1.8；D：后纵隔软组织影 FDG 摄取增高，SUVmax 5.9。

E～G：三列图：E（2018年3月）、F（2019年4月）、G（2020年11月）为不同时期胸腹部增强CT图，可见肝脏、双肺、后纵隔病灶逐年增大、增多。

随后患者口服化疗药半个月后自行停药，2020年11月腹痛加重，再次入院并行肝脏S5段病灶活检术，病理诊断：（肝S5段肿块）上皮样血管内皮瘤，免疫组化结果：CK（pan）（+），Vimentin（+），CD31（+），CD34（+），Actin（SMA）（−），CEA（−），HepPar-1（−），FⅧ（+），Ki-67（2%+）。复查胸腹部CT增强：肝脏多发低密度灶，较前明显增大、增多，部分病灶融合，分界不清；双肺多发结节较前增多，部分较前增大；纵隔软组织影较前增大。

（病例提供者：肖　欢　严娟娟　海南医学院第一附属医院）

参考文献

[1]Lazar DC，Avram MF，Romosan I，et al.Malignant hepatic vascular tumors in adults：characteristics，diagnostic difficulties and current management[J].World J Clin Oncol，2019，10（3）：110-135.

[2]Kou K，Chen YG，Zhou JP，et al. Hepatic epithelioid hemangioendothelioma：update on diagnosis and therapy[J].World J Clin Cases，2020，8（18）：3978-3987.

肝脏淋巴瘤

一、病历资料

患者男性，61岁，主因"发热待查"来诊。患者近1个月出现发热，下午为著，最高达39.4℃。既往无乙型病毒性肝炎、丙型病毒性肝炎病史。实验室检查：血常规、肿瘤标志物均为阴性；超声提示：肝脏多发占位性病变。为进一步明确诊断行 FDG PET/CT 检查。

二、检查过程

FDG PET/CT检查：

检查方法：按照常规检查方法，无糖尿病患者空腹 4 ~ 6 小时后行静脉注射 ^{18}F-FDG 4.7mCi；静卧 60 分钟后使用设备行头＋躯干部 PET/CT 扫描，CT：我院 PET/CT 的 CT 配置为 16 层；CT 采集参数：120kV，140mAs，pitch 1.35：1，层厚 5mm。

检查图片（病例 23 图 1 至病例 23 图 3）：

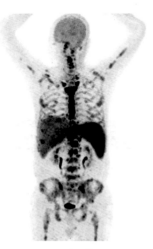

病例23图1　头＋躯干部 ^{18}F-FDG PET MIP图

肝脏、脾脏、多发淋巴结及骨骼见异常 FDG 摄取增高。

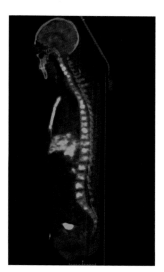

病例23图2　^{18}F-FDG PET/CT影像图：
多处骨骼及髓腔见异常FDG摄取增高，CT未见明显骨质破坏

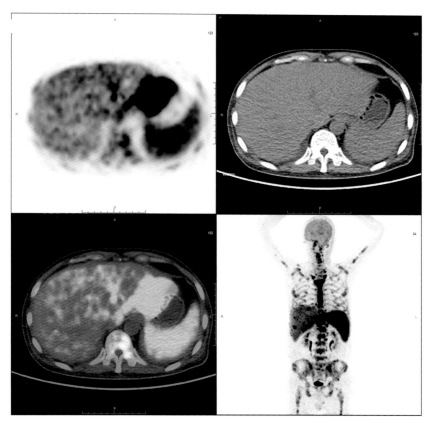

病例23图3　^{18}F-FDG PET/CT影像图：肝内见FDG摄取增高团片影；
脾脏体积增大，FDG摄取弥漫增高

检查所见：^{18}F-FDG PET/CT 显像结果示：肝脏体积增大，左叶见放射性摄取增高团片影，大小约 7.0cm×5.3cm×4.2cm，SUV 最大值 23.1。余肝脏形态欠规整，表面尚光滑，各叶比例欠协调，密度减低，CT 值 42.3HU，其内另见多个放射性摄取增高结节、团块影，较大约 3.5cm×1.8cm，SUV 最大值 14.5。脾脏体积增大，放射性摄取弥漫性增高，SUV 最大值 8.5，CT 于上述部位未见明显密度异常。左侧锁骨上、胃小弯侧、肝门区、胰腺周围、双肾血管旁、腹主动脉旁见多个放射性摄取增高淋巴结影，较大约 3.2cm×2.3cm，SUV 最大值 16.8。所示骨骼放射性分布弥漫增高，SUV 最大值 16.8，CT 示未见明显骨质破坏。

检查意见：肝脏形态改变，考虑慢性肝损害；肝脏多发高代谢灶、脾大伴代谢弥漫增高、全身多发淋巴结肿大伴代谢增高、全身骨骼代谢弥漫增高，均考虑淋巴瘤可能性大。

随访治疗等临床资料：患者随后进行了肝脏及骨髓穿刺。病理：肝脏淋巴瘤－弥漫大 B 细胞淋巴瘤，累及骨髓。

三、相关知识

淋巴瘤引起的继发性肝脏受累较为常见，可发生于约 50% 的非霍奇金淋巴瘤和 20% 的霍奇金淋巴瘤患者。临床表现为淋巴结肿大、肝大、转氨酶和 ALP 中度升高。约 90% 肝脏的淋巴瘤属于非霍奇金淋巴瘤，主要类型包括肝脾 T 细胞淋巴瘤和弥漫大 B 细胞淋巴瘤。

PET/CT 扫描有助于评估淋巴瘤的范围、类型，以及确认肿瘤局限于肝脏、排除肝外病灶。累及肝脏淋巴瘤 PET/CT 可呈现三种典型的影像学表现：多结节型、孤立性肿块型、弥漫性浸润型。目前，虽然对于各亚型的糖代谢行为机制尚不清晰，但应用 FDG PET/CT 检查均为阳性结果，瘤体处为均质低密度肿块与高 FDG 摄取。FDG PET/CT 除可用于证实肝淋巴瘤的诊断，还有助于评估患者治疗效果及早发现疾病有无复发。

CT、MRI、US 多能发现单发或多发结节性病灶，如血管漂浮征、穿透征等对肝脏淋巴瘤的诊断与鉴别诊断有一定的提示性作用，但对于弥漫性浸润灶的发现较困难。PET/CT 则根据肝脏淋巴瘤瘤体高代谢的特点，显示淋巴瘤的病灶及其部位。根据生化影像对肝占位病灶进行定位、定性诊断。在影像学诊断上肝脏淋巴瘤虽不具备特征性表现，但在临床诊疗过程中某些影像学表现可为该病的诊断提供线索，以鉴别原发性肝癌或腺癌的肝转移等肝脏占位性病变。

四、病例点评

本病例为中年男性，以发热待查来诊，需鉴别原发性肝癌、肝脏转移瘤、肝脓肿等。由于肝脏病灶处 FDG 摄取明显增高，CT 示为均质低密度影，且头＋躯干部扫描提示除肝脏外，脾脏、多处骨骼及骨髓 FDG 摄取明显增高，为淋巴瘤定位及定性均有帮助。

五、延伸阅读

例 1:

患者女性，35 岁，发热 5 天余，体温最高达 38.8℃，PET 示肝脏、左肾上极、胰腺、腹主动脉旁、肠系膜间隙多发 FDG 摄取增高灶（病例 23 图 4）。

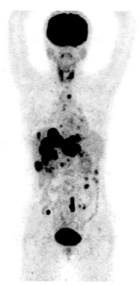

病例23图4　^{18}F-FDG PET/CT影像图：
肝脏、左肾上极、胰腺、腹主动脉旁、肠系膜间隙多发FDG摄取增高灶

PET/CT 示：肝实质见多发放射性摄取增高结节及团块影，较大约 6.8cm×3.1cm，SUVmax 29.6（病例 23 图 5）。本病例 PET/CT 考虑淋巴瘤多部位浸润，建议肝脏病灶活检，结果证实为弥漫大 B 细胞淋巴瘤。

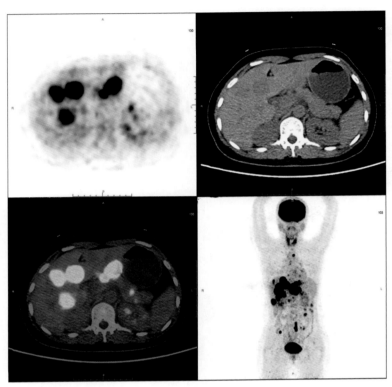

病例23图5　^{18}F-FDG PET/CT图肝实质、肝左叶所见

（病例提供者：赵红光　林秋玉　林承赫　吉林大学第一医院）

例2：

患者女性，51岁，主因"腹胀、腹痛9天"入院。患者9天前无明显诱因出现腹痛、腹胀，以左上腹为主，伴肩部疼痛。既往"慢性胃炎"病史（具体时间不详），未系统治疗。

实验室检查：肝功能＋肾功能＋电解质＋血糖＋心肌损伤标志物：肌红蛋白＜21.00μg/L↓，阴离子隙17.89↑，尿素2.7mmol/L↓，肌酐38mmol/L↓，天冬氨酸氨基转移酶38U/L↑，γ-谷氨酰转肽酶98U/L↑；CEA、AFP、CA125、CA199均正常；术前感染性标志物及血常规均未见异常。

影像学检查：腹部彩超：肝多发实性占位、肝门区及腹膜后淋巴结肿大；符合肝囊肿声图表现。胸部平扫CT：①左肺上叶前段微小结节灶，建议随诊复查；②肝脏多发略低密度灶，建议增强扫描。下腹部平扫CT：①阑尾粪石表现，请结合临床；②盆腔少量积液。上腹部平扫＋强化CT：①考虑肝多发转移瘤；②考虑肝多发血管瘤；③肝囊肿；④腹膜后小淋巴结。

　　PET/CT 显像示：肝脏多发类圆形低密度肿块伴 FDG 代谢异常增高，SUVmax 28；腹盆腔腹膜多发结节状增厚伴 FDG 代谢增高，SUVmax 7.7；胃内多发小灶性 FDG 代谢轻度增高灶，SUVmax 2.7（病例 23 图 6）。

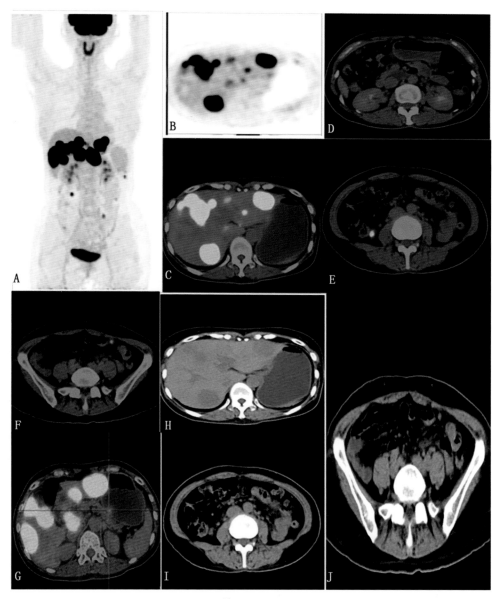

病例23图6　肝淋巴瘤患者^{18}F-FDG PET/CT显像及腹部CT所见

　　A：最大密度投影（MIP）图示：肝脏弥漫性 FDG 摄取异常增高；B、C：PET 及 PET/CT 融合图示：肝脏多发低密度灶，FDG 代谢异常增高，SUVmax 28；D ~ F：腹盆腔腹膜多发结节状增厚，FDG 代谢增高，SUVmax 7.7；G：胃内多发小灶性 FDG 代谢轻度增高灶，SUVmax 2.7；H：肝脏多发低密度灶，边界尚清；I、J：腹盆腔腹膜结节状增厚。

病理结果：（肝脏穿刺）结合形态学及免疫组化符合弥漫性大 B 细胞淋巴瘤（生发中心来源），请结合临床及相关检查分子病理结果：EBER 原位杂交（－）。免疫组化结果：CD3（－），CD20（＋），Ki-67-MIB1（＞90%），Bcl-2（－），CD30（－），CK（－），P53（野生型），CD10（＋），Bcl-6（＋），MUM-1（部分＋），CD5（－），CyclinD1（－），c-Myc（约 30%），Pax-5（＋）。

胃镜下活检病理：（胃底、胃体大弯、胃窦）黏膜组织性慢性炎症，轻度炎症。

（病例提供者：薛　莹　临沂市人民医院）

参考文献

[1]Ippolito D，Porta M，Maino C，et al.Diagnostic approach in hepatic lymphoma：radiological imaging findings and literature review[J].J Cancer Res Clin Oncol，2020，146（6）：1545-1558.

[2]El-Fattah MA.Non-Hodgkin lymphoma of the liver：a US population-based analysis[J].J Clin Transl Hepatol，2017，5（2）：83-91.

[3]Yabe M，Miranda RN，Medeiros LJ.Hepatosplenic T-cell lymphoma：a review of clinicopathologic features，pathogenesis，and prognostic factors[J].Hum Pathol，2018，74：5-16.

肝脏原发神经内分泌肿瘤

一、病历资料

患者男性，32 岁，主因"受凉所致右上腹部疼痛伴发热 3 天"来诊。患者 1 个月前因受凉于次日出现右上腹部疼痛伴发热，体温最高 38.2℃，当地诊所行消炎等对症治疗后好转，3 天前因淋雨后再次出现右上腹部疼痛伴发热，体温最高 38.1℃，遂就诊于我院。腹部 CT 提示：①肝脏低密度影，建议进一步检查；②胆囊未显示；胰头内上方、肝右叶内侧高密度，性质待定，请结合临床进一步检查；③腹盆腔积液。肝脏超声造影检查：肝右叶不均质低回声团块，造影考虑恶性可能性大，建议超声引导下穿刺活检。血常规：白细胞（WBC）12.68×10^9/L；中性粒细胞百分比（NE%）0.78%；淋巴细胞百分比（LY%）0.09%；单核细胞百分比（MO%）0.13%；嗜酸性粒细胞百分比（EO%）0.000%。超敏 C- 反应蛋白（CRP）174.14mg/L（参考值：0 ～ 3.5mg/L）。肿瘤标志物：甲胎蛋白正常；癌胚抗原 8.87ng/ml（参考值：＜ 5.00g/ml）；糖类抗原 125 67.76U/ml（参考值：＜ 35.00U/ml）；糖类抗原 199 50.91U/ml（参考值：＜ 37.00U/ml）；余指标均正常。为进一步鉴别诊断行 PET/CT 检查。

二、检查过程

PET/CT检查：

检查方法：按照常规检查方法，无糖尿病患者空腹至少 4 ～ 6 小时行 ^{18}F-FDG PET/CT 检查，我院一般安排患者检查前一日晚 12 点后开始空腹，次日上午 PET/CT 检查。在空腹 4 ～ 6 小时行静脉注射 ^{18}F-FDG 7.4mCi；60 分钟后使用设备行头 + 躯干部 PET/CT 扫描；CT 扫描结束后即刻行同床位 PET 扫描。奥曲肽显像剂 ^{18}F-DOTA-Octreotide 为我院核医学科自行合成，其检查前无须特殊准备，检查流程与 ^{18}F-FDG 检查相似。CT：我院 PET/CT 的 CT 配置为 16 层；CT 采集参数：120kV，140mAs，pitch 1.35：1，层厚 5mm。

检查图片（病例 24 图 1、病例 24 图 2）：

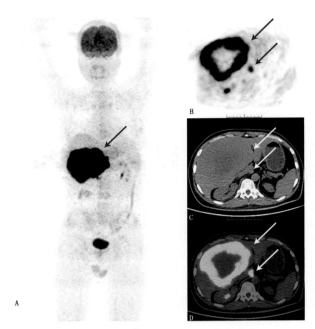

病例24图1　^{18}F-FDG PET/CT显像

A：MIP 图（最大密度投影）：肝脏可见一放射性摄取显著增高团块影；B：PET 横断图：肝右叶见一放射性摄取环形增高团块影，灶旁见一放射性摄取增高淋巴结影；C：CT 横断图；D：融合图。

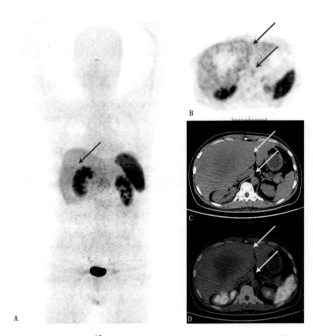

病例24图2　^{18}F-DOTA-Octreotide PET/CT显像

A：MIP 图（最大密度投影）：肝脏可见一放射性摄取稍高团块影；B：PET 横断图：肝右叶见一放射性摄取环形稍高团块影，灶旁见一放射性摄取稍高淋巴结影；C：CT 横断图；D：融合图。

　　检查所见：^{18}F-FDG 显像所见：肝脏左叶内侧段及相邻右叶见巨大边缘放射性摄取增高团块影，部分突出，PET 所示约 17.3cm×12.2cm×11.1cm，边缘 SUV 最大值 23.3，边缘 CT 值 35.0HU，中心区放射性摄取减低，SUV 最大值 2.1，CT 值 17.0HU，该灶与结肠肝曲分界不清；余肝脏形态、大小未见明显异常，放射性分布欠均。肝门区、胰头右旁见放射性摄取增高结节影，较大者 PET 所示约 2.1cm×2.8cm，SUV 最大值 12.5，CT 值 38.4HU，与相邻肝脏、胰腺分界欠清。除肝脏及周边病灶外，扫描野内其他脏器、组织未见明显异常 FDG 摄取和（或）结构改变。

　　检查意见：①肝脏左叶内侧段及相邻右叶巨大边缘代谢增高肿块，考虑恶性病变，肝脓肿待鉴别，不除外累及结肠肝曲；②肝门区、胰头右旁高代谢灶，考虑淋巴结转移。余 PET/CT 显像未见明显异常。

　　^{18}F-DOTA-Octreotide 显像所见：肝脏左叶内侧段及相邻右叶见巨大边缘放射性摄取增高团块影，部分突出，PET 所示约 17.3cm×12.2cm×11.1cm，边缘 SUV 最大值 5.7，边缘 CT 值 35.0HU，中心区放射性摄取减低，SUV 最大值 0.3，CT 值 17.0HU，该灶与结肠肝曲分界不清；余肝脏形态、大小未见明显异常，放射性分布欠均。肝门区、胰头右旁见放射性摄取增高结节影，较大者 PET 所示约 2.1cm×2.8cm，SUV 最大值 4.3，CT 值 38.4HU，与相邻肝脏、胰腺分界欠清。余所示脏器及全身骨骼未见异常放射性摄取增高灶。

　　检查意见：①肝脏左叶内侧段及相邻右叶巨大肿块，奥曲肽代谢稍增高（FDG 代谢明显增高），考虑神经内分泌癌可能性大，不除外累及结肠肝曲；②肝门区、胰头右旁高代谢灶，考虑淋巴结转移癌。余所示脏器未见异常高代谢灶。

　　随访治疗等临床资料：患者随后进行了肿瘤穿刺术。组织病理：穿刺肝组织内可见小细胞神经内分泌癌浸润。免疫组化：CKpan（+），CD56（+），Syn（+），CgA（+），TTF-1（-），PR（-），Vimentin（-），β-catenin（膜+），Ki-67（+80%），Heppar1（-）。

三、相关知识

　　原发性肝脏性神经内分泌肿瘤（primary hepatic neuroendocrine neoplasms，PHNENs）非常少见，仅占所有原发肝脏肿瘤的 0.46%，一般认为其起源于肝毛细胆管内的神经内分泌细胞或肝内异位的胰腺及肾上腺。PHNENs 多发生在中年女性，一般无潮红、腹痛腹泻等类癌综合征，这可能与代谢产物通过门脉系统被迅速降解有关。肿瘤标志物如 AFP、CEA、CA199、PIVKA-II 和 CA7-24 多正常，而嗜铬蛋白颗粒（CgA）、神经元特异性烯醇化酶（NSE）、24 小时 5- 羟基吲哚乙酸（5-HIAA）是诊断神经内分泌肿瘤（NET）的有效方法。PHNENs 首诊经常被误诊为肝癌等其他肝脏常见肿瘤，其确诊应该在组织病理染色的基础上，密切结合免疫组化，其中 CgA、Syn、NSE、CD56 和 CK 系列具有不同程度的诊断价值。

关于 PHNENs 的影像学特征的研究较少，CT、MRI 诊断缺乏特异性，显示为不均质低密度灶，部分可见囊变区，但不同于肝癌的液化坏死，肿瘤广泛出血坏死时形成巨大囊实性肿物，增强扫描实质部分持续强化，坏死出血区无强化，应考虑为神经内分泌癌的可能。多数研究认为 PHNENs 为肝动脉供血，血供丰富，动脉期显著强化，部分肿瘤的强化程度甚至高于胰腺，这可能与肿瘤引起的血管活性物质导致的肿瘤血管增生有关。PHNENs 一般为实性强化，对于较大或分化差的病灶动脉期可呈环形强化，这可能由肿瘤生长过程中的囊变、坏死出血所致。磁共振的多参数成像可以较准确地显示病灶内的囊变以及鉴别囊内伴有的出血及液平，而囊变伴或不伴有出血及液平是 PHNENs 的一个特征性表现。PHNENs 囊变的表现形式多样，既可以表现为偏心大囊伴壁结节，也可以表现为多发的小囊，抑或大囊周围伴多发小囊，病理提示这些囊变为包含液体和凝块的小血管湖，这可能是由肿瘤内的出血所导致。DWI 上 PHNENs 均呈显著受限的高信号，这可能与 PHNENs 的肿瘤细胞排列密集，细胞外间隙减小，水分子扩散受限有关，而囊性病变 DWI 基本不受限，ADC 升高。

PET/CT 作为一种全身大范围、敏感的显像技术，对识别肝脏的原发和继发肿瘤具有重要的作用。^{18}F-FDG 是常用的广谱肿瘤 PET 显像剂，其摄取和滞留主要取决于葡萄糖转运体的表达及磷酸化水平，对分化程度低、恶性程度高的肿瘤，其敏感度高。在针对中高级别 NET 的 ^{18}F-FDG PET/CT 显像研究中发现，SUVmax 与肿瘤体积、Ki-67 指数水平呈正相关，即 SUVmax 越大的高级别 NET 细胞，其增生能力更强、更具恶性潜能。然而对低级别（G1 和 G2 型）NET 诊断存在明显不足，尤其对于发病部位在消化道的病灶，常出现假阴性结果，究其原因：一方面，由于低级别 NET 细胞增生能力较弱，葡萄糖转运体的表达及磷酸化水平较低；另一方面，消化道本身存在生理性摄取而产生干扰，影响结果判断。

针对这一不足，近年来，越来越多的研究表明，PET/CT 生长抑素受体显像对低级别（G1 和 G2 型）NET 诊断价值更高、更具优势。生长抑素受体（SSTR）是一种在人体内分布广泛的细胞膜糖蛋白。除正常的中枢神经系统及外周组织外，神经内分泌肿瘤如垂体瘤、甲状腺髓样癌、嗜铬细胞瘤、胃肠胰腺内分泌瘤、小细胞肺癌等均有高亲和力、高密度的 SSTR 表达。奥曲肽（Octreotide）是人工合成的生长抑素类似物，其性质不仅和生长抑素相似，还能与 SSTR 高亲和性和高特异性结合。其中与 SSTR2 亲和力最高，其次是 SSTR5、SSTR3，而与 SSTR1、SSTR4 亲和力最低。这为 SSTR 阳性表达的神经内分泌肿瘤进行定位与诊断提供了可靠的依据。[18]F-DOTA-Octreotide 作为新型生长抑素受体显像剂，越来越多地应用于 NEN 的诊断与治疗后的疗效评估中。分化良好的 NEN 患者 ^{18}F-DOTA-Octreotide 显像阳性率更高，而分化不良的 NEN 患者 ^{18}F-FDG 显像阳性率更高。此现象可能是由于高分化 NEN 具有更高的 SSTR 表达及更低的代谢活性，而低分化 NEN 具有更低的 SSTR 表达及更高的代谢活性。[18]F-DOTA-Octreotide 与 ^{18}F-FDG PET/CT 联合应用，可同时从 NEN 受体表达及糖代谢水平两个角度反映肿瘤特征，在提高诊断效能同时，能为诊疗提供更多有价值的信息。

作为肝内的富血供肿瘤，PHNENs 需要同肝细胞癌、肝腺瘤、局灶性结节增生、乏脂的血管平滑肌脂肪瘤及血管肉瘤鉴别。肝细胞癌一般有肝炎及肝硬化背景，甲胎蛋白升高，肿瘤可侵犯门脉引起癌栓；肝腺瘤一般发生在育龄期女性，部分伴有口服避孕药的病史，病灶密度或信号不均，可含脂肪、出血及肿瘤包膜；局灶性结节增生形态可不规则，平扫的密度或信号与肝脏较一致且均匀，出血坏死少见，延迟期中心可见瘢痕样强化。乏脂血管平滑肌脂肪瘤一般密度或信号较均匀，DWI 序列可能有助于鉴别；血管肉瘤一般表现为多发病灶，灶内极易出血，可有面包圈、棒棒糖征，动态强化方式为进行性向心或离心性强化。

四、病例点评

本病例为青年男性，因受凉伴腹痛及发热来诊，腹部 CT 及彩超提示：肝脏巨大团块影，均提示恶性可能性大；血常规及超敏 C- 反应蛋白（CRP）检查均提示感染可能；而肿瘤标志物：仅糖链抗原 125、癌胚抗原及糖链抗原 199 轻度增高；甲胎蛋白等指标均正常；也提示感染可能。然而 ^{18}F-FDG 显像所见：肝脏巨大肿块代谢明显环形增高，灶旁高代谢淋巴结，余全身未见占位性病变及高代谢灶，均提示该肿物为原发肝脏恶性肿瘤伴灶周淋巴结转移。而肿瘤标志物检测可初步排除原发性肝细胞癌及原发性肝内胆管细胞癌可能性，因此结合 CT、超声、[18]F-FDG PET/CT 及肿瘤标志物检测结构，考虑肝脏原发恶性肿瘤可能性大，神经内分泌肿瘤或淋巴瘤不除外。[18]F-DOTA-Octreotide 联合 ^{18}F-FDG PET/CT 检查进一步印证该肿物具有较低的 SSTR 表达及较高的葡萄糖代谢活性，因此符合肝脏原发神经内分泌癌的诊断标准，随后肝脏穿刺的免疫组化检查最终验证该诊断的正确性。

五、延伸阅读

青年男性，间歇性右侧腹痛 8 个月。超声检查及增强 CT 示单发、界限清晰、不均匀的恶性病变。血清标志物（α 胎蛋白、癌胚抗原、包虫病血清学）均为阴性。细针穿刺细胞学检查显示为神经内分泌肿瘤。

行 ^{68}Ga–DOTATATE PET/CT 以确定原发部位及评估疾病范围。结果显示肝脏Ⅷ / Ⅴ段存在放射性摄取显著增高团块影（SUVmax 83.5；大小 4.1 ~ 4.3cm），其他部位无异常示踪活性，提示肝原发性神经内分泌肿瘤病变（病例 24 图 3）。

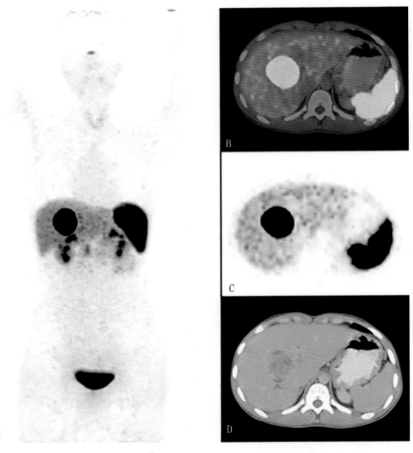

病例24图3　^{68}Ga–DOTATATE PET/CT显像

（病例提供者：焦本蒸　赵红光　林承赫　吉林大学第一医院）

参考文献

[1]Bai X，Zhang X，Wang X.Primary Hepatic Neuroendocrine Tumor：Pretherapy and Posttherapy FDG PET/CT Finding[J].Clin Nucl Med，2019，44（1）：88–90.

[2]Ma G，Li J，Xu B，et al.^{18}F–FDG PET/CT in Primary Hepatic Neuroendocrine Tumors[J]. Clin Nucl Med，2018，43（3）：192–194.

甲状腺原发淋巴瘤

一、病历资料

患者女性，77岁，主因"甲状腺肿大，呼吸困难半年"来诊。患者半年前发现甲状腺肿大，未给予相应治疗，因近期呼吸困难加重就诊于我院。外院穿刺病理提示低分化恶性肿瘤，转移癌不除外。肿瘤标志物及全身多项检查均正常，为寻找原发灶及肿瘤分期行 ^{18}F-FDG PET/CT 检查。

二、检查过程

^{18}F-FDG PET/CT检查：

检查方法：按照常规检查方法，无糖尿病患者前一日晚12点后开始空腹，次日上午 PET/CT 检查，在空腹 12 小时行静脉注射 ^{18}F-FDG 7.4mCi；60 分钟后使用设备行头＋躯干部 PET/CT 扫描；CT 扫描结束后即刻行同床位 PET 扫描，CT：我院 PET/CT 的 CT 配置为 16 层；CT 采集参数：120kV，140mAs，pitch 1.35：1，层厚 5mm。

检查图片（病例 25 图 1）：

检查所见：^{18}F-FDG 显像所见：甲状腺双叶见放射性摄取增高团块影，较大位于右叶，大小约 10.5cm×9.3cm×9.2cm，

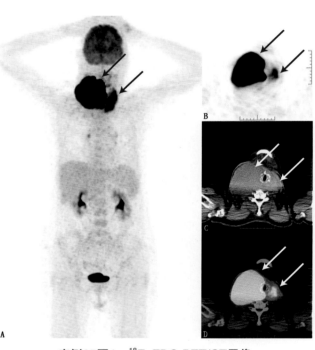

病例25图1　^{18}F-FDG PET/CT显像

A：MIP 图（最大密度投影）：甲状腺双叶可见巨大放射性摄取增高影；B：PET 横断图：甲状腺双叶见放射性摄取不均匀异常增高肿物影，以右叶为著；C：CT 横断图；D：融合图。

SUV 最大值 44.1；除甲状腺病灶外，扫描野内其他脏器、组织未见明显异常 FDG 摄取

和（或）结构改变。

检查意见：甲状腺双叶高代谢灶，考虑恶性，淋巴瘤不除外，建议结合病理性检查，余 PET/CT 显像未见明显异常。

随访治疗等临床资料： 患者随后进行了甲状腺穿刺术，穿刺病理：（甲状腺穿刺组织）非霍奇金恶性淋巴瘤，WHO 分类：弥漫性大 B 细胞淋巴瘤（非特殊型）non-GCB 亚型，免疫组化结果显示：CD20（＋），CD3（－），Ki-67（+70%），Vimentin（＋），CK-pan（－），LCA（＋），S-100（－），PAX-5（＋），CD5（－），CD43（－），Bcl-2（+90%），CD21（－），CD10（－），Bcl-6（＋），MUM-1（＋），CD21（－），Cylin D1（－），c-Myc（+60%），CD30（＋），ALK（－），CD23（－），P53（+80%），原位杂交：EBER（少许散在 +）。

三、相关知识

原发性甲状腺淋巴瘤是指原发于甲状腺内淋巴组织的恶性肿瘤，是一种极为罕见的恶性肿瘤。其中最常见的组织学类型是弥漫大 B 细胞淋巴瘤（DLBCL），大约 30% 的甲状腺淋巴瘤病例为惰性组织学类型，多为结外边缘区亚型。目前发现慢性自身免疫性（桥本）甲状腺炎是原发性甲状腺淋巴瘤的危险因素。甲状腺淋巴瘤的常见临床表现是甲状腺肿迅速增大，许多患者具有邻近结构受压（气管、食管或颈静脉）的症状或体征，包括吞咽困难、呼吸困难、喘鸣、声音嘶哑、颈痛和面部水肿，少数患者具有长期甲状腺肿病史，通常还有甲状腺功能减退或是伴有孤立性结节。原发性甲状腺淋巴瘤 CT 多数表现为甲状腺区域塑性生长，密度较均匀，轻中度强化的占位灶，肿瘤大者可侵犯相邻结构。

PET/CT 作为一种全身大范围、敏感的显像技术，对淋巴瘤的诊断与鉴别诊断、疗效预测及预后评估具有重要的作用。^{18}F-FDG 是常用的广谱肿瘤 PET 显像剂，其摄取和滞留主要取决于葡萄糖转运体的表达及磷酸化水平，对分化程度低、恶性程度高的肿瘤，其敏感度高。甲状腺原发淋巴瘤的 ^{18}F-FDG PET/CT 表现为高代谢结节或双叶弥漫性肿大伴高代谢，常伴周围组织受压或移位。与甲状腺癌 ^{18}F-FDG PET/CT 图像相比，单侧病变病灶长轴与甲状腺长轴一致，双侧病变沿甲状腺轮廓塑形生长。原发性甲状腺淋巴瘤病灶密度均匀性减低，少见钙化、出血及囊变，均为其特征性改变。同时 ^{18}F-FDG PET/CT 能检测出远处淋巴结及器官受累，准确进行临床分期及预后。

原发性甲状腺淋巴瘤单发病灶需要与原发性甲状腺癌及甲状腺腺瘤相鉴别，多发病灶或弥漫性病变需要与结节性甲状腺肿及慢性淋巴细胞性甲状腺炎相鉴别。甲状腺癌病灶通常密度不均，可为等密度、稍低密度及低密度，内见钙化、出血及囊变，病灶长轴常与甲状腺长轴垂直，其代谢可为等代谢、稍高代谢及高代谢，代谢形态亦呈多样性，如单发高代谢结节、多发结节单发高代谢灶（多见）或多发结节多发高代谢灶。甲状腺腺瘤也常出现钙化、出血及囊变，病灶长轴常与甲状腺长轴垂直，但其代谢通常为低代谢、等代谢及稍高代谢，很少出现极高代谢者。结节性甲状腺患者的甲状腺通常弥漫性不规则肿大，病灶常为多发结节单发高代谢灶（多见）或多发结节多发高代谢灶，常伴囊变及粗大钙化。慢性淋巴细胞性甲状腺炎与原发性甲状腺淋巴瘤病变特点极为相似，同时原发性甲状腺淋巴瘤是在此疾病上发生，最终确诊有赖于穿刺活检或切除活检和免疫组化结果。

四、病例点评

本病例为老年女性，因甲状腺肿大伴呼吸困难加重就诊，院外穿刺病理提示甲状腺转移癌可能，但肿瘤标志物及全身多项检查均正常。为求进一步寻找原发灶，行全身 ^{18}F-FDG PET/CT 显像，检查所见：甲状腺双叶见放射性摄取增高团块影，余扫描野内脏器，组织未见明显异常 FDG 摄取和（或）结构改变。结合上述结果不难得出：甲状腺原发恶性肿瘤可能性大。另外结合肿瘤标志物等检验结果和 SUV 最大值，考虑淋巴瘤不除外。最终结合甲状腺再次穿刺病理及免疫组化结果，证实为非霍奇金恶性淋巴瘤：弥漫性大 B 细胞淋巴瘤（非特殊型）non-GCB 亚型的临床诊断。

（病例提供者：焦本蒸　赵红光　林承赫　吉林大学第一医院）

五、延伸阅读

患者女性，42 岁，2020 年 5 月 22 日因"发现颈前肿物 3 天"入院。2020 年 5 月 25 日手术，术后病理提示：桥本氏甲状腺炎伴甲状腺内、颈部淋巴结滤泡性淋巴瘤 3 级，滤泡及弥漫性 25% ~ 75%。2023 年 3 月 23 日，为复查行 PET/CT。

PET/CT 肿瘤全身显像（病例 25 图 2）：①"桥本氏甲状腺炎伴甲状腺、颈部淋巴结滤泡性淋巴瘤手术、化疗后"：残留甲状腺代谢活跃，符合桥本甲状腺炎，合并淋巴瘤浸润待排，与 2021 年 10 月 28 日 PET/CT 比较，大致相仿；②双侧颈部 TI 区多个小淋巴结代谢较活跃或略活跃，考虑淋巴瘤浸润，与 2021 年 10 月 28 日 PET/CT 比较淋巴结变少、变小，代谢活性减低，提示好转；③双侧扁桃体术后改变；④左肺上叶下舌段陈旧性病灶；⑤胆囊术后改变。

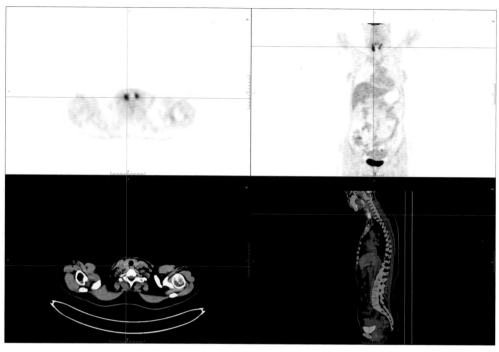

病例25图2　PET/CT肿瘤全身显像

（病例提供者：郑红宾　右江民族医学院附属医院）

参考文献

[1]权友琼，楼岑.（18）F-FDG PET/CT诊断原发甲状腺淋巴瘤一例[C]//浙江省医学会核医学与放射医学防护分会.2020年浙江省医学会核医学与放射医学防护分会学术大会论文汇编.[出版者不详]，2020：87.

肾上腺淋巴瘤

一、病历资料

患者男性，66岁，主因"间断发热2周"来诊。患者近2周无明显诱因出现发热，体温最高达38.5～39.1℃。肾上腺多排CT平扫＋二期增强：双侧肾上腺区占位性病变，考虑为恶性病变。乳酸脱氢酶1521U/L；β_2微球蛋白8.21mg/L；皮质醇激素、促肾上腺皮质激素均为阴性。为进一步明确诊断行FDG PET/CT检查。

二、检查过程

FDG PET/CT检查：

检查方法：按照常规检查方法，无糖尿病患者空腹4～6小时静脉注射 ^{18}F–FDG 6.3mCi；60分钟后使用设备行头＋躯干部PET/CT扫描。

检查图片（病例26图1、病例26图2）：

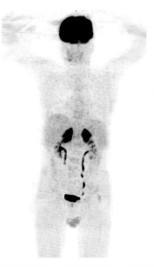

病例26图1　头＋躯干部PET MIP图：仅双侧肾上腺区域见异常FDG摄取增高灶

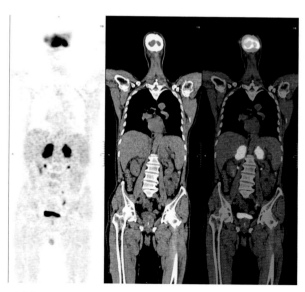

病例26图2　双侧肾上腺区见高代谢团块（冠状位）

检查所见：^{18}F-FDG PET/CT 显像结果示：双侧肾上腺区见放射性摄取增高团块影，较大约 4.7cm×3.7cm×5.4cm，SUVmax 16.2，CT 值 26.2～35.8HU（病例 26 图 2）。余 PET/CT 显像未见异常高代谢灶。

检查意见：双侧肾上腺区高代谢团块，考虑恶性，倾向于淋巴瘤，建议结合病理学检查。

随访治疗等临床资料：患者随后进行了右侧肾上腺穿刺活检，病理诊断：送检组织内见大面积坏死，并见少许散在分布的淋巴细胞（病例 26 图 3）；免疫组化：SF-1（＋），CD3（＋），CD20（散在少许＋），Ki-67（30%＋），CK-pan（－），Vimentin（＋），S-100（－），CD34（－）。结合免疫组化结果，诊断为双侧肾上腺非霍奇金淋巴瘤－结外 NK/T 细胞淋巴瘤。

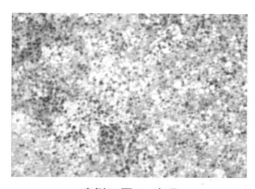

病例26图3　病理

三、相关知识

肾上腺是原发性结外非霍奇金淋巴瘤（NHL）极为罕见的部位，仅占所有原发性 NHL 的 1%，占原发结外淋巴瘤的 3%。PAL 以中老年男性为主，男女发病比例为 2∶1。双侧肾上腺同时受累多见，双侧原发性肾上腺淋巴瘤（primary adrenal lymphoma，PAL）占 PAL 患者的 75%。目前最常见的组织学亚型为弥漫性大 B 细胞淋巴瘤（DLBCL），比例 > 70%，多属于非生发中心 B 细胞表型；T 细胞亚型约占 10%，其中以外周 T 细胞淋巴瘤常见（7%），NK/T 型少见；其他组织学类型为 B 细胞淋巴瘤（7.03%）、淋巴瘤样肉芽肿（6.49%）、滤泡性淋巴瘤（4.32%）。PAL 发病率极低，临床表现无特异性，对于不明原因发热、肾上腺意外瘤伴 LDH 水平升高、肾上腺皮质功能不全伴腹部不适的患者，尤其要警惕肾上腺淋巴瘤的可能。病变内无大面积坏死和双侧肾上腺肿块可被认为是诊断 PAL 的两条线索。

PAL 需与以下几种疾病相鉴别：①继发性肾上腺淋巴瘤（SAL）：SAL 为淋巴瘤全身浸润的局部表现，其病理特征、临床表现、肾上腺活检等与 PAL 相似。影像学检查表现为边界清楚的均质肿块，常累及同侧肾脏和腹膜后淋巴结，可见全身淋巴结肿大和结外器官受累；②肾上腺转移癌：较 PAL 常见，有原发肿瘤病史，常见有肺癌、乳腺癌、肾癌、黑色素瘤、甲状腺癌和结肠癌等。转移癌和 PAL 的影像学表现较相近，故靠影像学检查难以鉴别，但转移癌更易发生坏死或囊变，增强扫描明显不均匀强化。此外，PAL 常伴随肾上腺皮质功能低下，^{18}F-FDG PET/CT 有助于鉴别诊断，转移癌除肾上腺示踪剂浓集外还可见全身其他部位的原发病灶，PAL 仅表现为肾上腺示踪剂浓集；③肾上腺皮质癌（ACC）：常为单个肿瘤，直径常 > 4cm，边缘不规则，混杂密度，坏死、出血或钙化常见，肿瘤常侵及血管，增强后肿块呈不均匀性强化。功能性 ACC 可分泌皮质醇、雄激素等而出现相应症状，非功能性 ACC 则隐匿进展，出现腹痛、食欲缺乏、消瘦、恶心等非特征性表现；④嗜铬细胞瘤：是一种起源于肾上腺髓质的肿瘤，大多数嗜铬细胞瘤可分泌儿茶酚胺类物质，进而引起相应的临床症状，85% 以上的患者伴有持续性或阵发性高血压及其他一系列代谢紊乱综合征。大部分患者血浆和尿中儿茶酚胺及其代谢产物浓度升高。肿瘤直径通常 > 3cm，边界清楚，T_2WI 显著高信号（亮灯征），出血、坏死及囊性变常见，动态增强扫描明显强化；⑤肾上腺结核：病史较长，可伴泌尿系统结核，常导致肾上腺功能不全。影像学上干酪化期表现为双侧肾上腺弥漫性肿大或肿块，在肿块中心或边缘可见点状钙化，增强后呈单环或多环强化，MRI 上病灶内干酪性坏死灶 T_2W1 呈特征性低信号。

四、病例点评

本病例为老年男性，以发热待查来诊，需鉴别是继发性肾上腺淋巴瘤、肾上腺转移癌、肾上腺结核等。由于双侧肾上腺病灶处 FDG 摄取明显增高，CT 示为均质低密度影，且全身扫描提示除肾上腺外，全身所示其他部位无 FDG 摄取增高灶，对淋巴瘤定位及定性均有帮助。

本病例确诊淋巴瘤后行化疗 4 个疗程，3 个月后复查 PET/CT 见病例 26 图 4、病例 26 图 5。

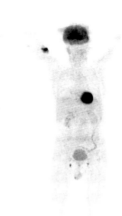

病例26图4　PET（水平位）见原双侧肾上腺区域FDG高代谢灶，已消失（右上臂FDG摄取为体外示踪剂沾染）

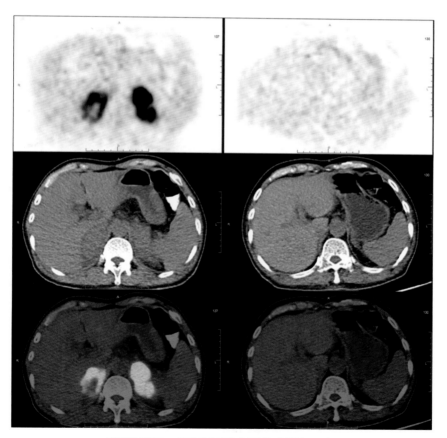

病例26图5　PET/CT融合图像（横断面）

见原双侧肾上腺区域 FDG 高代谢灶完全消退，临床评价 CR（左图为治疗前，右图为治疗后）。

五、延伸阅读

患者男性，51 岁，主因"发热待查"来诊。PET/CT 示双侧肾上腺见 FDG 摄取增高团块影，较大者约 8.9cm×5.3cm×10.2cm，SUVmax 19.7，CT 值 33.6HU（病例 26 图 6、病例 26 图 7）。随后临床穿刺活检右侧肾上腺，病理诊断非霍奇金淋巴瘤 – 弥漫大 B 型。

该患者经过 6 个疗程化疗后复查，PET/CT 见双侧肾上腺区结节，较前次体积明显缩小，代谢明显减低，现 FDG 代谢略高于纵隔血池，考虑肿瘤活性大部分受抑，少部分残留，临床考虑为 PR（病例 26 图 8）。

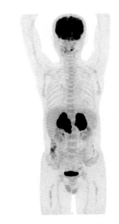

病例26图6　PET MIP图像：双侧肾上腺见FDG摄取增高团块影

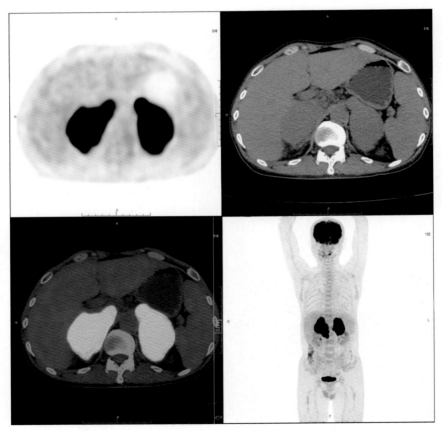

病例26图7　双侧肾上腺PET/CT融合图像见FDG摄取增高团块影

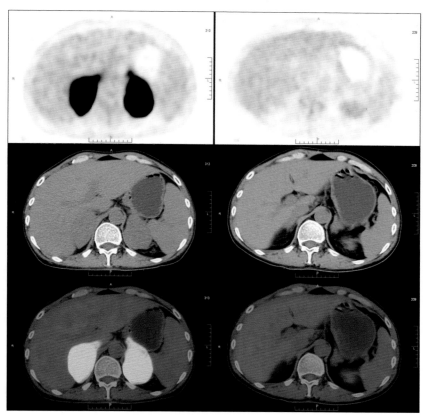

病例26图8　6个疗程化疗后复查PET/CT（横断面）所见（左图为治疗前，右图为治疗后）

（病例提供者：赵红光　林秋玉　林承赫　吉林大学第一医院）

参考文献

[1]Evangelista L，Crim ì F，Visentin A，et al.[18F]FDG PET/CT and PET/MR in Patients with Adrenal Lymphoma：A Systematic Review of Literature and a Collection of Cases[J].Curr Oncol，2022，29（10）：7887-7899.

[2]Majidi F，Martino S，Kondakci M，et al.Clinical spectrum of primary adrenal lymphoma：Results of a multicenter cohort study[J].Eur J Endocrinol，2020，183：453-462.

[3]Emre Altinmakas MD，Fehime Eymen Üçışık-Keser MD，L.Jeffrey Medeiros MD，et al.CT and 18F-FDG-PET-CT Findings in Secondary Adrenal Lymphoma with Pathologic Correlation[J].Acad Radiol，2019，26（6）：e108-e114.

冠状动脉微血管性疾病

一、病历资料

患者女性，66岁，主因"间断性胸骨后疼痛2年余，加重2个月余"来诊。近2年余以来患者间断于体力活动量大时出现胸骨后疼痛，伴有胸闷、气短，无放射性牵涉疼痛，无反酸及烧心等不适。近2个月以来胸痛症状较前加重，休息中也可发作上述症状，但均能自行缓解。既往高血压病史10余年，吸烟史10余年，无糖尿病、高血脂，无吸烟及饮酒史。入院进一步诊治，冠状动脉造影（coronary angiography，CAG）结果阴性（病例27图1）；心脏超声心动图未见异常。临床疑似微血管性心绞痛（microvascular angina，MVA），为进一步明确病因诊断行碲锌镉（cadmium zinc telluride，CZT）心脏专用SPECT动态心肌灌注显像（myocardial perfusion imaging，MPI），获得常规MPI断层图和心肌血流储备（myocardial flow reserve，MFR）（病例27图2和病例27图4）。

二、检查过程

检查方法：患者检查前停服相关的心血管药物（硝酸酯类停用至少6小时、钙离子拮抗剂和β受体阻滞剂停用至少24小时），停用含咖啡因饮料、茶、食物及药物至少24小时，停用甲基黄嘌呤类药物至少36小时。均采用一日法（先静息后负荷）显像方案。静息显像：预注射显像剂18.5～37.0MBq（预定位心脏位置用）；预定位后先启动动态采集，10秒后经预埋静脉通道快速注射185.0～296.0MBq显像剂，表模式采集10分钟后间隔40～60分钟行常规静息门控断层显像。静息显像结束后间隔1～4小时行负荷显像。负荷显像：预定位后，根据体重，以0.16mg/（kg·min）计算，经静脉注射泵泵入三磷腺苷（adenosine triphosphate，ATP），共计5分钟。在负荷高峰（第3分钟）先启动动态采集，10秒后经预埋静脉通道快速注射3倍静息剂量的显像剂，表模式采集10分钟。在负荷过程中，实时监测患者12导联心电图。动态采集结束后15～30分钟行常规负荷门控断层显像。采集设备：心脏专用SPECT，配备19个针孔型准直器。显像剂：^{99m}Tc-甲氧基异丁基异腈（methoxy isobutylisonitrile，MIBI）。常规门控断层采集参数：8 帧 / 心动周期，心率窗宽 ±15%，能峰为 140keV，窗宽 ±10%，静息和负荷门控断层显像分别采集 6 分钟和 4 分钟。

CAG 与 MPI 检查图片：

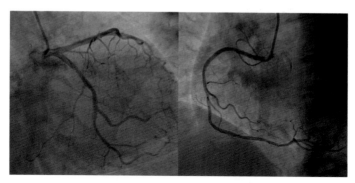

病例27图1　CAG阴性

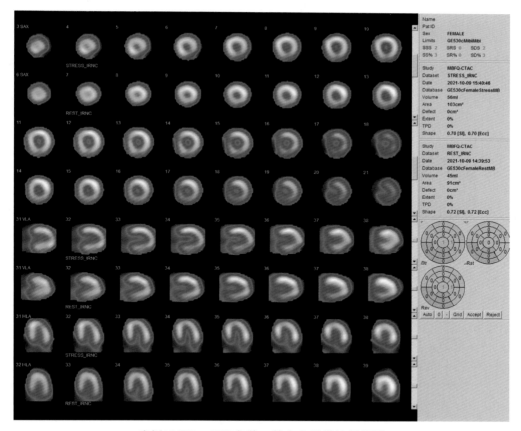

病例27图2　ATP负荷＋静息心肌灌注断层图

奇数排为负荷图像，偶数排为静息图像。第 1 ~ 第 4 排为左心室短轴断层，第 5 ~ 第 6 排为垂直长轴断层，第 7 ~ 第 8 排为水平长轴断层。

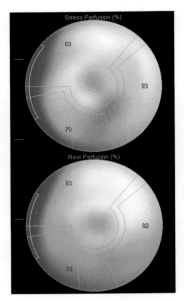

病例27图3　ATP负荷＋静息心肌灌注靶心图

上排为负荷靶心图，下排为静息靶心图。

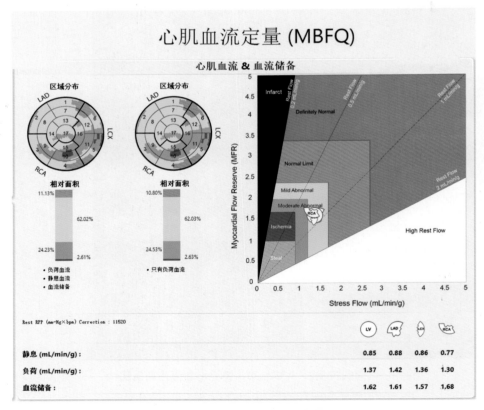

病例27图4　心肌灌注血流定量图

检查所见：^{99m}Tc-MIBI CZT 心脏专用 SPECT 常规门控 MPI 断层：左心室形态、大小未见异常；负荷图左室下壁心尖段和侧壁心尖段见轻度放射性稀疏，静息图放射性填充，呈轻度、小范围可逆性放射性分布；其余心肌节段放射性分布未见异常。右室壁未见明显显影。半定量参数：负荷累计评分（SSS）= 2、静息累计评分（SRS）= 0、差值累计评分（SDS）= 2。心肌定量血流测定显示左心室整体（left ventricle，LV）及左前降支（left anterior descending，LAD）、左回旋支（left circumflex，LCX）和右冠状动脉（right coronary artery，RCA）血流储备均不同程度减低，分别为 1.62、1.61、1.57 和 1.68（正常参考范围为 ≥ 2.0 ~ 2.5）。

检查意见：①左心室形态、大小未见异常；②断层显像左心室下壁心尖段和侧壁心尖段小范围、轻度心肌缺血；③左室壁弥漫性血流储备减低。

结合 CAG 阴性，提示为冠状动脉微血管性疾病。

三、相关知识

动脉粥样硬化性心脏病，简称冠心病（coronary artery disease，CAD）是由于冠状动脉粥样硬化斑块和（或）功能性改变所导致心肌缺血乃至坏死的一类疾病。CAD 较为常见的病因是心外膜冠状动脉由于粥样硬化斑块造成管腔狭窄，使冠状动脉血流储备功能减低或丧失，最终导致心肌负荷状态下或静息状态下血流降低而不能满足心肌供氧需求，产生心绞痛、心肌室壁运动障碍等表现。但是心外膜冠状动脉仅占整个冠状动脉血管的 5% 左右，冠状动脉还有前小动脉、小动脉和毛细血管等微血管调控血流、保障心肌细胞供血、供氧的重要组成部分。随着研究发现，在有症状进行 CAG 的患者中，有高达 60% ~ 70% 的患者并没有明显的心外膜冠状动脉狭窄，而其中不乏具有典型心绞痛的患者，并且具有其他客观的心肌缺血证据，如心电图的心肌缺血改变，SPECT MPI 上的可逆性心肌缺血，负荷超声心动图或心脏磁共振上的节段性室壁运动减低。这些患者中有相当一部分是由于内皮细胞和（或）血管平滑肌细胞功能障碍，或微血管结构异常而导致的冠状动脉微循环功能障碍（coronary microvascular dysfunction，CMD），从而引起典型心绞痛症状的频繁发作，这类情况被定义为冠状动脉微血管性心绞痛（coronary microvascular disease，CMVD），此类疾病所引起的心绞痛称之为 MVA，该病易发生于女性。CMD 的病理生理基础是冠状动脉微血管功能和（或）微血管结构异常，导致心肌血流量在负荷状态下的增加不足、不能满足心肌氧需求，从而引发一系列临床症状，最终还会造成主要心血管不良事件（major adverse cardiovascular event，MACE）的风险增加。因此，早期发现 CMD 对 MVA 患者的诊断、治疗及预后具有重要的意义。

SPECT MPI 在冠心病的诊断、危险分层和预后评估中发挥着重要作用，其临床价值已得到广泛认可。MVA 患者由于其心外膜血管通畅，负荷条件下所诱发的缺血多为弥漫性改变，因此断层图像上往往可能无明显心肌缺血表现，造成假阴性的结果，或轻微缺血改变（如本例所示），从而使得既往许多此类患者无法得到明确的诊断或病情被低估。正电子发射型断层显像（positron emission computed tomography，PET）血流定量研究表明，在心外膜血管通畅条件下，MFR 下降提示 CMD 的存在。MFR 与冠状动脉血流储备（coronary flow reserve，CFR）含义相同，其临床意义可互为通用。由于 PET 成像昂贵、装机量有限，近年来已经有越来越多的医院引进了新型 CZT 心脏专用 SPECT，与传统的 NaI 探测器相比，它明显提高了探测灵敏度和图像的空间分辨率，使得利用动态显像来进行定量测定心肌血流量成为可能，能够实现 PET 心肌血流定量的功能，目前已有多项研究证明 CZT 心脏专用 SPECT 定量血流指标与 PET 显像具有较好的一致性和相关性。

MFR 是药物负荷下冠状动脉最大充血血流量与静息状态下血流量的比值，国际上公认的诊断界值为 2.0，其数值的减低提示着冠状动脉循环扩张能力的受损，而在 CAG 阴性的情况下，即没有心外膜冠状动脉明显狭窄的时候，其数值的减低往往代表着 CMD 的存在。因此，CZT 心脏专用 SPECT 能够"一站式"获取传统的半定量参数和新型的心肌定量血流参数，从而对 MVA 患者进行有效的辨别、诊断和准确评估病情，对预后判断提供十分有力的帮助。

四、病例点评

本病例为老年女性，以间断典型心绞痛发作、近期症状加重来诊，需鉴别是阻塞性冠心病、急性冠脉综合征和神经官能症等。CAG 阴性仍不能除外冠状动脉微血管疾病，而 SPECT 常规心肌断层显像仅见轻微局限性心肌缺血，与患者病情不符，但 CZT 心脏专用 SPECT 的血流定量测量则明确显示左室壁弥漫性血流储备减低，则明确提示为 CMD，其心绞痛症状符合 MVA。由此可见，新一代 CZT 心脏专用 SPECT 不仅能获得常规 MPI 图像，而且实现 PET 血流定量的功能，获得心肌血流量、血流储备等定量参数，在诸如 MVA 一类的冠状动脉微血管性疾病（coronary microvascular disease，CMVD）的诊断和评估中具有较好的临床增益价值。放射性核素定量血流的心肌灌注显像是未来核心脏病学发展的重要方向之一。

五、延伸阅读

患者男性，69岁，主因"发作性后背部疼痛伴心前区不适10余天"来诊。无发热、咳嗽、咳痰，无反酸、烧心、恶心、呕吐等，持续数分钟可自行缓解，于当地医院行心电图检查示ST-T改变。既往高血压病史11年，规律服药，平时血压控制尚可。阵发性心房颤动，射频消融术后7年。入院进一步诊治，冠状动脉造影（coronary angiography，CAG）结果阴性（病例27图5）。临床疑似微血管性心绞痛（microvascular angina，MVA），为进一步明确病因诊断行CZT心脏专用SPECT动态心肌灌注显像（myocardial perfusion imaging，MPI），获得常规MPI断层图和心肌血流储备（myocardial flow reserve，MFR）（病例27图6至病例27图8）。

^{99m}Tc-MIBI CZT心脏专用SPECT常规门控MPI断层：左心室形态、大小未见异常；负荷及静息图像显示左室壁放射性不均匀，部分侧壁及下壁基底段见轻度放射性稀疏，但负荷-静息显像未见明确节段性放射性可逆性改变，其余心肌节段放射性分布未见异常。右室壁未见明显显影。半定量参数：负荷累计评分（SSS）=4、静息累计评分（SRS）=2、差值累计评分（SDS）=2。心肌定量血流测定显示左心室整体（left ventricle，LV）及左前降支（left anterior descending，LAD）、左回旋支（left circumflex，LCX）和右冠状动脉（right coronary artery，RCA）血流储备均不同程度减低，分别为1.61、1.63、1.51和1.69（参考值：2.0~2.5）。结合CAG阴性，定量血流显像提示为CMVD。

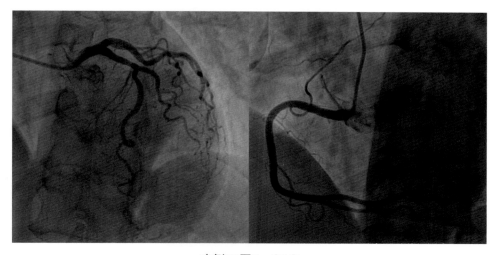

病例27图5　CAG

冠状动脉动脉左主干及LAD、LCX和RCA管腔光滑、通畅，未见狭窄。

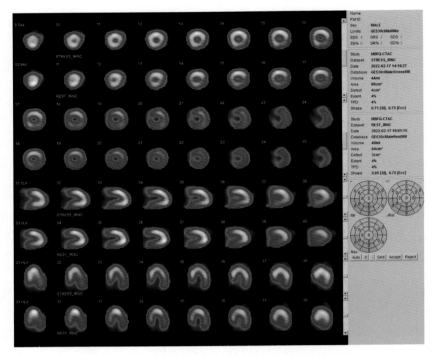

病例27图6　腺苷负荷＋静息心肌血流灌注断层图

　　奇数排为负荷图像，偶数排为静息图像。第 1 ~ 第 4 排为左心室短轴断层，第 5 ~ 第 6 排为垂直长轴断层，第 7 ~ 第 8 排为水平长轴断层。负荷 - 静息显像见部分侧壁、下壁基底段见轻度放射性稀疏，但未见可逆性改变。

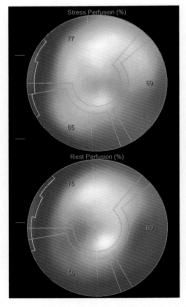

病例27图7　腺苷负荷＋静息心肌灌注靶心图

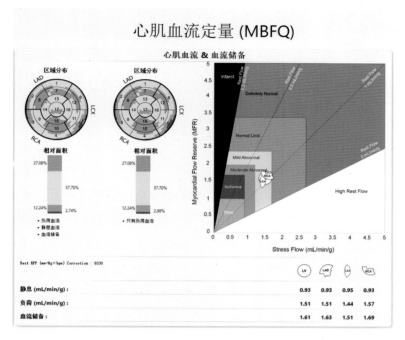

病例27图8　心肌灌注血流定量图

三支冠脉区域及左室整体（LV）MFR均不同程度减低（<2.0）。

（病例提供者：庞泽堃　陈　越　李剑明　泰达国际心血管病医院）

参考文献

[1]Gould KL，Johnson NP.Coronary Physiology Beyond Coronary Flow Reserve in Microvascular Angina：JACC State-of-the-Art Review[J].J Am Coll Cardiol，2018，72（21）：2642-2662.DOI：10.1016/j.jacc.2018.07.106.

[2]Vancheri F，Longo G，Vancheri S，et al.Coronary Microvascular Dysfunction[J].J Clin Med，2020，9（9）：2880.DOI：10.3390/jcm9092880.

[3]李剑明，杨敏福，何作祥.放射性核素心肌血流定量显像在冠状动脉微血管功能障碍中的应用价值[J].中华心血管病杂志，2020，48（12）：1073-1077.DOI：10.3760/cma.j.cn112148-20200426-00349.

[4]李琳琳，王永德，李剑明.缺血伴非阻塞性冠状动脉疾病的影像学诊断现状及研究进展[J].国际放射医学核医学杂志，2022，46（11）：685-691.DOI：10.3760/cma.j.cn121381-202202003-00239.

心肌淀粉样变

一、病历资料

患者女性，68岁，主因"活动后胸闷憋气2年余，加重2个月"入院。既往史：高血压5年，最高180/100mmHg，规律用药，控制一般140/90mmHg；否认高脂血症；否认糖尿病、吸烟、饮酒、家族史。入院心电图提示：窦性心律，I°房室传导阻滞，左前分支传导阻滞，频发房性期前收缩，$V_1 \sim V_5$ 导联呈rS型且R波递增不良，T波改变（病例28图1）。化验：血沉（ESR）：2mm/h（正常值：0～20mm/h）；B型钠尿肽（BNP）：472pg/ml（正常值：0～100pg/ml）；肌钙蛋白I（TnI）：78.06pg/ml（正常值：0～17.5pg/ml）。冠状动脉造影（coronary angiography，CAG）示各分支无明显狭窄（病例28图2）。超声心动图（ultrasonic cardiogram，UCG）：左房、左室扩大，以左房为著，右房、右室大小正常；室间隔及左室游离壁对称性明显增厚，心肌回声增粗、颗粒样改变，室壁运动僵硬；斑点追踪显像（speckle tracking imaging，STI）牛眼图见"心尖保留"现象；二维双平面simpson法测量左室射血分数减低（LVEF = 43%），瓣膜回声及开放尚可，肺动脉压在正常范围。超声诊断为心肌淀粉样变（cardiac amlyoidosis，CA），见病例28图3。为进一步诊断和鉴别诊断，行核素 ^{99m}Tc-PYP单光子发射型断层显像（single photon emission computed tomography，SPECT）。显像示：早期相（1小时）和延迟相（3小时）见左、右室壁心肌放射性弥漫性异常浓聚，提示为转甲状腺素蛋白心肌淀粉样变性（transthyretin amyloidosis，ATTR-CA），见病例28图4。进一步的PET/CT心肌血流定量测定冠状动脉血流储备（coronary flow reserve，CFR）结果：冠状动脉左前降支、左回旋支及右冠状动脉灌注区域CFR均为临界值（< 2.5，> 2.0），断层图像靶心图放射性分布不均，见病例28图5。

二、检查过程

^{99m}Tc-PYP心肌淀粉样变显像的检查方法：显像剂为^{99m}Tc-PYP，注射剂量为370～555MBq，患者无须空腹等特殊准备，注射后分别行早期（1小时）和延迟（3小时）平面显像和心脏断层显像，以及全身骨显像。

心肌血流定量测定 CFR 方法：检查设备为 PET/CT，心肌灌注显像剂为自主合成的 $^{13}N-NH_3 \cdot H_2O$，注射用显像剂活度及体积控制在 185 ~ 370MBq/2 ~ 3ml，药物放射性化学纯度均 > 95%。患者检查前准备：严格要求患者显像前 24 小时禁饮咖啡、茶，或食用任何含咖啡因与茶碱的食物，并停止服用心血管病常规治疗药物。显像采用一日法先静息显像后药物负荷显像方案，$^{13}N-NH_3 \cdot H_2O$ PET/CT 静息显像：$^{13}N-NH_3 \cdot H_2O$ 注射前 10 秒先启动 PET 采集程序，再通过静脉弹丸推注 $^{13}N-NH_3 \cdot H_2O$ 10 ~ 15mCi（185 ~ 370MBq），紧接以 10ml 盐水快速冲洗，PET 采集时间为 10 分钟，采集时依据（10 秒 / 帧 ×12 帧，30 秒 / 帧 ×2 帧，60 秒 / 帧 ×1 帧，360 秒 / 帧 ×1 帧）定义分出动态 PET 原始数，间隔 2 分钟后，采集 5 分钟静息门控灌注图像，每个心动周期采集 8 帧。静息显像 40 分钟后行腺苷（adenosine）药物负荷，采用微量注射泵按 0.14mg/（kg·min）泵入腺苷注射液，共 6 分钟，第 3 分钟负荷高峰时注射显像剂，注射剂量与静息显像相同。在 PET 显像之前首先进行心脏低剂量 CT 扫描（120KVp，15mA），用于 PET 光子衰减校正，在 CT 和 PET 检查期间，患者正常呼吸，并全程监测心率、动脉血压和心电图，CT 衰减校正图像与 PET 图像的配准由一位经验丰富的技术人员进行了视觉验证，必要时通过人工调整校正，所有 PET 图像重建采用 3D 迭代重建，2 次迭代、24 个子集，并包含组织衰减、散射校正、随机校正、几何校正及空间分辨率校正。负荷显像结束后将所有静息与负荷的原始数据传至工作站，进行图像图像重建与分析。

检查图片（病例 28 图 1 至病例 28 图 5）：

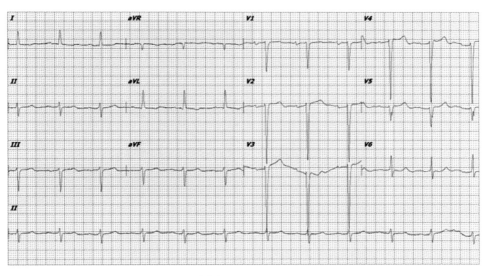

病例28图1　ECG

Ⅰ° 房室传导阻滞，左前分支传导阻滞，V_1 ~ V_5 导联呈 rS 型，T 波改变。

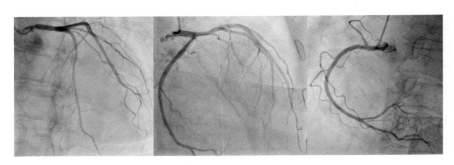

病例28图2　CAG

左图、中图显示左冠状动脉前降支和旋支；右图显示右冠状动脉。冠状动脉各分支管腔光滑，无明显狭窄。

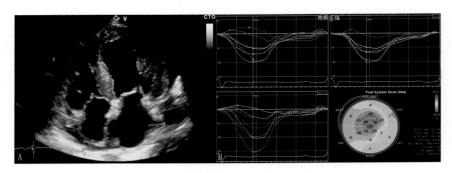

病例28图3　UCG

A：四腔心平面，见左房、左室扩大，以左房为著；室间隔及左室游离壁对称性明显增厚，心肌回声增粗、颗粒样改变；B：STI牛眼图见左室心尖段、前间隔中间段和前壁中间段峰值纵向应变保留，其余室壁中间段及基底段心肌收缩期峰值纵向应变绝对值减低。

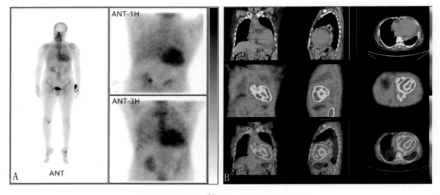

病例28图4　^{99m}Tc-PYP骨显像

A：平面显像。左侧为前后位早期相的全身显像，右侧为心脏部位局部平面显像。右上为早期相，右下为延迟相。均见左、右室壁心肌呈弥漫性放射性异常浓聚，浓聚程度明显高于胸骨放射性；B：延迟断层显像。由上至下分别为CT、SPECT和两者融合图像，左至右列分别为冠状、矢状和横断层。显像见心肌呈弥漫性异常放射性浓聚，断层显像见左、右室壁和部分心房壁心肌放射性浓聚，心室壁为著。

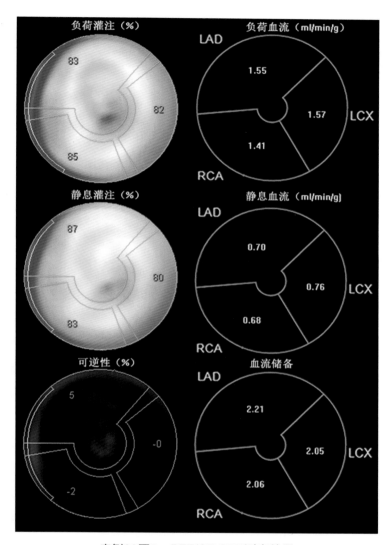

病例28图5　PET/CT CFR测定结果

左侧：由上至下为负荷靶心图、静息靶心图和两者相减靶心图，心肌放射性分布欠均匀，但未见放射性分布明显异常；右侧：按冠脉血管分区定量心肌血流和CFR，由上至下为负荷心肌血流、静息心肌血流和CFR，见冠状动脉三支区域CFR均为临界值（＜2.5，＞2.0）。

检查所见：一日法负荷＋静息心肌血流灌注显像：先静息显像后负荷显像，动态采集行CFR测定。负荷显像：经留置针静脉通道，按0.14mg/（kg·min）泵入腺苷注射液，第3分钟时注射显像剂，负荷高峰主诉有胸闷，同时启动负荷动态门控心肌灌注断层显像，以短轴、垂直长轴、水平长轴显示。第4分40秒因广泛导联ST段压低，停止泵药，停药后3分钟逐渐恢复正常。

按左心室冠脉分区及总体定量参数（正常值＞2.5；临界值2～2.5；异常值：

< 2.0):

LAD-CFR = 2.21，LCX-CFR = 2.05，RCA-CFR = 2.05，左室整体 -CFR = 2.13。断层图像示左心室不大，负荷 / 静息左室壁显像剂分布欠均匀，但未见可逆性改变。断层三维重建图像动态显示左心室各壁运动大致正常；负荷显像及静息显像 LVEF 均正常范围（ > 65% ）。

检查意见：冠脉左前降支、左回旋支、右冠脉灌注区域 CFR 值均呈临界值；左心室射血分数正常范围；药物负荷心电图阳性。结合冠脉造影阴性，考虑为冠脉微血管功能为临界病变，建议积极控制危险因素、强化药物治疗后复查。

三、相关知识

淀粉样变性是淀粉样蛋白沉积在细胞外基质，造成沉积部位组织和器官功能损伤的一组疾病，可累及包括肾、心脏、肝、皮肤软组织、外周神经、肺、腺体等多种器官及组织，出现心脏这一靶器官受累时即为 CA。CA 主要有两种类型（占 CA 的 95%以上），即 ATTR-CA 和 AL-CA。AL 是一种由于抗体轻链片段的过度生成和错误折叠所导致的克隆性浆细胞紊乱，即单克隆免疫球蛋白轻链错误折叠形成淀粉样蛋白，并沉积于组织器官，造成组织结构破坏、器官功能障碍并进行性进展，主要与克隆性浆细胞异常增生有关，少部分与淋巴细胞增生性疾病有关。ATTR-CA 是由肝脏产生的ATTR 在心肌内的异常聚积而造成，ATTR 作为一种稳定的四聚体循环，其功能是运输甲状腺激素和视黄醇（维生素 A）。AL-CA 和 ATTR-CA 引起弥漫性淀粉样纤维沉积在心脏，从而导致双心室室壁厚度及心室僵硬度增加。

化验室检查中血清肌钙蛋白 T 或 I（cTnT、cTnI）和脑钠肽（BNP）或 N 末端脑钠肽前体（NT-proBNP）可升高，通常肌钙蛋白升高提示有心肌细胞损害。CA 患者 ECG多表现肢体导联低电压、胸导 R 波递增不良和病理性 Q 波，并常见 ST-T 改变。因此，在临床上当遇到左室壁增厚伴 ECG 低电压可高度怀疑 CA，而且这种矛盾表现明显区别于肥厚型心肌病和高血压导致的心肌肥厚。众所周知，心肌活检病理是确诊 CA 和进行分型的"金标准"，但受限于有创和操作上的可接受度，在临床上很难常规开展。影像学手段，特别是近些年来，以超声、CT、MRI 和核医学为代表的多模态（multi-modality）影像技术的进展和应用，它们在 CA 的诊断和鉴别诊断中发挥着重要而不可或缺的作用。

UCG 是用来初筛诊断和评估 CA 的无创性影像学首选方法。CA 的典型 UCG 表现为左室壁弥漫均匀性增厚，少数为非对称性增厚，且可无高血压病史，有时右室壁也可增厚；心肌壁回声粗糙、增强，可表现为"颗粒闪烁"样改变。多数患者有左室舒张功能受损，斑点追踪技术可发现左室总体长轴心肌应变（global longitudinal strain，GLS）降低，且基底部和中部的 GLS 低于心尖部，呈现"心尖保留"的牛眼征（bull's eye）。CMR 钆迟增强显像对识别 CA 具有较高的临床应用价值，能够早期诊断和排除心肌淀粉样变性，明确心脏受累范围，其典型表现为心内膜下弥漫性延迟强化，或心内膜或跨心肌壁局限或弥漫延迟强化，个别患者心房壁或房室瓣亦出现受累而表现有延迟强化。CA 通常可不伴有冠状动脉疾病，因此 CCTA 和 CAG 可为阴性。

　　SPECT 或 PET 的心肌血流灌注显像（myocardial perfusion imaging，MPI）对 CA 诊断无特异性，可表现正常，或为斑片状、非节段性固定性放射性稀疏，与心肌细胞散在受损有关。近年来国内外研究发现，^{99m}Tc 标记的膦酸盐衍生物 SPECT 显像在心肌淀粉样变患者的诊断、分型、预后评估及疗效监测中具有重要价值，包括 ^{99m}Tc- 焦磷酸盐（PYP）、^{99m}Tc- 双羧基双磷酸盐（DPD）和 ^{99m}Tc- 羟亚甲基二膦酸盐（HMDP），并且具有检查价格低、可重复性好和明确分型等优势，便于临床开展。特别是对于 ATTR-CA 患者，具有非常高的敏感性和特异性。国际上已经确定了上述显像剂对于 ATTR-CA 能准确识别并将其从 AL-CA 或其他室壁增厚疾病中有效鉴别出来，并在多中心研究中证实了该方法的可重复性和准确性。^{99m}Tc-PYP 是一种用于曾经用于骨扫描的放射性示踪剂，因其能够定位钙离子释放故在心血管领域最初被用于量化急性心肌梗死。它在 CA 中的潜在效用始于 1982 年，在 10 例经组织学证实的淀粉样变性患者的心脏放射性核素成像中发现了弥漫性心肌 ^{99m}Tc-PYP 摄取，随后几项研究对上述结果验证并扩展，指出在 ATTR-CA 中有显著摄取，而在 AL-CA 中无到轻度摄取，该方法的优势在于它不仅可以诊断 CA，而且可以鉴别出 ATTR-CA。ATTR 摄取骨显像剂的确切机制目前尚不清楚，可能的机制有：①显像剂结合钙离子沉积；②显像剂与肌原纤维或大分子形成复合物；③细胞内焦膦酸钙形成或与细胞内大分子结合。本例 ^{99m}Tc-PYP SPECT 显像为典型阳性，且右室壁也受累及，虽然未行心肌活检，但 ^{99m}Tc-PYP 强阳性（Ⅲ级摄取）显示对 ATTR-CM 诊断特异性可达 100%，从影像学上亦可以做出准确分型。

　　有关 CA 致冠状动脉微血管功能障碍（CMD）方面既往研究较少。本例患者行放射性核素 CFR 测定，提示冠脉微血管功能临界病变。有关 CA 心肌损害机制认为与淀粉样蛋白沉积和 AL 患者的循环轻链相关毒性有关，继而血管周围淀粉样蛋白沉积、冠状动脉内淀粉样蛋白沉积和间质淀粉样蛋白沉积，最终左室质量增加、限制性心力衰竭和左室高充盈压力、自主神经病变和内皮功能障碍均可能是心肌淀粉样变中 CMD 的原因。间质和血管周围淀粉样蛋白沉积可压迫冠状动脉微血管，从而增加冠状动脉微血管阻力。左室质量增加可降低毛细血管密度，降低高左室充盈压力引起的舒张灌注。自主神经功能障碍是一种众所周知的淀粉样变的表现，也可能导致血管舒缩功能障碍。Suwaida 等调查了 153 名胸痛患者和冠状动脉造影正常和并使用多普勒血流线进行有创 CFR 评估，在 153 例患者研究中，5 例（CFR 范围为 1.6 ~ 2.3）随后（9 ~ 48 个月）被诊断为系统性 AL 淀粉样变，提示冠状动脉微血管功能障碍可能先于明显的确诊心脏淀粉样变几个月至数年。另外一项研究发现，AL 心脏淀粉样变性患者的肱动脉血流介导的扩张显著减少。这两项研究的结果得到了体外研究的支持，表明暴露于 AL 蛋白会损害平滑肌人心房和脂肪组织的舒张，为 AL 介导的冠状动脉微血管功能障碍的可能性奠定了基础。Dorbala 等对 21 例无心外膜 CAD 的心肌淀粉样变性（15 例 AL，6 例 ATTR）患者的超声心动图心脏结构和冠状动脉微血管功能（静息和药物负荷 ^{13}N– 氨水）进行了前瞻性评估，他们发现与高血压左室肥厚相比，心肌淀粉样变患者的负荷 MBF 及 CFR 显著降低。淀粉样纤维不仅可以沉积在心房和心室壁、瓣膜和传导系统中，还可以积累在冠状动脉和微血管系统的血管壁中。在这种情况下，冠状动脉壁中淀粉样蛋白膨胀和积累可能导致血管舒张受损、微梗死、管腔闭塞，并最终使心肌灌注减少，进而导致血流储备的减低。

四、病例点评

　　本例 CA 患者，虽未进行心肌活检做病理检查，但通过多模态影像，包括超声心动图及其 STI 技术、CAG、核素显像，结合化验室检查，对疾病进行了准确诊断、分型和全面评估了病情，特别是各种影像结果，从不同侧面反映了 CA 所致的病理生理过程，尤其是放射性核素 CFR 测量进一步评价了 CA 患者的冠状动脉微血管功能情况，有助于患者预后的评判。总之，现代多模态无创影像可以信息互补、取长补短，将在 CA 诊断、分型和全面评估中发挥不可替代的重要作用。

五、延伸阅读

　　患者女性，59 岁，主因"间断气短、乏力半年"入院。患者于 6 个月前开始劳累后出现夜间阵发性呼吸困难，坐起后可缓解，无明显胸痛、心悸，上述症状反复出现，于当地医院诊断为心力衰竭，住院治疗一周缓解，近期出现体力下降、乏力，为进一步诊治就诊我院。既往史：高血压 3 年，最高 170/80mmHg，规律用药，控制尚可；否认高脂血症；否认糖尿病、吸烟、饮酒、家族史。

入院心电图提示：窦性心律，$V_1 \sim V_5$ 导联呈 QS 型且 rS 型，肢体导联低电压（病例 28 图 6）。化验：肌钙蛋白 I（TnI）：74.56pg/ml（参考值：0 ~ 17.5pg/ml）；肌红蛋白（MYO）：130ng/ml（参考值：0 ~ 57.5ng/ml）。

冠状动脉 CT 成像（coronary CT angiography，CCTA）：冠状动脉粥样硬化改变，主干及各主要分支未见狭窄（病例 28 图 7）。

超声心动图（ultrasonic cardiogram，UCG）：室间隔及左室游离壁增厚，左房增大，余房、室大小正常范围；斑点追踪显像（speckle tracking imaging，STI）牛眼图见"心尖保留"现象；二维双平面 simpson 法测量左室射血分数减低（LVEF = 47%），瓣膜回声及开放尚可，肺动脉压在正常范围。超声诊断为心肌增厚性疾病，请结合临床除外心肌淀粉样变、高血压等因素所致，见病例 28 图 8。

心脏磁共振成像（cardiac magnetic resonance，CMR）首过灌注序列：左室游离壁及室间隔可见自心内膜下弥漫环形灌注减低区；延迟增强序列：两心室及室间隔心肌可见自心内膜下弥漫粉尘样高信号延迟强化影，双房壁见线样高信号延迟强化。诊断考虑心肌淀粉样变性，累及两心室、两心房，请结合相关实验室检查，见病例 28 图 9。

为进一步诊断和鉴别诊断，行核素 ^{99m}Tc-PYP 单光子发射型断层显像（single photon emission computed tomography，SPECT）。显像示：早期相（1 小时）和延迟相（3 小时）见左、右室壁心肌放射性弥漫性异常浓聚，提示为转甲状腺素蛋白心肌淀粉样变性（transthyretin amyloidosis，ATTR-CA），见病例 28 图 10。

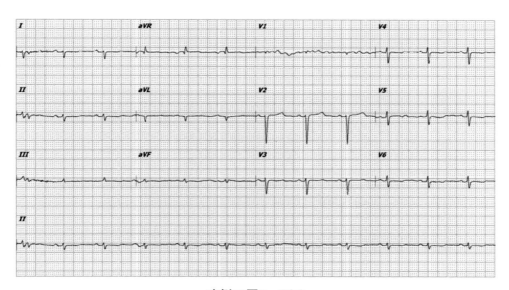

病例28图6　ECG

窦性心律，$V_1 \sim V_5$ 导联呈 QS 型且 rS 型，肢体导联低电压。

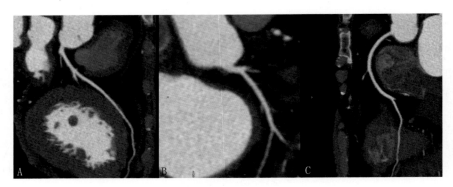

病例28图7　CCTA

A：左冠状动脉前降支；B：左旋支；C：右冠状动脉。冠状动脉各分支管腔光滑，无明显狭窄。

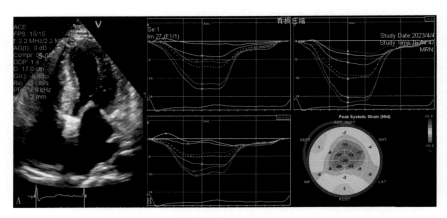

病例28图8　UCG

A：四腔心平面，见左房扩大，室间隔及左室游离壁增厚；B：STI牛眼图见左室心尖段、前间隔中间段和前壁中间段峰值纵向应变保留，其余室壁中间段及基底段心肌收缩期峰值纵向应变绝对值减低。

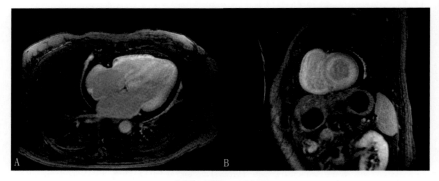

病例28图9　CMR

A（四腔心平面）、B（短轴平面）延迟增强序列：左、右心室及心房肌壁、二尖瓣及三尖瓣多发延迟增强灶，尤以左心室壁为著。

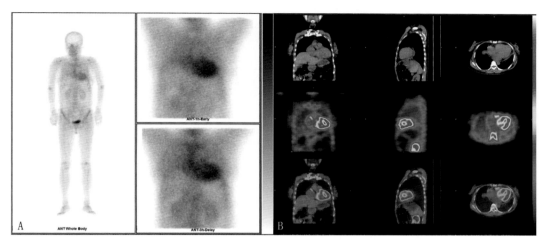

病例28图10　　^{99m}Tc-PYP骨显像

　　A：平面显像。左侧为前后位早期相的全身显像，右侧为心脏部位局部平面显像。右上为早期相，右下为延迟相。均见左、右室壁心肌呈弥漫性放射性异常浓聚，浓聚程度明显高于胸骨放射性；B：延迟断层显像。由上至下分别为CT、SPECT和两者融合图像，左至右列分别为冠状、矢状和横断层。显像见心肌呈弥漫性异常放射性浓聚，断层显像见左、右室壁和部分心房壁心肌放射性浓聚，心室壁为著。

（病例提供者：汪　娇　李剑明　泰达国际心血管病医院）

参考文献

[1]Donnelly JP，Hanna M.Cardiac amyloidosis：An update on diagnosis and treatment[J]. Cleveland Clinic Journal of Medicine，2017，84（12 suppl 3）：12-26.

[2]Poterucha TJ，Elias P，Bokhari S，et al.Diagnosing Transthyretin Cardiac Amyloidosis by Technetium Tc 99m Pyrophosphate：A Test in Evolution[J].JACC Cardiovasc Imaging，2021，14（6）：1221-1231.

伴血清CA125明显升高和渗出性腹膜炎的女性生殖器结核

一、病历资料

患者女性，56岁，主因"腹胀1个月，发热1次"入院。患者1个月前无明显诱因出现持续性下腹胀痛，伴恶心、食欲缺乏、乏力，就诊于当地医院行胸腹CT平扫示：①大量腹腔积液，伴有腹膜病变，考虑腹膜转移可能性大；②上腹部局部小肠增厚；③盆腔积液，盆腔内情况显示不佳。1周前无诱因出现发热1次，体温38℃，大量饮水后体温正常。考虑恶性肿瘤建议转院继续治疗，故门诊以"腹胀待查"收住我院。

月经史：自然绝经5年。生育史：妊娠2次，顺产1胎，人工流产1胎。

专科检查：外阴：（－）。阴道：畅，分泌物少。宫颈：萎缩，质地中，光、充血。盆腔：盆腔大量腹腔积液，触诊不满意，子宫中位，萎缩。直肠：（－）。

血常规：白细胞 3.67×10^9/L，红细胞 4.37×10^{12}/L，血红蛋白含量122.00g/L，血小板 379.00×10^9/L ↑，C－反应蛋白54.27mg/L ↑。

未行妇科超声检查。

痰抗酸染色：抗酸杆菌阴性（－），痰结核分枝杆菌检测：阴性（－）；血 γ－干扰素（A）＋淋巴细胞毒：24SFCs/2.5×10^5PBMC ↑，γ－干扰素（B）＋淋巴细胞毒：30SFCs/2.5×10^5PBMC ↑。

卵巢癌标志物：铁蛋白631.56ng/ml ↑，糖基抗原测定（CA125）2243.10U/ml ↑，绝经后ROMA值91.69% ↑。为协助诊断及评估全身情况行 ^{18}F-FDG PET/CT检查。

二、检查过程

^{18}F-FDG PET/CT检查：

检查方法：前一日清淡饮食，空腹6 ~ 8小时行PET/CT检查。注射 ^{18}F-FDG前血糖测量（测量结果：6.8mmol/L）。随后按体质量静脉注射 ^{18}F-FDG显像剂3.7 ~ 7.4MBq/kg，于安静、暗光条件下休息1小时后采集图像。使用设备行体部PET/CT扫描。①CT扫描：

采用自动毫安技术降低受检者吸收剂量，管电压120kV，层厚4mm，矩阵512×512。根据患者身高采集7～8个床位，扫描范围为颅顶至股骨中段；② PET扫描：采用3D扫描，采集速度1.4mm/s。利用CT扫描数据对PET图像进行衰减校正。常规显像完成后，嘱患者进食水2小时后行腹盆腔延迟显像。

检查图片（病例29图1至病例29图3）：

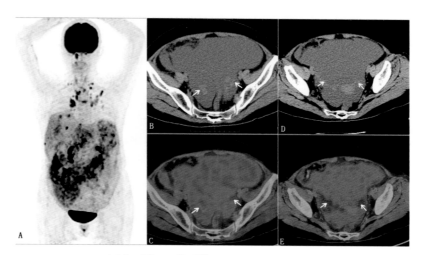

病例29图1　盆腔^{18}F-FDG PET/CT显像

MIP图（A）可见腹、盆腔多发结节状或斑片样葡萄糖代谢增高灶。断层图像显示：双侧附件区（B～E箭头）正常结构显示欠清，局部片状略增厚影，葡萄糖代谢略增高，SUVmax 3.3，伴有腹盆腔积液。

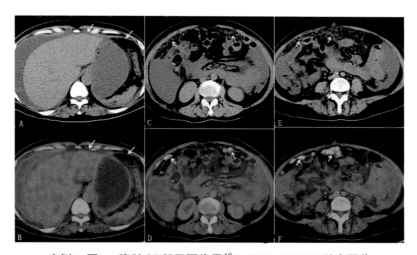

病例29图2　腹腔CT断层图像及^{18}F-FDG PET/CT融合图像

^{18}F-FDG PET/CT断层图像显示部分腹膜、网膜及系膜不规则增厚、污迹腹膜，FDG代谢异常增高，SUVmax 7.2。

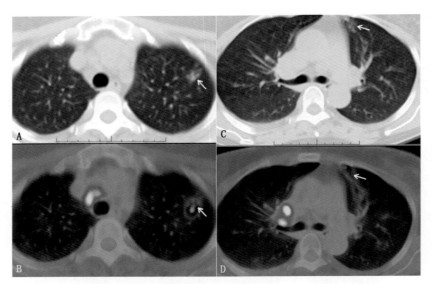

病例29图3　胸部CT断层图像及¹⁸F-FDG PET/CT融合图像

¹⁸F-FDG PET/CT断层图像肺窗显示双肺多发微、小结节，部分结节呈簇状分布，病灶周围不规则磨玻璃、索条影，部分区域FDG代谢增高，SUVmax 7.5。

检查所见：双侧附件区正常结构显示欠清，局部片状略增厚，显像剂摄取稍增高，SUVmax 3.3，子宫、宫颈大小、密度及显像剂摄取未见异常。腹、盆腔内多发积液、渗出，部分腹膜、网膜及系膜不规则增厚，密度增高，显像剂摄取增高，SUVmax 7.2。腹腔、腹膜后、盆腔见多发大小不等淋巴结，部分显像剂摄取增高，SUVmax 11.0。

检查意见：①双侧附件区FDG代谢增高，局部片状略增厚，卵巢正常结构显示欠清；腹、盆腔内大量积液，部分腹膜、网膜及系膜增厚，密度增高，FDG代谢增高；腹腔、腹膜后、盆腔多发大小不等淋巴结，部分淋巴结FDG代谢增高；考虑卵巢结核并结核性腹膜炎及腹盆腔积液可能，恶性肿瘤伴腹膜多发转移及淋巴结转移不除外，建议完善盆腔MRI增强扫描，必要时腹腔镜＋病理检查；②双肺多发微、小结节，部分结节呈簇状分布，病灶周围不规则磨玻璃、索条影，部分FDG代谢增高，首先倾向于炎性病变；结核待除外，建议气管镜及病原学相关进一步检查，建议治疗后随诊、复查。

随访治疗等临床资料：行"腹腔镜双侧卵巢和输卵管切除术＋盆腔病损切除术（多点活检）"，术中见：盆腹腔大量草绿色腹腔积液，量约4000ml。整个子宫表面、双附件表面、肠管表面、网膜、盆腹膜均满布白色粟粒样结节。术后病理检查示：（左附件）输卵管浆膜面见肉芽肿性病变，抗酸染色（＋），符合结核，卵巢白体形成。（右附件）输卵管浆膜面见肉芽肿性病变，卵巢白体形成。（腹膜组织）肉芽肿性病变，抗酸染色（+），符合结核。（网膜组织）肉芽肿性病变。（腹腔积液）少许间皮细胞，组织细胞，淋巴细胞，中性粒细胞。

三、相关知识

女性生殖器结核（female genital tuberculosis，FGT）是由结核分枝杆菌引起的继发性生殖器官的炎症病变，是最常见的肺外结核之一，仅次于淋巴结受累。FGT发病率呈逐年上升趋势，多发生于20～40岁妇女。女性生殖道结核以血行传播为主（肺结核），其次为直接蔓延（腹膜结核）。结核可以累及输卵管、子宫内膜及卵巢，但子宫肌层通常不受累。临床症状常较隐匿，无典型的结核中毒症状，常见症状如腹痛、腹胀、不孕、月经紊乱等。常被误诊为肿瘤而行腹腔手术。卵巢结核可伴有CA125升高，因为CA125是苗勒氏上皮来源的糖蛋白，正常情况贮存于细胞内，当组织受炎症或肿瘤等因素刺激后，细胞合成CA125增加；当细胞连接和细胞基膜被破坏后，CA125入血增多。

卵巢结核合并腹膜广泛病变及腹盆腔积液时其临床表现与卵巢癌极其相似易混淆，尤其是卵巢肿块、腹腔积液、无明确的结核病史及CA125水平上升。肿瘤标志物CA125是大多数非黏液上皮性卵巢癌的一种表达抗原，一直用于卵巢癌的诊断、治疗和随访，但一些良性疾病也会有CA125升高的现象，常见的有子宫内膜异位症、盆腔炎以及结核病等。文献报告90%以上的盆腔结核伴有CA125的升高，本例患者CA125明显升高2243.10U/ml。故CA125的升高时不应排除结核性盆腹腔炎，对高度怀疑盆腔结核者，如果诊断仍困难，可行腹腔镜检查或剖腹探查。

观察腹膜增厚形式对鉴别恶性与结核性腹膜增厚有一定帮助。既往有研究报道，恶性腹膜增厚代谢形态以片状为主，而腹膜结核多表现为串珠状；前者病灶多为不规则增厚，后者以均匀性增厚常见（均$P < 0.05$），且结核患者腹膜病变范围比恶性肿瘤患者更广泛。肿瘤病灶通过腹腔积液在腹膜种植转移，会受到重力、肠道蠕动、腹腔结构特点等因素影响；而结核病灶可通过血液运输在腹膜播散，不受上述因素限制，因此范围更广泛。回顾本病例，腹膜增厚就比较广泛。由于本例患者缺乏发热、盗汗、乏力等结核中毒的典型症状，肺部结核的影像表现也不典型，肿瘤标志物CA125明显升高，因此恶性肿瘤也不能除外。

^{18}F-FDG PET/CT显像的优势在于全身评价，且可提供解剖结构与分子代谢特征结合的融合影像，明显提高了对恶性肿瘤诊断的灵敏度和特异度，对良恶性疾病诊断与鉴别诊断也具有明显优势。由于FDG为非特异性显像剂，在肿瘤与炎症病变均可摄

取，因此PET/CT显像在鉴别诊断方面有时仍然比较困难。

女性患者发现腹膜广泛病变及腹盆腔积液时，需要对盆腔结核、原发卵巢癌、卵巢转移瘤以原发腹膜的其他恶性肿瘤进行鉴别。PET/CT全身显像对肿瘤原发灶及腹盆腔以外转移灶的探测在肿瘤良恶性鉴别方面有很高的价值。

四、病例点评

本例患者为56岁女性，以腹胀、发热入院。对于绝经后女性，出现腹痛、腹胀，血清标志物CA125升高，首先需要鉴别卵巢上皮来源肿瘤。卵巢癌影像学表现常为盆腔单侧或双侧附件区占位，最常见的播散途径是腹膜和淋巴结转移。腹膜转移多由于卵巢肿瘤破裂直接腹膜种植或肿瘤细胞随腹腔积液流动而发生腹膜播散，多表现为子宫直肠陷窝、肠系膜、大网膜、膈下间隙等部位的软组织密度腹膜结节、肿块，大网膜病灶增大融合可形成"网膜饼"样改变。

五、延伸阅读

患者女性，71岁，主因"腹胀、腹痛1个月"入院。肿瘤标志物：CA125 2893.80U/ml↑，CA153 75.50U/ml↑，CA199 127.73U/ml↑，神经元特异性烯醇化酶19.18μg/L↑，人血清癌抗原CA724 26.57U/ml↑，细胞角蛋白19片段5.26μg/L↑，绝经后ROMA值98.48%↑，绝经前ROMA值96.12%↑。^{18}F-FDG PET/CT显像图（病例29图4至病例29图6）提示：子宫体积增大，宫底部形态不规则，双侧附件区及宫底部可见不规则软组织密度影，显像剂摄取增高，最大截面大小约64mm×87mm，SUVmax 17.7，密度略不均匀，CT值16～32HU，病变后缘与邻近直肠分界不清。腹、盆腔大量积液，腹腔内脂肪间隙模糊，局部腹膜、网膜呈结节状、饼样不规则增厚，显像剂摄取增高，SUVmax 13.6。

患者行"经腹全子宫切除术＋双侧输卵管卵巢切除术＋大网膜切除术＋乙状结肠病损切除术＋结肠造口术＋肠粘连松解术"，术后病理：双侧卵巢高级别浆液性癌，肿瘤累及宫颈管、宫体肌壁、双侧输卵管，大网膜、乙状结肠均见浆液性癌侵犯。（胸腔积液及腹腔积液细胞块）查见腺癌细胞，提示女性生殖系统来源浆液性癌。

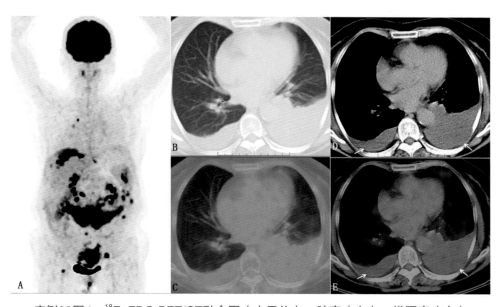

病例29图4　^{18}F–FDG PET/CT融合图（水平位），肺窗（左）、纵隔窗（右）

　　MIP图（A）可见腹、盆腔多发结节状、板状FDG代谢增高灶。胸部断层图像显示：双肺纹理清晰，未见明显异常密度及显像剂分布异常。双侧胸腔积液（E箭头所示），未见FDG代谢增高。

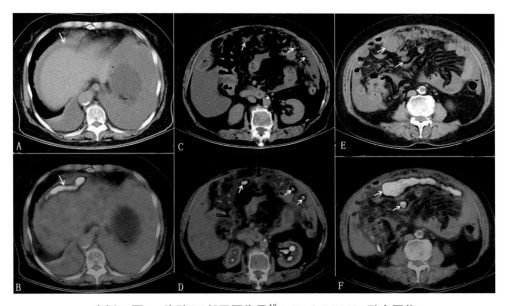

病例29图5　腹腔CT断层图像及^{18}F–FDG PET/CT融合图像

　　腹部断层图像显示：肝腹膜（A、B）、系膜（C、D）、大网膜（E、F）多处腹膜呈结节样、饼状增厚，FDG代谢异常增高，SUVmax 13.6，伴有腹腔积液。

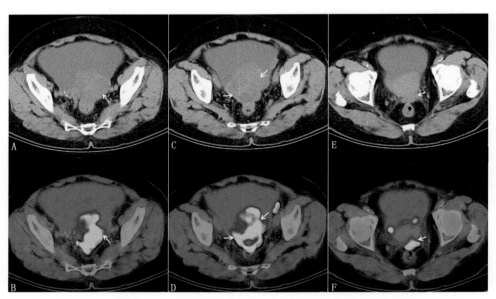

病例29图6　盆腔CT断层图像及^{18}F–FDG PET/CT融合图像

盆腔断层图像显示：（A～D箭头）子宫体积增大，宫底部形态不规则，双侧附件区及宫底部可见不规则软组织密度影，FDG代谢明显增高，SUVmax 17.7，病变后缘与邻近直肠分界不清，伴有盆腔积液。

（病例提供者：娜仁花　姚晓龙　杨小丰　新疆维吾尔自治区人民医院）

参考文献

[1]Purbadi S，Indarti J，Winarto H，et al.Peritoneal tuberculosis mimicking advanced ovarian cancer case report：laparoscopy as diagnostic modality[J].Int J Surg Case Rep，2021，88：106495.DOI：10.1016/j.ijscr.2021.106495.

[2]Koff A，Azar MM.Diagnosing peritoneal tuberculosis[J].BMJ Case Rep，2020，13（2）：e233131.DOI：10.1136/bcr–2019–233131.

鸣谢

感谢 NMI 东软分子影像学院和广东省多模态探针医学研究院在本书编写过程中给予的大力支持！